伝統的ヨーガにもとづくヨーガ療法標準テキスト

インド五千年の サイコセラピー

―ヨーガ療法ダルシャナ―

木村 慧心

著者：
木村 慧心
（きむら・けいしん）

1947年 群馬県前橋市に生まれる。1969年 東京教育大学理学部卒業。1982年 ヨーガ・ニケタン修道院（インド・リシケシ）開祖スワミ・ヨーゲシヴァラナンダ大師より聖名（ギャーナ・ヨーギ）を拝受して得度し、ラージャ・ヨーガ・アチャルヤ（阿闍梨）となり、その命を受け伝統的ラージャ・ヨーガ指導を開始。2003年 一般社団法人日本ヨーガ療法学会理事長に就任。伝統的ラージャ・ヨーガを日本全国で指導の他に、ウパニシャッド聖典、ヨーガ・スートラ、バガヴァッド・ギーター、ブラフマ・スートラ等多くのヨーガ聖典を講義し瞑想指導。2019年 世界保健機関（WHO）伝統医学・統合医療部局がインド・ニューデリーで開催した"ヨーガ指導基準策定部会"に、世界のヨーガ界を代表する委員20名の一員として招聘され、WHOヨーガ指導基準を策定。2019年6月 ヨーガの発展と普及に多大な貢献をしたインド国外2名の内の一人として、"第1回インド首相賞"受賞。2020年9月より、インドのスワミ・ヴィヴェーカナンダ・ヨーガ単科大学・大学院（sVYASA University）と協力して全講座（オンライン日本語）を開講する。日本内外の心身医学・統合医療関連学術学会にて講演多数。現在、日本、インド、ヨーロッパ、南北米国で伝統的ヨーガとヨーガ療法の普及活動に従事。鳥取県米子市在住。訳書・監修に『魂の科学』『実践・魂の科学』『ヨーガ医学大要』『真理への解放』『科学で解くバガヴァッド・ギーター』（たま出版）、著書に『実践ヨーガ療法』『ヨーガ療法マネージメント』（いずれもガイアブックス）など多数。

世界ヨーガ療法連合Global Consortium on Yoga Therapy（GCYT）創設役員／世界保健機関（WHO）ヨーガ指導基準・策定部会・委員／アジア・ヨーガ療法協会 代表役員／インドSVYASAヨーガ大学・大学院客員教授／日本ヨーガ療法学会 理事長／日本ヨーガ・ニケタン 代表役員／NPO法人日本ヨーガ療法士協会理事長／日本アーユルヴェーダ学会理事

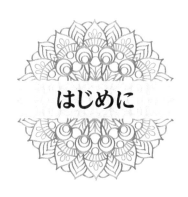

はじめに

　2019年2月26日〜28日の3日間、私はジュネーブに本部のある世界保健機関（WHO）の伝統医学・相補代替医療部門と、インドのAYUSH省（Aアーユルヴェーダ医学・Yヨーガ・Uユナニ医学・Sシッダ医学・Hホメオパシー省）からの招聘を受けて、インドの首都デリーに赴き、世界各地を代表するヨーガ療法の専門家20人と共に「ヨーガの指導基準・策定作業部会 The Working Group Meeting about benchmarks for training in Yoga」の会議に臨んだ。作業部会は3部（ヨーガ関係者・医療心理専門家・無専門の者）に分かれて3日間、ヨーガを指導する上での細かな国際基準を策定した。その私たちを招聘した上記の部署では既にアーユルヴェーダ医学や中国医学、自然療法などの治療基準が策定されているのであるが、WHOはヨーガを健康促進の専門分野として認知し、私たち世界のヨーガ療法指導を代表する者たちを選抜してその指導基準を策定させたのである。世界人類の健康問題を扱うWHOは既に、ヨーガを単なるエクササイズではなく、他の医療システムと同様な健康促進システムと認知しているのである。この事実もヨーガ療法関係者は勿論、一般のヨーガ指導者も良く理解して、個々の生徒／クライアントに対しての的確なアセスメントとその心身状態に向けての個人指導プログラムを作成して指導できる技量を養っておかねばならない。こうした事実を踏まえて、本書はヨーガ療法指導の核心部分の一つであるヨーガ療法ダルシャナ技法について記されてある。

　私たち（一社）日本ヨーガ療法学会は日本ヨーガ・ニケタンと共同歩調をとり、伝統的ヨーガを1980年代から一般のヨーガ実習者に教えつつ、21世紀に入った2000年からはヨーガ療法をヨーガ指導者たちに3年間、約1000時

間の時間をかけて教育してきている。そのシラバスの中には医学・臨床心理学の一般的な知識や伝統的ヨーガの知識や実習法、それに専門家としての倫理の規定など多岐にわたる学習内容を提供して今日に至っている。本書はその教育内容の中でも特に、インド五千年のサイコセラピーであるヨーガ療法ダルシャナ技法の概略を記している。詳しくは日本ヨーガ・ニケタン主催のヨーガ療法士養成講座にご参加頂きたい。本書の著者である私は、インド・ウッタープラデシュ州のリシケシ市ムニキレティに本部があるヨーガ・ニケタンにて伝統的ヨーガを教授すると共に、インドのカルナタカ州ベンガルール市にあるsVYASAヨーガ大学でも客員教授として大学院生に本書に記したヨーガ療法ダルシャナ技法をはじめとするヨーガ療法の講義と実技指導を行なっている。2020年からはインド・オリッサ州ブバネーシュワル市にあるシュリシュリ大学でも同様な講義をすることになっている。本書はこうした講義の一端を紹介する書となっているのである。

　伝統的ヨーガでは弟子を育てる導師の必要性が、以下の様に言われている。

　<導師の価値>　「もし一人の男に目隠しをしてガンダーラ国から連れてきて、無人の広野に放ったとする。その男は東へ、西へ、北へ、南へと木の葉が風に吹かれるようにそのあたりをよろめき歩くばかりであろう。しかるに、もし人に会って、その男の目隠しを解いてやり、『ガンダーラ国はこの方向だからこの方向に行きなさい』と教えてやったとすると、その男に学問があり、才覚もあるならば、村から村へと道を尋ねながらたどってゆき、ついにはガンダーラ国に帰れるであろう。これと同様に、この世においては導師をもった人間だけが、『この自分は解脱するまでに長くはかかっても、必ず目的を達する』と確信できるであろう」

　　　　　　　　　　（チャーンドーギヤ・ウパニシャッド　Ⅵ-14-1 ～ 2)

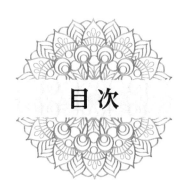

目次

第2章：ヨーガ療法の見立て（アセスメント）と 指導（インストラクション）理論 …………………… 69

―言語によるヨーガ療法ダルシャナ（YTD）技術とアセスメント法―

第5章：ダルシャナ・レベル2 …… 149

―5 Stepsからなる行動の変容を促すヴェーダ瞑想指導―

第7章：ダルシャナ・レベル4

―7 Stepsからなるラージャ・ヨーガによる誤認知と執着の修正と
ヨーガ療法―

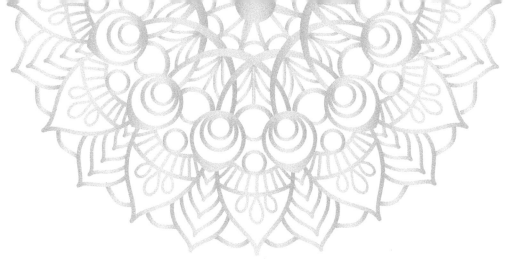

第1章

伝統的ヨーガとヨーガ療法

1. 伝統的ヨーガのダルシャナとは

　インドのパンジャブ平原を流れるインダス河河口に栄えた古代都市国家群がある。その一つモヘンジョダロ遺跡からヨーガ行者の座像とおぼしき3㎝角のハンコ（印章）が出土している。ダウ船という帆船が当時盛んに行き来してメソポタミア文明の地、現イラクと貿易を行っていた際に封蝋として、積み荷に蝋で封印用に使用された印章であった。五千年前には既に穀物が大量に生産され、富が蓄積されての資本主義経済が成立していた社会生活の中で、そうした「生産」とは反対の極に位置している座禅の座法を組んでいる人物がいたとも類推できるこの印章の存在は、伝統的ヨーガに関係する私たちにとって非常に興味ある古代の遺物と言える。伝統的ヨーガの教典とも言われるウパニシャッド聖典群も今を遡る3〜4000年前には口伝としてヨーガ行者間で伝承されていたとも言われているわけであるから、伝統的ヨーガの歴史が如何に古いかが分かる。こうしたヨーガ行者間で、特に師匠／導師と、新参の弟子との間で行われて来たサイコセラピーが、本書が紹介する**ヨーガ療法ダルシャナ（Yoga Therapy Darśana）**技法なのである。この**ダルシャナ**という語は、私たちに馴染みが深い仏教が2500年前のインドに興る遙か以前にあった六派からなる**哲学(シャッド・ダルシャナ)**と呼ばれる六つの哲学学派（サーンキヤ学派、ヨーガ学派、ミーマーンサー学派、バイシェーシカ学派、ニヤーヤ学派、ヴェーダーンタ学派）の総称として世間ではよく知られている言葉であるが、しかし同時に訪問、接見という意味もある。私が1970年代、ヒマラヤ山中や山麓で私の導師スワミ・ヨーゲシヴァラナンダ大師様と毎夕、お会いして種々の質疑応答を個人的に行える時間は「ダルシャン」の時間と呼ばれていた。現代的な用語で言えば、まさに師弟間で行われるカウンセリングの時間がこのダルシャナの時間なのである。私が体験したこのダルシャナの時間は導師が弟子一人と実施される場合もあるが、私たちの場合は周囲に他の弟子たち数人が床に座して、その眼前の高座に座す師匠との間でやりとりされる質疑応答であるから、当然その

カウンセリングの内容は他の弟子たちが皆耳にすることになる。しかし、どのような疑義に対して師匠がどう応えるかを学ぶにはこのダルシャナの時間は至極の智慧伝授の時間なのであった。時には師匠と私との間で黒い布をすっぽり被って私の耳元で師匠が秘伝を口にされる事さえあった。こうした師資相承の智慧の伝授なくして、数千年に及ぶ伝統的ヨーガの智慧の継承はなし得なかったのだ。師匠の晩年90歳から100歳の間の10年間、師匠とのダルシャナに臨めたことは、私の全人生を変える体験であったが、その一端を本書で著そうとしているわけである。

2. ヨーガ療法ダルシャナとは

　古代文明において麦作など穀物が生産されるようになってすでに1万年が過ぎようとしている。この間にあって私たち人類は資本主義経済を作り上げ、また、その反対の社会制度としての共産社会を作り上げようとしてきたが、しかし、ソビエト連邦の崩壊や中国共産党が資本主義に大きく政治の舵を切った史実はまだ、記憶に新しいことである。私たちは常に、富の配分に対して強い関心をもって生きてきているわけである。所得税や消費税など税制に関する事々が報道されない日がないほどに、私たちは生涯に渡って富の配分に関心を寄せて生きているのである。しかし、こうした蓄財とは反対の極にあってこの数千年を生きて来たのが伝統的ヨーガの智慧に生きるヨーガ行者たちであった。彼らはこの俗世から出家して遊行者となった後は、生涯に渡って富を手元に蓄えることなく、むしろ深い智慧を魂に刻み込むことを人生の生きる目的としているのである。しかし、こうしたヨーガ行者とて日々の衣食住はなくてはならない事柄であるから、伝統的ヨーガが教える人生の四大目標である"ダルマ（理法）、アルタ（蓄財）、カーマ（人間関係）、モクシャ（解脱）"のそれぞれは、それがヨーガ行者であろうと、俗世の一般人であろうと、変わらずに日常生活では大切な生きる指針になっている。しかし、上記の四項目の内のどれを最大の目標にする

かによって、その人物の人生が変わってくる。特にアルタ（蓄財）とカーマ（人間関係）に重きを置いて人生を生きるか、あるいはダルマ（理法）とモクシャ（解脱）に重きを置いて人生を生きるかではそこに大きな差が出てくる。つまり、有限な一時の事象に重きを置いて生きるか、永遠不変なる事象を理想として生きるかの差である。ヨーガ行者たちはこの数千年間を後者の永遠不変なる事象を心に理想として思い描いて生きて来たのであり、その理想とする事象にたどり着く智慧の伝承が本書で著そうとしている伝統的ヨーガのダルシャナ技法であり、現代的意味を持つヨーガ療法ダルシャナ技法なのである。

　特にこのヨーガ療法ダルシャナ技法は現代のストレス社会においてその普及の必要性が高まって来ている。今や世界のヨーガ実習人口が全人口の**10 〜 15%**に迫る勢いで増加している事実はあまり知られてはいないが、我が国の公共放送であるNHK（日本放送協会）が2018年にヨーガの有害事象発生に関する番組の冒頭で明らかにした日本のヨーガ人口が650万人とう数字は信頼に値するものと考えられ、私が2019年から中国においてヨーガ療法普及に従事しているときに耳にした中国のヨーガ人口が7000万人という数字は実に総人口の5 〜 6%に達して日本とほぼ同じかもしれない。またアメリカのヨーガ実習人口はNCHS, National Health Interview for Health Statisticsの統計によれば2017年において総人口の14.3%に達しているとされている。日本と中国を遙かに越えるヨーガ実習人口である。これほどまでにいわゆる「ヨーガ」は人々に愛されて実習されているのである。何故にこれほどまでに人々は「ヨーガ」を実習するのか？　その鍵となる社会現象を以下に記したい。

3.　ストレス社会到来とヨーガ療法

　1970年代、私がインドと日本を往来し始めた頃のインドにおけるヨーガ事情は現代インドの事情とは全く異なるものであった。インドの総人口は中国と同じく13億人強である。特にインドは伝統的ヨーガ発祥の国であるから今や

ヨーガ人口は中国を抜いて数億人に達しているかもしれない。しかし私が初めてインドの地に降り立った1970年代においてのインドのヨーガ事情は、現代のそれとは全く異なっていた。インドの一般民衆は彼らの知的財産である伝統的ヨーガもまた、アーユルヴェーダも自分たちにとって重要なものであるという認識が、それほどまでにあるようには感じられなかった。しかし、21世紀に入るとインドの経済発展によるストレス社会の到来による心身症の増加が、多くのインド人たちにストレス・マネージメントの重要性を気づかせたはずである。その結果、多くのインド人たちが人を健康にさせるヨーガの効用を再認知して、ヨーガ人口の増加を招いた。このシナリオは経済発展著しい中国にも当てはまる事実であり、私がヨーガの本場とも言われている北部インド・ウッタープラデシュ州リシケシ市の郊外にあるムニキレティにあるヨーガ・ニケタンでラージャ・ヨーガを教えていても、これまで見たこともない程のインド人や中国人、それに南米のスペイン語圏からもヨーガを学びに来ている人たちに出合っている。1970年代では既に経済発展を遂げていち早くストレス社会に対応しようとしていた欧米や日本人しか滞在していなかったリシケシのヨーガ・ニケタンが、今や多くのスペイン語圏の人たちや中国からの人たちによって占拠されているというのが、本書を書いている2020年現在のインドのヨーガ事情なのである。ヨーガ人口はストレス・マネージメントのニーズと共に増加するという社会現象が見られるのである。こうした社会情勢を理解してみれば分かるように、世界中の人々はストレス関連疾患を発症させて、その解決策の一つとしてヨーガを実習するのであるから、いわゆるヨーガ指導者たちもヨーガの持つ健康促進効果の機序／メカニズムをしっかり理解しておく必要があるわけである。本書を著す動機の一つがまさに、このヨーガを“ヨーガ療法”と理解した場合に必要とされる多くの要素を改めて、ヨーガ関係者には勿論、一般の社会人にも、特にヨーガを健康促進ととらえてヨーガ教室に通う皆様方にヨーガのセラピー効果を正確に理解していただきたいという思いなのである。経済発展と、それに伴うストレス社会の出現、その解決策の一つとしてのヨーガ療法の必要

性を本書をこれから紐解く読者の皆様にご理解いただきたいと思う。そこでストレスとストレスに対処する心身医学からのストレス対処法等の概要を、以下に記しておきたい。

4. ストレス・マネージメント法としての 心身医学

　ストレスによって引き起こされる内科疾患は心身症と呼ばれている。その専門医は心療内科医である。内科ではあるが、心を治療する内科医と位置づけられている。我が国日本でも全国的にこの心療内科を標榜するクリニックは沢山存在し、また大病院の中にも心療内科部門が設けられている。私たちが主宰する（一社）日本ヨーガ療法学会も、日本にあって最初に心療内科部門を医学部に開設した九州大学医学部心療内科と深く結びついて、ヨーガ療法普及と研究を行ってきている。それだけでなく、ヨーガは古来、心身相関を理解している自己制御法だったのである。その一端をヨーガの古典、またインド古来のアーユルヴェーダ医学の内科の医学書から引用してみたい。まず、現代医学において心身症と呼ばれる内科疾患名を以下に列記する。いずれもその発症に心の乱れが深く関係している内科疾患である。心身医学の専門書をお読み頂ければ、以下のような表は普通に紹介されているが、本書冒頭にまず簡単に紹介しておきたい。

(1) いわゆる心身症

	心身症
循環器系	本態性高血圧、虚血性心疾患(心筋梗塞、狭心症) など
消化器系	消化器潰瘍(胃、十二指腸、腸)、過敏性腸症候群など
呼吸器系	気管支喘息、過換気症候群など
内分泌／代謝系	糖尿病、甲状腺機能亢進症など
神経／筋肉系	片頭痛、痙性斜頸、チックなど
皮膚科領域	アトピー性皮膚炎、円形脱毛症など
整形外科領域	慢性関節リウマチ、腰痛症など
泌尿器科領域	夜尿症、遺尿症、神経性頻尿など
産婦人科領域	更年期障害、月経痛、月経異常など
小児科領域	気管支喘息、過敏性腸症候群、神経性食欲不振症。
耳鼻咽喉科領域	メニエール病、アレルギー性鼻炎、吃音など
歯科・口腔外科領域	顎関節症、三叉神経痛など

　以上の疾患名を読めば分かるように、私たちが日常生活で接する不健康な人たちの大半がこれらの病気を持っている。現代社会は心の作用を乱したことにより発症に至る内科疾患が世界中に蔓延していると言っても過言ではない状況下にあるのである。またいわゆる精神科領域にあっても心の乱れが精神の乱れを招き、種々の病名がつく不健康な人たちを造り出している。その代表的な疾患名を下に列記する。読者の皆様方の近くにも、同名の疾患を抱えて悩む方々が普通におられるはずである。

(2) 心の乱れから発症する精神科領域の機能的疾患：
　　不安神経症、パニック障害、摂食障害、人格障害、
　　各種依存症、抑うつ症など

　以上のような疾患に罹患している人たちが現代西洋医学に救いを求めたとしても、現代医学はそのクライアントたちの心の乱れまでを修正してくれる技法

は残念ながら持ち合わせてはいない。そこで現代医学は心理学系の心の制御法を求めて、自律訓練法とか、認知行動療法とか、内観法等といった心理操作に有効な臨床心理の諸技法を治療の一つとして導入してきている。私たちヨーガ療法もこうした社会的な流れの中で現代医学と共に活動の幅を広げてきており、臨床心理部門との連携も深めている。それはヨーガ療法が肉体から始まって、心や、更に心の深層に潜む忘却されている過去の記憶の健全化に有効な諸技法を持ち合わせているからである。なぜ、伝統的ヨーガはこうして心身相関の健康促進法を持ち合わせて来ているのであろうか？　それは、ヒマラヤ山中やチベット高原で暮らす伝統的ヨーガの導師方の下に、下界のデカン高原から登ってきた新参の弟子たちを迎え入れた導師たちは、まずは新弟子の心身状態を見立て、その見立てに応じた人格向上のプログラムを提供しての弟子育てを幾千年間も行ってきていたからである。肉体を鍛え、心までをも高尚な状態にまで育て上げる"見立てと指導"の技法を伝統的ヨーガは伝統として継承し、今日までその尊い伝統を伝えて来ているのである。

5. 心身医学からみたストレスと　　ストレス疾患

(1) ストレスと心身症：長寿社会とストレス過多社会を　　起因とする食物鞘の疾患群

　現代日本社会は若い世代にあってはストレス過多の社会になり、また中高年者にとっては長寿に伴う種々の生活習慣病が発症している。こうした人たちがヨーガ教室に来室している実体も私たちは国の研究調査費の支援を得て確認している。

① 生活習慣病とは：糖尿病、高血圧、冠動脈疾患など

〈解説〉

　この生活習慣病である糖尿病や高血圧などは確かに生活習慣のまずさから発症して来ている。そしてこうした疾患を持った人たちが数多くヨーガ教室に来室しているのである。ヨーガ療法士はこうしたクライアントが何故に、生活習慣病を発症させるに至ったかを聞き取らねばならない。生活習慣の背後にはクライアントが抱える遺伝子の問題やその他、その生活習慣を生きねばならなかった理由があるからである。その理由を聞き取り、その生き方の背後にある心の働かせ方の中に潜む個々のクライアントの苦悩、そして苦悩を造り出している誤認知と執着をヨーガ療法士は見立てた上で、ヨーガ療法指導のプログラムを作成して、それら誤認知と執着からクライアント自ら抜け出す手だてを見つけ出す手助けをするのがヨーガ療法士なのである。この時に活用されるのが、本書のヨーガ療法ダルシャナなのである。その詳細は後述する。

② 老人性疾患とは：脳血管障害、慢性呼吸器疾患、認知症など

〈解説〉

　我が国は世界でも稀な超高齢社会を抱えている。こうした社会情勢の中で、種々の老人性疾患を抱えた中高年の人たちにヨーガ療法士たちはヨーガ療法指導を実施している。単純に薬物投与で種々の血管障害や認知症に対処するだけでなく、自分自らがこうした老人性疾患を克服したいと願うクライアントも数多くいる。この時に、それらクライアント個々の身体機能をアセスメントした上で、個々に個人実習メニューを作成してヨーガ療法技法を覚えてもらい、日々の自宅実習に結びつけてゆくように指導しているヨーガ療法士は我が国の場合、数多くいる。1週間や1ヶ月に一度だけのヨーガ療法実習ではアンチエイジング／抗加齢効果はまずないと言っても過言ではない。少なくとも2日に一度か、3日に一度のエクササイズは必要なのである。こうしたことから自宅実習に結びつけるヨーガ療法実習の動機付けをヨーガ療法士たちは行っているのである。

③ ストレス病とは：心身症、うつ病、不安障害など

〈解説〉||||||||||||||||||||||||||||||||||||||||||||||||||

　このストレス病とは、ストレス関連疾患とも呼ばれ、心身医学では大きなくくりで心身症と呼ばれている。人はある状況下に置かれた場合、皆がこのストレス関連疾患を発症させるとは限らない。人によっては酷い胃潰瘍を発症させる人もいるし、全く健康を損なわない人もいる。また上記のうつ病や不安障害など精神科領域の疾患を発症させる人もいる。勿論、個々の人たちが持つ、遺伝子の傾向も関係しているかもしれないし、あるいは眼前の状況に引きずり込まれて"ストレス"を自分の心に自分で発生させていることも考えられる。インド五千年の智慧によれば、眼前の事象に対する自らの認知の有り様が、苦悩を生じさせている。後述するが、誤認知や執着があると、それによってストレスという苦悩が引き起こされるとされている。ストレスと感じるかどうかは、個人差が大きいのである。あるいはまた、ストレスをバネにして成長できる人もいる。これは専門用語で"心的外傷後成長"と呼ばれている。そしてヨーガ療法実習の中でこうした成長を明らかにさせている人たちも多数いることが確認されている。ヨーガ療法というインド五千年の智慧を活用した人間教育法はそれを実習する人がよりストレス・タフな人間へと成長できるのである。

　上記の3種の疾患は私たちの周囲の人たちが罹患しているごく一般的な疾患である。そしてこれらの3種の疾患全てが、若い時からの自分の心の持ち方によって予防もできるし、治癒させることも可能なであると言っても過言ではない。ヨーガ療法はこうした現代病とも呼べる諸疾患を予防するセラピーになっており、更には自分で造った諸疾患であるから、自分で癒やせることを実証できるセラピー技法なのである。特に本書で解説するヨーガ療法ダルシャナ技法はヨーガ教室に来室する生徒／クライアントたちの心の働き、心理作用を見立てて、クライアント自身が自分で自分の健康を促進させることができるインド五千年のサイコセラピーになっているのである。

10

ところで、上記の③ストレス病に関してヨーガ療法関係者は、以下の知識をもって疾患の根本原因を理解しておく必要がある。

(2) 現代の心身医学における心身症とは

　"身体疾患の中で、その発症や経過に心理社会的な因子が密接に関与し、器質的ないし機能的障害が認められる病態を心身症と言う。ただし、神経症やうつ病など、他の精神障害に伴う身体症状は除外する"そして、この心身症は現代医学の心療内科からは以下のように分類されている。

〈解説〉||||||||||||||||||||||||||||||||||||||||||||||||||||||||||||||||||||

　我が国の医療状況では心療内科のクリニックにうつ病のクライアントがかかる場合もあると聞いている。心療内科とは正式には"内科"であるが、心まで治療するという意味において"心の治療"まで行う内科なのである。一方、所謂"精神障害"とは厚生労働省「障害者差別解消法福祉事業者向けガイドライン」によれば、統合失調症、それにうつ病や双極性障害と呼ばれる気分障害、各種依存症、高次脳機能障害、それにてんかんも入れられているが、てんかんの場合は脳神経内科や脳神経外科で治療されてもいる。また、摂食障害（過食症・拒食症）やパニック障害や人格障害などは精神科クリニックや一般内科、心療内科などこの障害に対する専門知識を持った医師のいるクリニックや病院で治療が施されている。これらの多くの障害をもった人たちが全国のヨーガ教室に来室している。しかしその大半は、自分の抱えている疾患を明らかにしないままに、ヨーガ・クラスに参加している。なぜ病名を明らかにしないままにヨーガ実習に臨んでいるかと言えば、一般のヨーガ指導者がインテーク面接を適切に行っていなかったり、初回の面接を実施しても生徒／クライアント側がヨーガ指導者を信用していないので病名を開示しないケースも多いのである。学会認定ヨーガ療法士の場合であっても適切にインテーク面接を実施していても、それでもヨーガ・クラス参加後数ヶ月とか、数年してから病名を開示する例もあり、こうした現状を打破する意味からも本書が著されているのである。

（3）心身症の分類

　ヨーガ療法士は生徒／クライアントとのヨーガ療法ダルシャナの際にはどのようなストレスが原因で生徒／クライアントが種々の心身次元の疾患を発症させるに至ったかを聞かせてもらう必要がある。それによって、生徒／クライアントが内心に持つ種々の執着をアセスメントすることができ、その執着から生じてきている誤認知と不健康な行動／カルマも合わせてアセスメントできるからである。以下に心身医学で言われる心身症の分類を記す。

① ストレスにより身体疾患が発症し、再燃し、悪化し、 持続する群（狭義の心身症）

　　各種ライフイベント（出産、結婚、離婚、転居、就職、病気）や、日常生活のストレス（家庭、職場、学校）等が原因で発症する。

〈解説〉||||||||||||||||||||||||||||||||||||||||||||||||||||||||||||

　人はその人生を生きる時に、種々のライフイベントを自らが造り出していく。上記にもあるように、学校での勉学、就職、結婚、出産、子育て等々である。その途上にあって、家族間での人間的葛藤、また病気にかかり事故に遭うこともあるかもしれない。こうした出来事／ライフイベントをストレスと感じて肉体次元における種々の疾患を発症させる人もいる。そうした人たちがヨーガ・クラスに参加してくることは世界中で認められている。ヨーガ指導者たちは、こうした人たちへの対応法を学ばねばならない。どのような種類のストレスを抱え、どのようになりたいのか等々のニーズを聞かせてもらった上でのヨーガ技法の提供がなければ、注文の内容も聞かずに料理を調理して出す不親切なレストランの店員のようなヨーガ指導者になってしまう。しかし、ヨーガ指導の現状はこうしたヨーガ指導者がほとんどであることからして、生徒／クライアントのニーズに合わない、それだけでなくその身体能力にさえ合致しないヨーガのフィジカル・エクササイズを指導して種々の有害事象を誘発してしまっている場合も散見される。しかも、損害補償の保険にも入っていないヨーガ指導者がそこにいれ

ば、事故の補償もおぼつかなくなる。これでは世間から信頼されないヨーガ指導が世界中に蔓延し、いずれこのヨーガ療法という概念が使われなくなってしまうであろう。こうした現状を憂慮しての本書の執筆なのである。ヨーガ指導に携わる本書の読者は改めてヨーガ療法の学びをして頂きたい。ちなみに私たちが主宰する（一社）日本ヨーガ療法学会認定ヨーガ療法士の場合は、年間数千円の保険金を保険会社に払えば、最高1億円までの損害補償を受けることができるようになっている。

② 身体疾患に起因する不適応を引き起こしている群

　　糖尿病、高血圧、消化性潰瘍、気管支喘息、アトピー性皮膚炎など（A群）により心理的苦痛社会的、職業的機能障害がおこり睡眠障害、抑うつ気分、不安、引きこもり等（B群）がみられる。

〈解説〉

　この心身症の場合は、上記Aの病態が引き起こす二次的病態と言える。この場合も、一次の病態を持つことで誰もがこのBの病態を引き起こすわけではない。しかし中にはこうして更に自分で自分の心を傷つける生徒／クライアントも出てくるのである。従ってヨーガ療法士は生徒／クライアントの訴えに耳を傾け、どの病態が主原因となっているかをアセスメントしつつ、これらの病態を生徒／クライアント自身が自分で克服できるよう生徒／クライアントを元気づけ、励まし、自信をつけさせるようにする必要がある。ヨーガ療法指導とは人間教育なのである。

③ 身体疾患の治療・管理への不適応を引き起こしている群

　　例えば、現代医学的治療法であるステロイド剤投与に対する不安・恐怖、医療への不信感、無力感が原因となっている。

〈解説〉

　ヨーガ実習の関係者に限って言うと、"自然派"とでも呼べるような、薬物治療拒否の理念を持った人たちも多い。薬物は毒なので現代医学は嫌いであ

り、それ故に自然な健康促進法であるヨーガ療法が好きというような考え方である。こうした生徒／クライアントに私たちヨーガ療法士は無理に薬物療法を勧められない。しかし、病状が重くなり、アーユルヴェーダなどの薬草による治療も奏功しなくなったときには、薬効のある現代医学からの薬物投与が勧められる。現代医学の薬剤のほとんどが大元は植物からの薬効成分を抽出して濃縮しての製薬であるが、しかし、こうした薬物を拒否する人たちは多い。また生物製剤である抗生物質などもこの薬物拒否の標的にされたり、本来は自分の体内で産生している副腎皮質ホルモンやインシュリン等々も拒否する生徒／クライアントもいる。私たちヨーガ療法士はこうしたクライアントを教育し、症状が酷い時には心を広く持って薬物を受け容れるように促さなければならない。家が火事で燃え始めているのに、消防車を拒否する人はいないからである。投薬によって症状が改善してきた暁には、ヨーガ療法等で自己免疫の力を促進しましょうと励ますことが大切である。『がん』への投薬治療を拒否して却って症状が取り返しのつかない状態にまでになるクライアントもいなくはない。また手術に関しても同じである。手術してしまえばあとは何も問題なくなるのに、体にメスを入れるのは悪と断言する生徒／クライアントも時にはいる。私たちヨーガ療法士はそれに対して手術を強制することは勿論できないことであるが、しかし、上手に治療の効用を説く必要はある。いずれにしても、本書が説くヨーガ療法ダルシャナ技法をしっかりと身につけて、人を動かせるヨーガ療法士になっていなくてはならないのである。

　以上、私たち人間は人生途上で出合う種々の出来事の中でストレス性疾患を発症させ、それだけに留まらず、自分が発症させた肉体の病からも心理的なストレスを受け、更に医師たちによる治療法に対してさえストレスを造ってしまっている場合がある。こうした不健康な状態を自分で造り出してしまう人々は私たちの周囲にも案外に沢山いるわけであるが、これらストレス関連疾患の予防と健康促進を目指すのが、ヨーガ療法であり、本書が説くヨーガ療法ダルシャナなのである。

それでは以下に、現代生活で私たちがさらされる“ストレス”の分類を紹介する。ヨーガ療法士は生徒／クライアントがどのようなストレスにさらされているかを聞かせてもらい、ストレスと感じる根本的な原因の有り様を見立てなければならない。

（4）ストレスの種類

それでは以下に、人がストレスと感じる事々の分類を列挙する。ヨーガ療法士は生徒／クライアントの訴えを聞きながら、どのような事柄をストレス源と認知しているかをアセスメント／見立てる必要がある。

① 物理的ストレス

温度や気圧の変化、騒音、手術、外傷

〈解説〉 ||||||||||||||||||||||||||||||||||||||||||||||||||||||||||||||||||||||||||||||||||

寒暑に耐えられないとか、低気圧で体調不良になるとか言う人たちもいるだろう。また工事の騒音を気にする人、隣家の話し声も気になるストレス源だ。また、予定されている手術とか、術後の体調不良、外傷からもそのようなストレスを感じる人もいるだろう。いずれにしてもストレスを感じるかどうかは、個人差がある。ヨーガ療法士は自分を基準にしてストレスの程度を理解してはいけない。あくまでも眼前の生徒／クライアントが訴えるストレスをそのまま、アセスメントの素材と考えないといけないのだ。その上で、ヨーガ療法インストラクション技法を処方するべきだ。

② 化学的ストレス

タバコ、アルコール、薬物

〈解説〉 ||||||||||||||||||||||||||||||||||||||||||||||||||||||||||||||||||||||||||||||||||

喫煙もその副流煙も化学的ストレスになる。またアルコールも体内では猛毒のアセトアルデヒドに変わるので、立派なストレス源である。病気治療の為の薬物も本来はストレス源であり、常用するのを避けたり、医療者側も薬種を変え

て処方し続けたりもする。いずれにしてもこの種のストレス源は体内に摂取しないにこしたことはないのだ。

③ 生物学的ストレス
細菌、ウイルス、寄生虫、ダニ

〈解説〉||||||||||||||||||||||||||||||||||||||||||||||||||||||||||||||||||||||||||||||

2020年初頭に世界的パンデミックを引き起こした新型コロナ・ウイルスの記憶は新しいと思う。インフルエンザ・ウイルスとか、エイズ・ウイルスとか、人類はこれまでにも数多くの細菌やウイルスとの生存競争を強いられてきた。この競争に生き残れなかった人たちも数多くいたわけだ。更に今は清潔な生活環境にはなっていて、それほどにはストレスと感じない人もいるかと思うが、寄生虫やダニも私たちにとっての強力なストレス源になりうる。私は時々に後進国を旅することがあるのだが、体にダニに噛まれたあとがあったりもする。世界的視野に立てば、これら寄生虫やダニ等はまだまだ多くの人たちのストレス源になっているのである。

④ 心理的ストレス
不安、緊張、怒り、悲しみなどの情動の変化を引き起こす
別離、試験、仕事、対人関係など。

〈解説〉||||||||||||||||||||||||||||||||||||||||||||||||||||||||||||||||||||||||||||||

この心理的ストレスは私たち人間の社会生活から生じて来るストレスである。そして私たちのヨーガ・クラスにやってくる人たちの大半が抱えるストレスはこの種のストレスと言っても過言ではない。特に世界中で大都市に密集して住まいしている人々は密着した人間関係にさらされている。家族や隣人関係、それに職場においても同じだ。人間の二大ストレス源はインド古来の聖典群でも"人間関係とお金"と言われている。それは現代の大都市での暮らしにおいては更に際立ったストレス源となっている。ヨーガ療法士はこうしたストレス源から発生する種々の感情である、不安や緊張や怒り、悲しみを聞き取らねばならな

い。また、それらの諸感情がどのような時に、どのような場所で、どのような登場人物によって引き起こされるのかも聞かせてもらい、生徒／クライアント側からの認知の有り様をアセスメントする必要がある。そしてその認知がどのような執着・囚われによって誘発されてくるのかをアセスメントして、その上で、ヨーガ療法インストラクションの技法を選択する。それは丁度、クライアントが訴える肉体の不調に対して医師がどの薬剤を投与しようかと考える“診断と治療”の論理と同じである。このヨーガ療法指導における“見立てと指導”のキャリアを積むことは、医師がキャリアを積むことと同じこと。だからこそ、しっかりと生徒／クライアントの訴えにまずは耳を傾けないといけない。最初にヨーガ・クラスに来た人に“ヨーガってこうですからね”とそのニーズも聞かずにヨーガ技法を処方するところから数々の事故が起きるのだ。かく言う私も、グループ指導後にそのグループの中に妊婦さんがいたことを後から知らされたことがあった。最初の聞き取りをきちんとしていなかったのである。幸い大事には至らなかったが、初回のインテーク面接の大切さを思い知らされた出来事であった。この人間関係は出合いや別離のストレス源にもなっているし、それら人間関係が仕事がらみで金銭の損得に関係しているとなると、更に強いストレス源になるのではと考える。こうしてストレスの種類も生徒／クライアントの訴えから正確に聞き取り、それらストレス源に対する認知の有り様も聞かせてもらい、そこに内在する生徒／クライアント側の執着／誤認知の有り様も同時にヨーガ療法士はアセスメントしておく必要があるのだ。こうした情報なしに、本書のヨーガ療法ダルシャナは行えない。この詳細については本書の後半に解説する予定である。

　以上、個人がストレスと感じる根底にはその個人が心に抱く“ある種の執着／こだわり”の存在をヨーガの哲学は考えてきている。この点に関しては後述するが、人は社会的な生き物であり、社会という人間関係の中にも多くの執着を源としたストレス源、即ちストレッサーがある。以下に、心身医学が言うストレッサーの分類を紹介する。

(5) 心理社会的ストレッサー

　ストレスの原因になるストレッサーは以下の様な心理社会的なものも数えられる。上にも記したようにこれら人間関係は私たちの人生全体を通じてストレッサーになりうる要素である。生徒／クライアントの認知の有り様がまずいと、一生涯対人関係で苦しい思いをし続けることもありうるわけである。ヨーガ療法士は生徒／クライアントが訴えるストレッサーに対する認知の有り様をしっかり聞き取り、そこに潜む誤認知や執着の有り様をアセスメントし、できることならば如何なる人間関係におかれてもそれをストレスと感じないまでの人間になれるようにインド五千年の智慧を活用して育て上げるのがヨーガ療法指導であり、その一つのツールが本書で説くヨーガ療法ダルシャナなのである。それでは以下に種々のストレッサーを紹介する。ヨーガ療法士は生徒／クライアントの訴えの中からどのストレッサーが強く影響しているかを聞き取らねばならない。

① 人間関係におけるストレッサー
親子、同胞、夫婦、親族、上司と部下、同僚間の葛藤や問題、生徒と教師の間の問題など

〈解説〉

　上記で見るように、自分自身の人間関係に置き換えてみればこれら人間関係のほとんどを私たち自身も持ち合わせている。ただ、これらの人間関係が悪い訳ではなく、それをストレッサーにさせてしまう、私たちの認知の有り様が問題になるのである。ヨーガ・クラスに参加してくる生徒／クライアントの大半はこの種のストレッサーを抱えていると言っても過言ではない。この状況をヨーガ療法士はしっかりと聞かせてもらい、そこに潜む誤認知と執着の有り様をアセスメントしたうえで、ヨーガ療法指導を開始する必要があるのである。

② 役割におけるストレッサー

1）家庭での役割：父、母、夫、妻としての役割負担

〈解説〉||||||||||||||||||||||||||||||||||||||||||||||||||||||||||||||||||||||||||||||||||||||

　この種のストレッサーも生徒／クライアントに良く見られることである。親子の関係性、夫婦の関係性などがストレッサーとなっている。誰もがそうであるが、人は皆自分の立場から周囲の諸現象を理解する。人間関係も然りである。従って、親子関係、夫婦関係でも、相手の都合はあまり考慮せずに、事態を理解する。こうした手前勝手な誤認知から問題が発生して、それがストレッサーになっている場合も多いのが残念ながら現状だとも言える。ヨーガ療法士はこうした状況判断を生徒／クライアントから良く聞かせてもらい、ヨーガ療法士の頭の中で生徒／クライアントが持つ誤認知と執着の有り様をアセスメントしておいてから、ヨーガ療法指導の合意を取って指導開始へと向かうのである。その詳細は後述する。

2）職場での役割：能力以上あるいは能力以下の仕事内容、適正の問題、過重労働など

〈解説〉||||||||||||||||||||||||||||||||||||||||||||||||||||||||||||||||||||||||||||||||||||||

　職場におけるストレッサーも上記にあるような仕事内容から始まって、給与の問題、正規非正規の労働格差の問題、性差の問題等々多岐にわたる。言わばこれらの諸ストレッサーは政治や経済に直接に関係するわけであるが、ヨーガ療法士側からすればそうした社会の政治／経済の問題は関与不可能な問題となる。ヨーガ療法士が唯一できることは、そのストレッサーに関係する訴えを口にしている生徒／クライアントの認知の有り様だけはそこでヨーガ療法の扱える問題となり得る。要は、仕事環境がどうあれ、その状況をどう理解してどう自身の心を制御できるかをヨーガ療法士は指導出来るわけである。

3）学校での役割：学業や進学問題

〈解説〉

この種の問題がヨーガ・クラスに直接当事者から持ち込まれることは少ない。当事者とは学生から直接にということである。むしろ、学生の保護者からそうした学業の問題を聞かされることは多々あると言える。しかし、ここで良く考えねばならないのは、ヨーガ療法士もまた、親も、子どもの学業に対する勉学意欲や進学先の問題を直接に左右できる立場にはないのである。親でさえ、子どもに代わって勉強する訳にはいかないのは誰にでもわかることである。しかし大半の親たちは子どもの勉学意欲や進学先の問題を悩みとしている。それは何故かと言えば、親の側に子どもの将来に対するある種の執着／囚われがあって、そこから学業の出来不出来がストレッサーとなるわけである。ヨーガ療法士側からヨーガ療法指導可能なのは、その親が持つ執着／囚われから、親の心を引き離させることだけである。言わば、子どもの未来は子どもに任せるという一種の“解脱”状態まで導くことは可能である。これは決して無責任な親を造るのではなく、子どものおかれた状況を客観視して、親からの指示が冷静に出せるまでに、親を育てるヨーガ療法指導ということになる。繰り返して言うが、ヨーガ療法とはインド五千年の人間教育法なのである。

4）役割喪失：失業、退職、子どもの自立

〈解説〉

失業や退職は独り身の者にとっても、家族を抱える者にとっても重大なストレッサーになりうる。その失業・退職の当事者だけでなく夫婦間、家族の人間関係においてもである。この時に、健やかな認知ができれば良いが、しかし、それが出来なかった場合、熟年離婚に至るとか、家庭内別居等々他のストレッサー誘発要因にもなり得ることである。こうした問題を抱えてのヨーガ・クラス参加になっている生徒／クライアントもいる。ここにあってもヨーガ療法士はその訴えをよく聞き取り、どこに誤認知／執着が潜んでいるかをアセスメントして、

それらの問題をストレッサーとさせている生徒／クライアントが自分でその誤認知／執着に気づき、自分でそれらを修正させるヨーガ療法インストラクションが出せるようになっていなくてはならない。

③ 種々の欲求阻害におけるストレッサー
生物的本能、安全や健康への欲求の阻害、所有欲、支配欲、権力欲などの阻害

〈解説〉

　上記の①にも関係することであるが、長い人生の途上で失職したり、病気で倒れたりすれば、この種の種々のストレッサーを身近に感じることになる。こうした生存欲求の阻害を念頭において人は、蓄財し、他人を支配して自分の生存を安全なものとするようになっている。しかし、欲求が常時満たされるかというとそうではない。私たちが生きる社会は約１万年前から始まった穀物生産社会から今日まで常に厳しい生存競争が強いられてきている。勿論、それに先立つ狩猟採集社会にあってもこうした生存競争は存在していたが、しかし富の蓄積量からすれば、穀物生産が開始された以降の社会では蓄財の量に比例して競争の激しさがそこに生じて来る。富を持つ富者が抱えるストレスは貧者のそれに比べられない程の激しさをもっているのである。であるから、賢い富者は自分の有する富を慈善財団など公共の形にかえて、それ以上の富収奪競争から抜け出すようにさえしているのである。しかし、こうした深い智慧を持ち得ない者の場合は、唯々マネーゲームに陥って、富の収奪が人生の目標になってしまう。ここに計り知れないストレッサーが現出しても不思議ではないのである。後述するがヨーガ療法ダルシャナはこうした状態を回避させるインド五千年の智慧を活用してレベル１から４の段階をふんで、人の生きる意義をも教育できる内容となっている。本書の後半部分を注意して学んで頂きたい。人の行為／カルマはその行為の目的と手段が健やかでないと、時に手段が目的となってしまったりする。蓄財という手段が生きる目的になるのがこれである。しかし、

智慧深い者は高尚なる人生目標を良く理解して、諸行為／カルマ実行という手段を上手に行使するのである。ヨーガ療法ダルシャナはこの次元まで人々を導ける人間教育法なのである。

④ 生活・環境におけるストレッサー
大気汚染、騒音などの公害、不十分な住環境、作業環境

〈解説〉

　経済の高度成長を遂げた先進諸国は既に、この種のストレッサーは減少しているが、しかし、現在経済成長を目指している後進諸国はこうした大気汚染、騒音等々の公害が社会問題になっている。こうした後進諸国でもヨーガ実習がブームになっていることはよく知られているが、それらは既述したように経済発展と同時にストレス社会が到来しているからである。ここに紹介するような種々のストレスが人々を襲い始め、しかも現代医学では根本治療ができない種類のストレス関連疾患に多くの人たちが罹患しているわけであるから、その一部がクライアントとしてヨーガ教室に流れてきていても不思議はない。こうした社会情勢の中でヨーガ指導者は、この社会の現状を良く理解し、生徒／クライアントが抱えるストレッサーも理解した上でヨーガ指導を実施しなくてはならない。単にヨーガのアーサナやプラーナーヤーマを知っているからそれを教えるといった種類のヨーガ・クラス運営では生徒／クライアントからのニーズに応えられないのである。更に、そうした後進諸国での若い労働者の労働環境は児童労働も含めて劣悪なことが多く、こうした問題を抱えたままヨーガ・クラスに参加してくる人たちも多い。ヨーガ療法士はこうした生徒／クライアントの住環境、労働環境も踏まえて、ヨーガの立場から何が出来るかを考えなければならない。ヨーガ療法士は経済や社会問題の解決策を提示して活動することはできない。ヨーガ療法指導はあくまでも眼前の生徒／クライアントが心の中に抱える諸問題に対応しての指導しか出来ないのである。この事実を良く理解しつつヨーガ療法士は生徒／クライアントが眼前の諸問題に対処できるベストな解決策を自

ら探し出せるようにヨーガ療法インストラクションしなくてはならない。人はこの人生を生きている間中、社会からの経済や政治の影響を受ける。しかし、インド五千年のサイコセラピーではこれら俗世の営みを越える生きる尊さを伝えられる心理療法になっており、ストレッサーに対峙して更に成長可能な智慧をも悟れるように導けるのがヨーガ療法士の仕事なのである。本書でも後半のヨーガ療法ダルシャナ・レベル４でこの課題を扱うので熟読していただきたい。

　それでは心身医学情報の最後に、上記心身症発症原因への対処法一覧を示す。

(6) 心身医学的療法(心身症の治療)

① 病態の把握理解
まず医療者は病態を理解する

〈解説〉

　医師の場合、インテーク面接でクライアントの肉体的状態を聞き、必要な検査等を実施するが、ヨーガ療法士の場合もインテーク面接で肉体的不調を訴える生徒／クライアントの場合には、その病状やこれまでの治療歴と共に、医療者側の見立てを正確に聞かせてもらう必要がある。

② 良好な医師・患者関係の確立(ラポールの形成)
患者／医師の良き人間関係確立

〈解説〉

　心身医学には**治療的自我**という概念がある。医療者としての医師はその**存在自体**と**治療技能**の両面の高い癒やし要素を持っている必要があると言われている。医師の存在自体が良く効く薬のようでなくてはならず、その持てる治療技能も研鑽を積んで優れたものでなくてはならない、ということである。疾患の肉体面だけでなく、その心理面まで癒さねばならない心身相関の疾患に対処する医師が兼ね備えねばならない当然の能力だと言えるが、ヨーガ療法士も扱

う生徒／クライアントが抱える不健康状態も、この心身相関と言えるストレス関連疾患が主となるので、医師同様にこの「治療的自我」の涵養が必要とされるのである。

③ 治療への動機づけ

患者は自分で造った心身症であるから、自分で治す動機が必要

〈解説〉

　本書でもこの点に関して詳しく述べるが、主に心身症疾患の予備軍や罹患しているクライアントをヨーガ・クラスに受け入れているヨーガ療法士の場合、生徒／クライアントは自分でストレスを感じ取り、それによって心の働きを乱しては血圧を高めたり、消化器潰瘍を造り出したりしているわけであるので、治癒の主体は生徒／クライアントであり、ヨーガ療法士の務めはその治癒の支援者・補助者・ファシリテーターなのである。生徒／クライアントがストレスを感じて乱している心を鎮める手段を教授し、生徒／クライアントがその技法を使って主体的に自分の心を鎮める、その手伝いをするのがヨーガ療法士の仕事なのである。従って、生徒／クライアントの自分を癒やそうと思う動機が大切となり、癒やしに取り組む生徒／クライアントの心を励ますこともヨーガ療法士の主要な仕事になるというわけである。

④ 心身医学的療法の種類

1）一般内科ないし臨床各科の身体療法

〈解説〉

　一般に体調不良の人たちが一般内科を受診したときには、それが心療内科であろうと、普通の内科であろうと、まずは医師のインテーク面接から始まって、諸検査を経て治療が始まる。その治療の内容は主に投薬であるが、時には検査入院や教育入院なども可能性としてはある。こうした身体療法を受けつつ、あるいは受けたが期待通りの治癒効果がなかったと思ったクライアントたちがヨーガ・クラスに入会してきているのが、一般ヨーガ・クラスの現状なのである。そ

れは既述したように種々の生活習慣病、ストレス関連疾患、心身症等々と呼ばれる疾患群の場合、その症状だけを除去してもそれでは根本治療になっておらず、根本的には不健康な生活習慣を造り、眼前の諸事をストレスと感じ、乱れた心の作用を自分で造り出している、その心理作用を鎮めない限り、これらの身体疾患は根本から癒やされないからである。それは以下の精神科疾患も同じなのである。

2）向精神薬（抗不安薬、抗うつ薬、睡眠薬など）投与

〈解説〉||||||||||||||||||||||||||||||||||||||||||||||||||||||||||||||||||||||||||||||||||

　向精神薬は、中枢神経系に作用し、精神機能を変容させる薬物の総称であるが、上記にあるように、一般的には不安症状、抑うつ症状、不眠の症状など、各種精神疾患の治療に用いられる薬物を指す。こうした薬物投与がされている生徒／クライアントも一般のヨーガ・クラスに参加してくることは稀ではない。従ってヨーガ療法士は初回のインテーク面接で既往歴や治療の履歴、主訴等々を聞かせてもらい、その生徒／クライアントが何を求めてヨーガ・クラスに参加して来たか、そのニーズに合ったヨーガ療法インストラクションを提示してインフォームド・コンセント／合意（IC）を取って、ヨーガ療法指導に臨む必要がある。本書においてもそうしたインド五千年のサイコセラピーの一端を後述する。

3）生活指導

〈解説〉||||||||||||||||||||||||||||||||||||||||||||||||||||||||||||||||||||||||||||||||||

　既述したように、ヨーガ療法と親和性がある心身医学分野では生活習慣病、ストレス関連疾患、心身症といったように、そのクライアントの生活に深く根付いて来た上で発症している疾患群をその治療の対象としている。従って本項にあるような生活指導も治療の為の重要な要素となっている。しかし、クライアントがクリニックを受診した際の医師との面会がわずか数分であれば、その間に種々の生活指導がなされてもそれは只聞くだけに終わってしまう。そこで例えば糖尿病などの場合は、食習慣等を身につけさせる為の教育入院が時々に行

われたりする。また、ヨーガ療法士として、自身のヨーガ・クラスに参加して来た生徒／クライアントが不健康な生活習慣を持ち合わせていたとしても、早急にそうした習慣を修正できるわけではない。永年の食習慣、生活習慣であるから、ヨーガ・クラスに1年、2年と通いながら徐々にインド五千年のサイコセラピー指導の中で無理なく生活の習慣のまずさを、生徒／クライアントが自分で気づくようになっていってもらうだけである。強制して修正できるものではないことは誰もが知っている。しかし、これまでの私たちヨーガ療法士養成講座教育活動の中で、受講生自らがそれまでの自分自身の悪習慣を誰に言われたわけでもなく、自分で止めたというケースは数多くある。インド五千年の智慧はそうした人間教育になっており、人の生き方をより高尚なものへと導いてくれるものであることを私たちは間近に見させてもらってきているのである。

4）心理療法

　面接による支持的療法：カウンセリング、ヨーガ療法ダルシャナ等
　専門的な療法：自律訓練法、筋弛緩法、交流分析、行動療法、ヨーガ療法、
　バイオフィードバック療法、家族療法、作業療法、箱庭療法、音楽療法等

〈解説〉||||||||||||||||||||||||||||||||||||||||||||||||||||||||||||||||||||||||||||||

　私たち（一社）日本ヨーガ療法学会は我が国においては種々の医学系の学術団体に参加して種々の活動を行っているが、その一つに日本心理医療諸学会連合（UPM）に加盟を認められて活動している。その加盟学会は例えば日本心療内科学会、日本カウンセリング学会、日本認知・行動療法学会、日本交流分析学会、日本自律訓練学会、日本バイオフィードバック学会等々計15の学術団体で構成されている。こうしたことからしても、ヨーガ療法自体がインド五千年のサイコセラピーであることが、日本の心理医療の諸学会の認めるところとなっており、（一社）日本ヨーガ療法学会も1年に一回の年次研究総会をはじめ、全国を九つに区分してのブロック大会、また上記の関連諸学会においても種々のヨーガ療法シンポジウムや研究発表活動も行っている。また国際学

会でもヨーガ療法を主題としたシンポジウムや口頭発表も毎年行ってきている。ヨーガ療法自体は極めて学術次元での活動も行えるレベルに達しているのである。

5）東洋医学的療法

ヨーガ療法、漢方薬、鍼灸、森田療法、絶食療法、内観療法、太極拳など

〈解説〉||||||||||||||||||||||||||||||||||||||||||||||||||||||||||||||||||||||||

　西洋医学の治療薬は肉体生理にある一点に向けての治療を旨としていると思うが、しかし、漢方薬などは肉体全体の生理的活動をアップさせて、それによって主訴の解消効果を狙っていたりする。この東洋医学的療法の場合も、クライアントの心理作用のある点だけに焦点を絞っての療法ではなく、その人格全体の向上を図ることで、クライアントの抱えている問題を解決に導く効果を持っている。こうした東洋的な治療法の中にヨーガ療法も位置づけられているのである。特にヨーガ療法の場合は後述するように、人間の構造論と機能論を遙か数千年前からもって、人間教育（子弟教育）にあたってきた歴史とその経験知が蓄積されており、ヨーガ療法もそうした伝統的ヨーガの智慧をふんだんに活用して、生徒／クライアントへの人間教育を施しているのである。それらの一端は後述する種々の聖典をお読み頂ければ理解できると思う。

　上記のように、心身医学的な治療法は幾つも数え上げられ、心療内科医はそれぞれの疾患に合わせて、種々の治療法を処方している。本書に記すヨーガ療法も現代の心身医学療法の中の一つとして採り上げられており、このヨーガ療法技法の一つのサイコセラピーとしてヨーガ療法ダルシャナ技法が数えられるのである。

　それでは以下に、インド五千年の心身相関に関する智慧を見ていくことにする。

6. アーユルヴェーダ医学からみた 心身相関疾患

　アーユルヴェーダの内科の医学書として2000年前に著されたと言われる『チャラカ本集』がある。古代インド、今から2000年以上前に一人のアーユルヴェーダの内科医“チャラカ”がいた。この“チャラ”は動き回る。“カ”とは誰かというような人を意味するサンスクリット語であるから、只“歩き回る誰か”というような固有名詞であり個人の名称ではないが、インド中を経巡ってアーユルヴェーダの治療に当たった医師として知られている。それというのも内科医チャラカに付き従ってその内科治療の助手役を務めた弟子たちが、医師チャラカの死後にあって、その見聞きした診断法や治療法を集めて（サンスクリット語でサムヒター：編纂するという意味）一冊の本にしたのが、今なお現存しているアーユルヴェーダの内科の医学書『チャラカ本集』という書で、現在でも現代インドのアーユルヴェーダ医科大学では内科の医学書として学生たちが学習している。その第1篇には、以下のような内科における3種の治療法が記されている

(1) チャラカ本集　第1篇11章54節と第3篇6章5節

　「3種類の療法（トリヴィダム・アウシャダム）とは、信仰療法、合理的療法、心理療法の3種類である。**信仰療法**（運命に基づくもの／ダイヴァ・ヴィヤパーシュラヤ）とは、マントラ／真言を唱えること、薬草や宝石を身に付けること、吉祥なる祭式、供養、供物、護摩、宗教的戒律の順守、贖罪、断食、安寧祈願、跪拝（跪いて礼拝する）、巡礼などである。**合理的療法**（道理に基づくもの／ユクティ・ヴィヤパーシュラヤ）とは、食事や薬を合理的に処方することである。**心理療法**（精神の解放／サットヴァ・アヴァジャヤ）とは、有害な物事から精神を解き放つことである」

（チャラカ本集 第1篇11章54節）

　2000年前と言えば未だ病原菌やウイルスの存在など知られていないわけであるが、現代の結核などの感染症を始め、私たち現代人が罹患する病気は既に存在していたわけである。そうした諸病発症の原因をアーユルヴェーダでは"病素／ドーシャ／欠陥"という用語を使って説明していた。それを以下に示す。

> 「病気は無限にあるが、その理由はその種類が無限だからである。しかし、ドーシャ／病素はそれほど多くはなく、数えられる程ではある。そこで私は図示するようにして、しかもドーシャはしっかりと明示した形で疾患を例示することにする。動性（ラジャス）と暗性（タマス）とは2種の心理的ドーシャと言える。これらのドーシャは激情、怒り、強欲、混乱、嫉妬、自惚れ、自己陶酔、興奮、恐れ、浮つき等の発生原因となる。ヴァータ、ピッタ、カファは肉体のドーシャである。これら肉体のドーシャは、発熱、下痢、発汗、肺結核、呼吸困難、頻尿、らい病等の原因となる。以上のように、ドーシャを説明するが（全ての病気は説明できないので）、病気の一部を説明している」
> （チャラカ本集 第3篇6章5節）

　つまり、人間に病気というものが発症するのは、心身内部にある肉体的と心理的との各病素／ドーシャが原因しているというのである。これら2種類あると言われる心理的病素と3種類あると言われている肉体的病素の関係は以下の様に言われている。既述したように、1800年代からのイギリス人ジェンナーなどの活躍により、病原菌やウイルスの発見やワクチンや抗生物質が開発されて病気は、根絶できると思われた時期から、こうした発病原因を心身相関に求める考え方に人々が関心を払わなくなっていったのである。しかし、一方では同じく18世紀後半から始まったイギリスでの産業革命は、産業にかかわる多くの人々に多大なストレスをかけるようになり、ここに再度心身相関のストレス関連疾患が人々の注目を浴びるようになって、今日に至っているのである。更に現

代にあっては、多産された幾種類もの抗ウイルス薬でも全く歯が立たないように、ウイルス自体が変異して、あたかも互いに変異と新しい抗ウイルス薬産生の追いかけっこのようになっているという医学関係者もいるほどである。また、多くの先進工業化諸国では生活環境が大幅に改善され、今やよほどの珍しい新型コロナ・ウィルスやSARSを引き起こすウイルスなどが蔓延しない限り、人々が感染症で命を落とすことは稀になってきている。そうした新型ウイルスの蔓延の際でも、既述した糖尿病や循環器疾患など基礎疾患と呼ばれる心身症や生活習慣病を持っていない限り、症状の重篤化しづらい傾向になっている。ということは今日にあっても心身相関の疾患は人々の健康寿命を延ばす上で重要な要素となっているのである。ヨーガ療法実習の場合、伝統的ヨーガ的な有酸素運動（アイソトニック運動）と筋力アップの等尺運動（アイソメトリック運動）で心肺機能を高め免疫力向上がはかられることは沢山のエビデンスで証明済みであるから、ウイルスからの感染症による肺炎防止から始まって、免疫力強化とアンチエイジング／抗加齢効果促進にも有効な技法と認知されているのである。その効果の一端を後半部分に紹介したい。

(2) 心理的病素と肉体的病素の関係

「これら（精神と肉体）の両者が時々に相関し続ける諸病は、激情等や発熱等とが相互に共存しあっている」　（チャラカ本集 第3篇6章8節）

〈解説〉

　激情は心理的ドーシャの動性優位な状態であり、発熱は肉体的ドーシャのピッタ優位の状態と言える。それらが相関しているという内科医チャラカの言は、アーユルヴェーダ医学では、数千年以前より、心身相関が見たての中心に据えられていたことがわかる記述である。ひるがえって、ヨーガ療法ダルシャナにおいてもまずは肉体的不具合をヨーガ療法士はインテーク面接の中で聞かせてもらい、そこにある心理作用の不具合を後述する各種半構造化面接で類

推するのである。この半構造化面接のあらましは、ヨーガ療法士養成講座の中で学んで頂きたい。

　更に、以下のような心身相関の原理を、チャラカは病気発症の原因としている。

（3）肉体的病素の乱れは心理的病素の乱れに由来する

> 「肉体には３種の病素／ヴァータ・ピッタ・カファがある。それら病素が肉体に影響する。動性（ラジャス）と暗性（タマス）とが心理的病素である。これらの心理的か肉体的か、両者とが肉体と心理に影響する時に、病的状態が生じるが、それがなければ病的状態は生じない」
>
> （チャラカ本集 第４篇４章34節）

〈解説〉 ‖‖

　チャラカはこの節で"両者とが肉体と心理に影響する時に、病的状態が生じる"と言っている。つまり、肉体と心理作用の乱れこそが、諸病の根本原因とアーユルヴェーダ医学では考えられているのである。まさに、古来の心身相関疾患原理を持つのがアーユルヴェーダ医学であり、その心の乱れを正常にもどす治療法と考えられるのがヨーガの諸技法、即ち、現代におけるヨーガ療法の諸技法である。そして、本書の主題となっている伝統的ヨーガの諸技法を元にしているヨーガ療法ダルシャナ技法なのである。従ってヨーガ療法インストラクションとヨーガ療法ダルシャナの両技法は数千年の歴史を生き抜いて生きたインド五千年のサイコセラピーであり、その有効性はこれだけの長い期間、多くの人たちが伝承し続けたという事実からだけでも既に実証済みの健康促進法だと言えるのである。ヨーガ療法士はこれらの諸技法の基礎をヨーガ療法士養成講座で学び、数十年かけてキャリアを積んでその智慧を深めて行かねばならないのである。

　更に内科医チャラカは以下のようにも述べている。

「心理には3種あり善性・動性・暗性である。善性の心理は欠陥がなく、激情とか無智さがそれぞれ欠けていることから、動性と暗性とは劣位であるという有益な部分を有しているからである。これら心の3徳性にあってそれぞれは、生物種の肉体や心の相関関係における種類や程度に相応して無限の種類に分類できる。つまり肉体は心理に影響され、その逆も然りである。それ故に、いくつかの心理の形がよく知られる形としてその類似性が解説されるのである」

(チャラカ本集　第4篇4章36節)

〈解説〉||||||||||||||||||||||||||||||||||||||||||||||||||||||||||||||||||||

　治病においてはまずはクライアントの心理作用の見たてが行われていることが分かる。心理作用は生活習慣にまで波及するわけであるから、現代のストレス関連疾患の予防がまさにこの点を重視していることと、アーユルヴェーダやヨーガ療法の視点が重なるわけである。人の心理作用を健やかな働き方に戻さない限り、ストレス関連疾患は癒やされないのである。これらアーユルヴェーダ医学が考える3種の心理的ドーシャの分類については後述するので、その項で学んでいただきたい。

(4) チャラカ本集　第4篇1章137節

　（真我と合一する）ヨーガとモクシャ（解脱）の境地にあっては全ての感覚は働かなくなる。ヨーガがその境地に導いてくれるが、解脱の境地では感覚の止滅が完全になる。　　　（チャラカ本集　第4篇1章137節）

〈解説〉||||||||||||||||||||||||||||||||||||||||||||||||||||||||||||||||||||

　古代の内科学において、上記の如くに"ヨーガ"という語が出てくるわけである。それは感覚器官の制御は薬物投与では不可能であり、心身相関を旨とするアーユルヴェーダの内科学ではクライアントの心の制御は最終的には"ヨー

ガ”の伝統に委ねられている査証がこの節なのである。つまりアーユルヴェーダの内科学においては最終的にはクライアントの健康促進は所謂“モクシャ（解脱）”の境地にまで導くことで実現させるということなのである。その解脱とは“人間馬車説”における10頭の馬と表現されている5頭の知覚器官と、5頭の運動器官の外向きの働きを鎮めて、内なる生命原理たる“真我”に向けて、真我に結びつける（ヨーガの語源はyuj／結びつけるの意味）ことという訳である。古来、インド五千年のサイコセラピーではヨーガ実習を活用して、最高の心の健やかさ、つまり“解脱の意識状態実現”が重視されていたわけであり、現代のストレス関連疾患においても同様な視点に立つわけである。これは本書ではヨーガ療法ダルシャナ・レベル４として本書最終部分に語られている。ヨーガ療法士は熟読の上で伝統的ヨーガを行じて頂きたい。

　（一社）日本ヨーガ療法学会認定ヨーガ療法士の育成は日本ヨーガ・ニケタンが担って来ているが、日本ヨーガ・ニケタンでは1980年代からインドのリシケシに本部を持つヨーガ・ニケタン開祖のスワミ・ヨーゲシヴァラナンダ大師様の伝承してきた伝統的ヨーガを教授してきている。この伝統はヒマラヤの白銀の峰を越えてチベット高原にそそり立つ聖山カイラスの山麓にある聖地ティルタプリに伝わる伝統的ヨーガの諸行法なのである。ヨーガ療法士はヨーガ療法の根本であるこうした伝統的ヨーガも修行しなくてはならない。伝統の智慧なくして、その応用編たるヨーガ療法の理解はないからである。本書にあってもインド五千年のサイコセラピーの大元はこうした伝統的ヨーガにある故に、現代の心身医学における心身相関の解説の後に、こうしてインド五千年の智慧にある心身相関の智慧の伝承を学んで頂いているのである。

(5) チャラカ本集　第4篇1章138〜139節

幸不幸は真我が、諸感覚器官と意思と感覚の諸対象物と結びつくことで生じて来るが、しかし意思が不断に真我と結びついていれば、その人物が感覚対象物と結びつかず、超意識状態が生じて来るので、幸不幸

> は存在しなくなる。聖仙たちはこの意識状態を“ヨーガ”と呼んでいる。
>
> （チャラカ本集 第4篇1章138〜139節）

〈解説〉 |||||||||||||||||||||||||||||||||||||||||||||||||||||||||||||||||||||||||||

　内科の医学書に“ヨーガ”が出てくる理由は既に解説したように、心の制御こそが健康促進になるからであり、心の制御とは、眼前の諸事象に心が引きずられるのではなくて、内心の“真我”、即ち私たちの生命原理そのものに意識を結びつけておくことだとアーユルヴェーダの内科学は説くのである。ヨーガ療法指導においても、まずは意識を外向きではなくて、内側に向かせて自己の肉体と心理の客観視／マインドフルネスから指導するのは、このアーユルヴェーダが説くヨーガの技法の段階を踏んで指導しているからである。人間五蔵説で解説すれば、最初の段階は食物鞘における内向きの意識作用を造る為に、筋肉の緊張と弛緩に意識を向けさせるのであり、プラーナーヤーマ実習で次の生気鞘における内向きの意識作用を生徒／クライアントに覚えさせ、次いでプラティヤハーラ（意思鞘）→ダーラナ（意思鞘）→ディヤーナ（理智鞘）→サマーディ（歓喜鞘）と徐々に深層の心理作用次元へと導いているのである。ヨーガ療法士はこうした心理作用の深化を伝統的ヨーガ修行の中で身につけて行くことも、ヨーガ療法指導の上で重要なのである。

(6) チャラカ本集　第4篇1章143〜146節

> 聖賢たちと交わり、愚者をさけて、断食や他の戒律を順守し、聖典を学び、理解力があり、独居を好み、俗世の快楽に囚われず、解脱の境地を求め、しっかりと自制し、行為に縛られず、過去の諸業を克服し、無執着の性行を有し、自我意識から解放され、執着の怖さを悟り、心身の相互作用に集中し、哲学真理を熟考する。以上の性行は（解脱の境地へと導く）真理を悟ることから生じて来る。
>
> （チャラカ本集 第4篇1章143〜146節）

||||||||||||||||||||||||||||||||

　心理作用の深化に関してアーユルヴェーダ医学では更に、その実習の仕方にまで言及している。即ち、本節の教えがそれである。ヨーガ療法士たるもの、俗世にまみれた生活を送るのではなく、聖者は賢者と交流し、感覚の満足である欲望に執着しているような愚者との交わりを避けて、自らの心を制御しなくてはならない。断食や断気たるプラティヤハーラ等々を実習しつつ禁戒、勧戒の教えを守り、ウパニシャッド聖典に始まる諸聖典を紐解き、理智を働かせてマナナの瞑想を行じることで理智の働きを研ぎ澄まさせ、独居して黙想し……と本節で列記されていることを実習し続けつつ、ヨーガ療法士としてヨーガ療法指導、ヨーガ療法ダルシャナ指導を行って行けと、アーユルヴェーダの内科学が教えているのである。

(7) チャラカ本集　第4篇1章147節

> こうした悟りは聖賢たちと交わり、心の止滅に達することで生じて来る。この悟りの境地に達すると、非造物から生じて来る不幸が取り除かれるのである。　　　　　　　　　　　　（チャラカ本集 第4篇1章147節）

〈解説〉 ||||||||||||||||||||||||||||||||

　本節では聖者や賢者と共に生きていると、不幸が取り除かれるとされている。こうした不幸とは何か？　カピラ師によって説かれたサーンキヤ哲学は古代の六派哲学の一つに数え上げられているが、このサーンキヤ哲学を解説した書"サーンキヤカリカ"の著者であるイーシュワラ・クリシュナ師によれば、この俗世には3種の苦悩があり、それぞれ"アーディーヤートミカ（心身に内在している業による生まれながらの苦悩）""アーディーバウティカ（心身に加えられる外的な社会的とか動植物からの苦悩）""アーディーダイヴィカ（天界や大自然からの苦悩）"と呼ばれている。これら3種の苦悩は聖賢たちと交流し、苦行と智慧によって取り除かれるとされているのである。ストレス関連疾患や生活習慣

病や心身症と呼ばれる疾患群もこれら3種の苦悩の内に含まれると言えると思うが、しかし、聖賢たちとて病に罹り、大自然の猛威にさらされ、猛獣と遭遇し、生まれながらの諸疾患を持ち合わせているはずである。では何故に聖賢たちはこれらの苦悩に見舞われないと言えるのか？　それは本書に説かれる"誤認知と執着の修正"という心の自由度によってなのである。本書の後半を熟読して頂きたい。ストレスはそれを受ける生徒／クライアントの認知の有り様によって苦悩の源にもなるし、あるいは自己成長（PTG／心的外傷後成長）の糧ともなるのである。

(8) チャラカ本集　第4篇1章148〜149節

> （今から私は）記憶を止滅させるに必要な8種の要素を解説しよう。それらは、原因の認知、形態と類似性と対称性の認知、善性優位、修行、不断の熟考、それに聴聞の8種である。記憶とは事物を見聞きして体験した事実の想起と言えるものである。
>
> （チャラカ本集　第4篇1章148〜149節）

〈解説〉

　①原因の認知、②形態の認知、③類似性の認知、④対称性の認知、⑤善性優位、⑥修行、⑦不断の熟考、⑧聴聞とされている。最初の4種までは認知の有り様を言っている。本節で言われている"記憶の止滅"とはヨーガ・スートラ第1章2節で言われている"ヨーガは心素（記憶）の働きの止滅である"と相通じる教えであるが、この記憶に対する認知こそが私たちを苦しめる源になっている。私たちが瞑想の座を組んでいる時も、未来の心理作用は私たちを苦しめはしない。まだ到来していないからである。ではその時の現在の心理作用はどうかと言えば、瞑想熟達者は静かに座して肉体の感覚とてないのであるから、今その時の心理作用も出てくるはずがない。集中力が悪ければ足腰が痛いという今の思いが苦しめるかもしれないが、それは瞑想初心者の持つ苦しみ

であり、瞑想熟達者には無縁な心理作用である。ではあと残るのは過去の心理作用、即ち、記憶倉庫たる心素（チッタ）で渦巻く忘却された記憶群である。仏教の開祖ゴータマ・ブッダにしても菩提樹下で瞑想に臨んだ時に最後に襲ってきた"魔"があったと言う。それは過去にシャカ族の王として生活した時々の豪華な暮らし、人間関係だったという言い伝えが残されている。それがトラウマと呼ばれている記憶までではなくとも、これら忘却されてはいる記憶がお釈迦様にあっても最後に襲われたのは、この忘却記憶だったのである。それら"魔"となった記憶をどの様にして、克服できるであろうか？　その技法がここにある4種の認知のあり方なのである。①記憶の原因を再認知し、②記憶の形態の認知、③類似した記憶の認知、④災いの種になっている記憶の対称となっている記憶の認知である。過去の心理作用たる記憶は無数にあるが、私たちを苦しめる記憶はそれほど多くはない。しかし、その記憶に関連する上記②〜④の記憶は無数に存在するようになるが、それとても忘却記憶への"認知の修正"を繰り返すことでいずれは全てを健やかに認知することが可能になって行く。それを可能にさせるのが、次からの、⑤善性優位、⑥修行、⑦不断の熟考、⑧聴聞なのである。そしてヨーガ療法指導においてもこうした手順がヨーガ療法ダルシャナ・レベル1から4までになされるのである。本書の後半を熟読していただきたい。

(9) チャラカ本集　第4篇1章150〜151節

解脱に達した聖賢たちは、それが唯一の方法であり転生することがないと言っているが、真理解悟の力である。この方法がヨーガ行者たちはヨーガであると言い、諸徳行に精通している学者たちも同様に言い、解脱した者たちが解脱の道であると言う。

（チャラカ本集 第4篇1章150〜151節）

〈解説〉||||||||||||||||||||||||||||||||||||||||||||||||||||||||

　本節でも解脱の境地が繰り返し言及されている。心身相関を病気発症の主原因と見立てるアーユルヴェーダ医学からすれば、心の平静さこそが病気の原因をなくさせるという結論があるわけであるから、そこに究極の心の寂静さ“解脱”の意識状態を重要視するのは当然であり、そこに伝統的ヨーガの実習が関与するのも当然なのである。ひるがえって現代における心身症や生活習慣病やストレス関連疾患と呼ばれる諸疾患の予防や健康促進を考えてみても、このアーユルヴェーダの健康促進法は当然に導入できることである。本書のヨーガ療法ダルシャナ・レベル１の項でも紹介するアイソメトリック・ブリージング・エクササイズ等の指導により新参の生徒／クライアントの80％が「健康促進・健康維持のためになったと思う」というアンケート調査結果からみても伝統的ヨーガのエッセンスを入れたヨーガ療法指導が如何に有効かということがわかる。本書後半に紹介するのでご覧頂きたい。

(10) チャラカ本集　第4篇1章142節

> モクシャ（解脱）は動性・暗性が劣位になることで可能になり、それは過去の諸業の力を越えることであり、あらゆる執着（の諸原因）からの解放にもなる。これはまた、転生からの解放とも言われている。
>
> （チャラカ本集　第4篇1章142節）

〈解説〉||||||||||||||||||||||||||||||||||||||||||||||||||||||||

　伝統的ヨーガ哲学の考え方によれば、上記148節で言われている、ある一つの記憶に関しての“原因の認知、形態と類似性と対称性の認知”が克服できれば、それはその一つの記憶の周辺に存在する種々の類似し対称性を持った記憶に関係する認知という執着は、全て解消されるとされている。つまりこうした誤認知と執着からの解放が究極的な健康状態をもたらすというわけである。こうしたアーユルヴェーダ医学の治療法と伝統的ヨーガのヨーガ技法を基礎に

して、本書のヨーガ療法ダルシャナは成り立っているのである。本書後半のレベル１から４までのヨーガ療法ダルシャナ技法の実際を熟読して頂きたい。

7. ヨーガ・スートラからみた心身相関疾患

　心身相関に関する教えは上記のアーユルヴェーダの内科の医学書だけに留まらない。伝統的ヨーガの諸聖典においても列記されており、伝統的ヨーガはインド五千年のサイコセラピーと言える所以が以下のような教えなのである。本項では伝統的ヨーガ聖典の代表格であるヨーガ・スートラにおける心身相関の教えを紹介する。

(1) ヨーガ・スートラ 第１章２節

> ヨーガとは心素（チッタ）の働きを止滅することである。
>
> （ヨーガ・スートラ 第１章２節）

〈解説〉||||||||||||||||||||||||||||||||||||||||||||||||||||||||||||||||||||||||||||||||||||

　人間構造論である"人間五蔵説"によれば、心素は歓喜鞘に属する記憶の倉庫である。先述したが、伝統的ヨーガにあっても記憶の働きが止まることでヨーガの修行は成就すると言われているわけである。本書が著すヨーガ療法ダルシャナ技法も究極的には記憶に宿る誤認知と執着の修正が完成することで、生徒／クライアントの意識状態は改善され、それ以上の心の乱れを生じさせないが故に、それ以降自分で自分の健康状態を損なうことがなくなるというわけである。この心素の働きを止滅させる諸技法は、"心素の働きの浄化／チッタ・プラサーダナ"とヨーガ・スートラでは呼ばれ、本項の後半に紹介する。こうした技法を取り入れてヨーガ療法ダルシャナ技法は成り立っているのである。

　以下に改めて人間の構造論と機能論である人間五蔵説と人間馬車説を図示する。

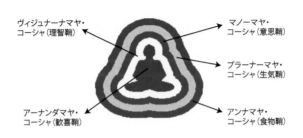

タイッティリーヤ・ウパニシャッドでは、
五臓からなる人間存在を系統的に解説している。

ヴィジュナーマヤ・
コーシャ（理智鞘）

マノーマヤ・
コーシャ（意思鞘）

プラーナーマヤ・
コーシャ（生気鞘）

アーナンダマヤ・
コーシャ（歓喜鞘）

アンナマヤ・
コーシャ（食物鞘）

図1　人間五蔵説

　本図は拙著（『ヨーガ療法マネージメント』ガイアブックス）には詳述しているが、インド精神文化の原典でもある古ウパニシャッド聖典中の、タイッティリーヤ・ウパニシャッドに記述されている人間の構造論と機能論を図式化したものである。それによれば、私たち人間は、私たちが日々食する食物から造られる"食物鞘"から始まって、呼吸作用など自律神経系に関連する"生気鞘"、更には五感など知覚器官や手足など運動に関係する運動器官によって形成される"意思鞘"、これら諸感覚器官をコントロールする知性／感性の中枢たる"理智鞘"、そしてこれら人間五蔵の最奥部にあって記憶の倉庫役も担っている"歓喜鞘"の五つの蔵（鞘／コーシャ）によって一個の人間は形成されており、これら各鞘を機能させているエネルギー源が真我（アートマン）と呼ばれている"純粋意識たる生命の源"であるという構造論と機能論なのであるが、こうした人間存在のメカニズムへの理解があってはじめて、人間の操縦が可能になるのは、自動車や飛行機の機能理解があって始めてその操縦が可能になるのと同じなのである。古来ヨーガ行者たちは自身の心身コントロールは勿論、新たに弟子入りしてくる若者たちの人間教育に関しても、こうした人間構造／機能の理解の上に立って、弟子たちの人間教育を伝統的ヨーガ発祥の五千年も前から行ってきたわけである。本書が説く"インド五千年のサイコセラピー"もこれらのメカニズム理論の上で説かれてあるわけである。詳しくは上記拙著をお読み頂きた

い。

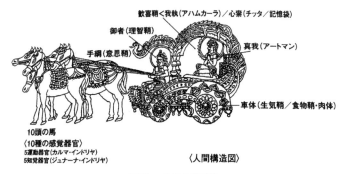

図2　人間馬車説

　この"人間馬車説"も図中にも記されてあるようにその原典は、古ウパニシャッド中のカタ・ウパニシャッド、またインドの大叙事詩と知られるマハーバーラタの一部として独立してよく知られている聖典バガヴァッド・ギーター中にも同じく記されてある人間構造論と機能論である。この記述は上記人間五蔵説と同じことを言っているがしかし、人間の機能が10頭立ての馬車として図示できるように記述されている。即ち、この馬車の車主は生命エネルギーの源であり、意識作用の源である"真我（アートマン）"である。図中にも馬車の上座に鎮座されて示されている。その前にあって御者役を務めているのが理智（ブッディー）と呼ばれる知性／感性の統括役である。その理智によって握られている手綱とその先に走る10頭の馬たちは5頭の知覚器官（視覚・聴覚・触覚・味覚・嗅覚）と5頭の運動器官（手・足・生殖器・排泄器官・発語の口）である。上記人間五蔵説との比較をすると、馬車のボディーは食物鞘と生気鞘、10頭の馬たちと手綱が意思鞘、その手綱裁きをしているのが理智鞘であり、この理智鞘内では、この人間馬車説には記述されていないが、理智の操縦技術の中に記憶として覚えられている記憶までも入れられてあるのが、歓喜鞘であるが、本論ではこの歓喜鞘までの記述はない。しかし、理智がそれまでの"経験"として蓄積してきている多くの過去記憶に基づいてこの10頭立ての馬車を日々休みなく操縦していることは私たちに日常生活において私たちが日々よく感じて

いるところである。この馬車において御者役の理智が賢明にして心不動であるならば、馬車の車体は100年間は問題なく人生街道を安全運転できるであろうが、しかし、理智の智慧に種々問題があればそれが禍して、時に不用意に走る速度を増して馬車を暴走させ、または直進せずに種々の不要な場所に向かって走り、またはそこに留まるという人生の旅を過ごすのもこの人間馬車説における理智の判断決定から出てくる結果なのである。本書が表すインド五千年のサイコセラピーもかいつまんで言えば、この理智が賢くなるように教育（理智教育）し、歓喜鞘（心素）にある過去の記憶も浄化して、更に日々の体験も健やかな記憶として蓄積しつつ、翌日の人生旅を生きてゆく。こうした健やかな人生100年の旅を全うしうる為にも、本書のインド五千年のサイコセラピーを自分が自分にセラピーすることは勿論、ヨーガ・セラピスト／YTとして他の生徒／クライアントにもインド五千年のサイコセラピーを施せるようにと、解説されているのである。伝統的ヨーガの世界の入り口はアーサナやプラーナーヤーマといった肉体次元の体操や呼吸法なのであるが、その奥には本書が説くインド五千年のサイコセラピーの世界が広がっているのである。本書はその世界を概説しているわけである。こうした書が表せるのも、私自身が日々ヒマラヤ山中にて導師スワミ・ヨーゲシヴァラナンダ大師様から受けたインド古来のカウンセリング法である"ヨーガ療法ダルシャナ"のお陰であり、その伝統の一端をこの度本書に著しているのである。

(2) ヨーガ・スートラ　第1章30節

病気（ヴィヤーディ）、無気力（ストヤーナ）、疑い（サンシャヤ）、不注意（プラマーダ）、怠慢（アーラスヤ）、渇望（アヴィラティ）、妄想（ブラーンティダルシャナ）、新たな境地を見い出せぬ事（アラブダブーミアカトヴァ）、心の不安定さ（アナヴァスティタトヴァーニ）、これら九つの障害（アンタラーヤ）が乱心（ヴィクシェパ）の原因となる。

（ヨーガ・スートラ　第1章30節）

　聖典ヨーガ・スートラでは上記の9種類の乱心の原因を列記している。このヨーガ・スートラはヨーガ行者の為の聖典であり、決して不健康な人の為の書ではない。しかし、導師に弟子入りした修行中にヨーガ行者の場合、上記のような原因で心を乱しているのでは、8段階のヨーガ修行であるヤマ・ニヤマ・アーサナ・プラーナーヤーマ・プラティヤハーラ・ダーラナ・ディヤーナ・サマーディといった修行の段階を上がっては行けない。また導師の側からも新弟子がどのような原因で心を乱しているかをアセスメントする手だてが、これらの9種の乱心原因の分類に助けられるのである。心が乱れている限りにおいては、最後の修行段階であるサマーディの意識に入れないからである。日本人なら分かるが、サマーディ／三昧の境地に入るとその人物は神がかりになる、神が乗り移ったようになれるという語があるように、ヨーガ行者も神意と一体化の境地に入って、神の如くに永遠不変の命に没入できるとインド五千年の智慧は言うからである。それを妨げるのが、上記の9種の乱心の原因なのである。勿論、一般のヨーガ・クラスに参加する人たちはヨーガ行者になりたくて参加しているのではなく、ストレス起因の乱心によって、肉体の調子まで狂わせており、それを修正したいが為の参加なのである。しかし、このヨーガ・スートラが2000年前に記した乱心の原因の分類は私たちヨーガ療法士にとっても、かつて伝統的ヨーガの導師たちが弟子の乱心の原因を見立てたのと同じようにして活用出来るのである。9種の乱心の原因を細かく見てみれば以下のようになる。

① 病気（ヴィヤーディ vyādhi）

　このヨーガ・スートラは約2300年前にパタンジャリ大師というヨーガ行者が書いたと言われている。従ってその頃の病気とはアーユルヴェーダが診断した病気ということになるが、勿論、それらの病気は現代医学が診断する病気にも通じるものがある。いずれにしても肉体に病気という不調があれば心穏やかでいられるはずはないのである。ヨーガ・クラスに参加してくる

生徒／クライアントも肉体に何らかの不調を抱えての参加であることをヨーガ療法士は忘れてはならない。しかし、その肉体的不調を最初から開示する人とそうでない人がいるので、無理に開示させる必要もないことをヨーガ療法士は肝に命じておかなくてはならない。無理に聞きだそうとするとヨーガ療法士との信頼関係を損ないかねないので、開示されるまで待つことも大切なのである。

② 無気力（ストヤーナ styāna）

人はその人生において種々の願望を持って生きている。ヨーガ修行もその内の一つである。修行にかける思いが強くなければ修行は成就しない。また俗世にあっても家庭を持ち、子育てをし、衣食住の充足を願うから人は働くわけである。こうした生きる気力がなければこの世界では何事も成就はしない。ヨーガ・クラスへの参加も他の人に無理矢理連れられて来たかどうかをインテーク面接することは大切である。心身症の根本原因はその生徒／クライアントの心の働かせ方に原因があるわけであるから、自分でその原因を突き止めて自分でその心理作用を修正して自分の健康を自分で回復させたいという思いがなければヨーガ療法実習は成就しない。従ってこの無気力さをアセスメントすることは極めて重要であり、またこの無気力さが見立てられた場合は、それがどのような理由から出てきているかも見立てる努力をヨーガ療法士はしなくてはならない。そして、出来ることならば生徒／クライアントを励ましてヨーガ療法実習に導く動機づけを行うこともヨーガ療法ダルシャナの重要な要素となるのである。ヨーガ療法士は人を動かす治療的自我の能力を自ら育てておかねばならないのである。

③ 疑い（サンシャヤ saṁśaya）

生徒／クライアントによっては、自分を疑い、それに伴って他人も信用できずに疑う者もいる。まずは生徒／クライアントが自分自身を信じられなければヨーガ療法士も信じてはもらえない。であるからヨーガ療法士はインテー

ク面接において眼前の生徒／クライアントがこの"疑い"の思いを持っているかどうか、どれほどもっているかどうかをアセスメントする必要がある。そしてもしも、この思いを見出したならば、こうした疑いの思いがどこに原因を持っているかを推測するヨーガ療法ダルシャナを実施し、できるかぎりヨーガ療法実習にかける意欲を湧き上がらせてもらえるように、生徒／クライアントを励ますことが大切である。上記②と同様にヨーガ療法士は上手に人を動かせる技能を日頃から養っておかねばならない。

④ 不注意（プラマーダ pramāda）

　伝統的ヨーガもヨーガ療法も自己客観視の力なくして実習は上手くいかない。またこの俗世にあっては何事に対しても注意を施し、眼前の事象を客観視できる力が備わっていないと誤った認知から誤った行為が生じ、人生そのものも破滅に導くこともある。

⑤ 怠慢（アーラスヤ ālasya）

　ヨーガ行者が怠慢であっては修行の成就はおぼつかない。また生活習慣病等の生徒／クライアントも怠慢であっては自分の健康を損なうばかりとなる。永年の努力なしに健康寿命は実現されないのである。ヨーガ療法士は生徒／クライアントのどの思いの中にこの怠慢が潜んでいるかをアセスメントしなくてはならない。そしてそのアセスメントを元にして、ヨーガ療法技法実習の効用を説き、生徒／クライアントを励ましてヨーガ療法実習に向かわせるインフォームド・コンセント／合意（IC）を取得しなくてはならないのである。こうしたヨーガ療法ダルシャナなくして、生徒／クライアントを健康な心身状態へとは導けないのである。この怠慢という思いが出てくるのは、ヨーガ・スートラが誤認知として第2章5節で説いている。即ち、"無智とは有限、不浄、苦、非我のものを、無限、浄、楽、真我であると思うことである"という教えである。特にこの怠慢は誤認知の中でも"浄不浄"の誤認知が関係している。これもヨーガ・スートラの既述であるが、同じく第2章

43節では"苦行(タパス)によって不浄が尽きるから、身体(カーヤ)と感覚器官(インドゥリヤ)の制御に熟達(シッディ)する"とされている。即ち、タパスという"努力"する心が心を浄化するというのである。ヨーガ療法士は生徒／クライアントの心の中にこの努力／心の浄化をアセスメントし、その心を励まして怠慢さを克服させ、自らの健康を自らで造り出す浄化の心を養うようにさせることが大切なのである。

⑥ 渇望(アヴィラティ avirati)

　この渇望も乱心の元凶となることは確かである。何故に人は渇望する心を持つにいたるのであろうか。それは上記ヨーガ・スートラ第2章5節における"有限と無限"の誤認知、"非我と真我"の誤認知、それに"苦楽"の誤認知を三重に犯しているからである。この俗世に存在する事物の全ては有限なものとして時間の経過と共に崩れ去ってゆく。この真の有様を良く認知していないと次から次へと崩壊して行く事物に代わって更に新たな事物を求め続ける渇望の思いがそこに生じて来る。更に、自分が所有していないと思える事物も我がものにせんとして求め続けることもあり、更には手中にしたら楽、失うのは苦と誤認知すると人は絶えず求め続ける渇望の連鎖の中に身を置くことになってしまう。ヨーガ療法士はこうした誤認知を生徒／クライアントの心の中にアセスメントしたらならば、誤認知と執着を修正させるに至るヨーガ療法技法であるアイソメトリック・ブリージング・エクササイズやヴェーダ瞑想テーマ選定、更には誤認知と執着修正の為の伝統的ヨーガ修行へと誘うように、時間をかけてフォローアップ面接を繰り返しその都度インフォームド・コンセント／合意(IC)を取って生徒／クライアントに必要な悟り／気づきが与えられるようなヨーガ療法インストラクションとしてのヨーガ療法ダルシャナを実施して行かねばならない。

⑦ 妄想(ブラーンティダルシャナ bhrāntidarśana)

　ヨーガ・クラスに参加する人たちの中には、根拠のない不安を自分で造り

出して悩む人たちがよく参加してくる。勿論、明日のことを考えれば悩ましい事々は誰にでもある。住んでいる社会全体でも原子力発電所が事故を起こすかも知らないし、謎のコロナ・ウイルスが世界的に蔓延して多くの人々を死に追いやるかもしれない。自動車に乗れば事故が起こるかもしれないし、配偶者がもしものリストラに遇うかもかも知れないし、家族の誰かが病に倒れるかもしれない。今生きる社会、そして自分の人生に不安を抱く人たちは多い。しかし、それを病にさせる程の人たちは極希であるが、ヨーガ・クラスにはそうした不安傾向の強い人たちも参加してくることは少なくはないことを私たちは知っている。こうした人たちに、心配するなというだけでは問題は解決しない。他の方法を提供しなくてはならない。伝統的ヨーガやヨーガ療法の場合は、有り難いことにそれができるのである。2000年ほど前に書かれたという聖典バガヴァッド・ギーターの主人公、将軍アルジュナがまさに、こうした強烈な抑うつ感を持って戦列から離脱しようとしたときに、このアルジュナに伝統的ヨーガの智慧であるカルマ・ヨーガの御教えを説いたのがクリシュナ神であり、この教えが聖典バガヴァッド・ギーター全編にわたって説かれてあるのである。ヨーガ療法士はこうした聖典の御教えの意味するところを良く理解しておいて、生徒／クライアントの精神状態をアセスメントし、ヨーガ療法からの問題対処技法を提供してインフォームド・コンセント／合意（IC）を取得してから、その生徒／クライアントを導き始めなければならない。ヨーガ療法技法の有り難いことは、誰でもが実習し易い肉体次元からのサイコセラピーをまず提供することができ、徐々に妄想の核心に迫る諸技法も提供できることである。その一端のヨーガ療法ダルシャナ法を本書で紹介しているわけであるが、読者の皆様方が専門職のヨーガ療法士になりたければ、（一社）日本ヨーガ療法学会認定のヨーガ療法士になれるヨーガ療法士養成講座の受講をお勧めしたい。一寸先は闇と思える人でもインド五千年の智慧を身につけて、ヒマラヤ山中のヨーガ行者の如くに強靭な精神の持ち主になれるのである。ヨーガ療法では"ストレス・タフ"に

なると呼んでいる。妄想の持ち主からストレス・タフな人物へと人間教育が
できるのがヨーガ療法なのである。

⑧ 新たな境地を見い出せぬ事
（アラブダブーミアカトヴァ alabdhabhūmikatva）

　人は日々未知の状況下を生きて行かねばならない。そうした中で、思い
がけない事ごとに遭遇することもある。そうしたときに、皆がそうではない
が、その新しい状況に上手く順応できずに立ちすくんでしまう人もいる。伝
統的ヨーガの世界でもそうした行者がいたであろうから、こうした乱心の原
因がここに記されてあるわけである。ヨーガ行者であったとしてもそうなら
ば、一般の人々が本項にあるような“新たな境地を見い出せぬ事”となり、
その場に立ちすくんでしまうこともある。新しい職場での新生活、始まった
新婚生活、子どもたちが家庭から巣立ったあとの空の巣症候群に陥った母
等々の状況である。こうした人々もヨーガ・クラスの門をくぐってくることは
案外に多い。本項は古代のヒマラヤ山中でも現代社会にあっても人の心を
乱す要因の一つであることは変わらないのである。ヨーガ療法士はこうし
た心理の持ち主に対しても、生徒／クライアントとのインフォームド・コンセン
ト／合意（IC）を取りつつ、その持てるヨーガ療法技法の数々を提供してい
かねばならない。その時に役立つのが、本書が著すヨーガ療法ダルシャナ
技法なのである。しっかりと学んで頂きたい。

⑨ 心の不安定さ
（アナヴァスティタトヴァーニ anavasthitatvāni）

　本項は上記8種の乱心が全て該当する項目になっている。それは恐ら
く、本項は上記8種以外の乱心もあるよという、所謂その他といった意味で
の“心の不安定さ”ではないかと思われる。例えば、怒りもあるであろうし、
嫉妬もあるかもしれない。ヨーガ行者とて修行中の人間なので自分の修行
が果たして成就するのか否かといった不安にさいなまれるかもしれない。人

間の心理作用であるから、無数に数えられるはずである。この聖典ヨーガ・スートラの著者パタンジャリ大師は上記8種をヨーガ行者が注意すべき乱心として数え上げたが、それ以外に無数にある乱心をこの9項にその他の乱心と言うことにして記したと思われる。ヨーガ療法士は眼前の生徒／クライアントが抱いているかも知れぬ種々の乱心のバリエーションをアセスメントしつつ、その乱心に対処可能なヨーガ療法インストラクションを提供できることを提案して最初のインフォームド・コンセント／合意（IC）取得を目指すことが大切である。ヨーガ療法指導の場合、最初から乱心の原因たる心の中に潜む誤認知や執着の心理作用に触れることなく、肉体次元での自己客観視であるアイソメトリック・ブリージング・エクササイズ等の技法から内心に切り込んでいけるので、極めて安全である。多くの犠牲者を出した鉄道事故の生存者たちがある国立大学の付属病院でトラウマ治療に臨んだことがあったが、治療技法として呼び込まれた3種の技法はアロマセラピーと鍼灸治療とそれに私たちヨーガ療法で、それぞれが肉体次元からのアプローチが可能な技法であった。それぞれが奏功した技法であったが、こうした根深い心理的葛藤に対してもまずは肉体次元からのセラピーの大切さを思い知らされた貴重なプロジェクトであった。

　以上9種の乱心の原因を紹介した。ヨーガ療法士は生徒／クライアントとのインテーク面接時にこれら乱心の見立て／アセスメントをして、それに対してどのようなヨーガ療法技法をまず処方したらよいかを考えてその効果も上手に伝えて提案し、生徒／クライアントとのインフォームド・コンセント／合意（IC）を取得する必要があるのである。そうした段階を踏んだヨーガ療法ダルシャナの解説は本書後半に記してある。熟読を願いたい。

(3) ヨーガ・スートラ　第1章31節

> 苦悩（ドゥッカ）、落胆（ダウルマナスヤ）、手足のふるえ（アンガメジャヤトヴァ）、荒い息づかい（シュヴァーサプラシュヴァーサ）が、乱心（ヴィクシャパ）の兆候である。　　　　　　　　（ヨーガ・スートラ 第1章31節）

〈解説〉|||||||||||||||||||||||||||||||||||||||||||||

　本項を読んで分かるように、伝統的ヨーガにおいても乱心が肉体次元に表出されてくることを、ヨーガの導師たちは良く理解していたと思われる。既述したように、導師は新参の弟子をはじめ、修行開始して数年、数十年の弟子たちを最終の心理状態である“解脱／モクシャ”の意識状態まで導かなくてはならない。その時に本項にあるような苦悩や落胆、手足のふるえ、荒い息づかい等がその表情や体全体において見られるようならば、その内心では解脱の状態は道まだ遠しとアセスメントできたはずである。ひるがえって現代のヨーガ療法士の場合も生徒／クライアントにこうした肉体次元の兆候が見て取れれば、内心の執着／誤認知の存在は容易にアセスメントできる。ヨーガ療法士はヨーガ・クラスの場で生徒／クライアントと出合うわけであるが、その一挙手一投足をそれとなく観察し、またその会話の言葉使いも注意深く聞いてアセスメントすることが大切なのである。

(4) ヨーガ・スートラ　第1章34節

> あるいは息を吐き（プラッチャルダナ）、息を止める（ヴィダーラナ）ことで、心素を清浄にさせる。　　　　　　　　　　　（ヨーガ・スートラ 第1章34節）

〈解説〉|||||||||||||||||||||||||||||||||||||||||||||

　聖典ヨーガ・スートラの著者聖師パタンジャリ大師はその記述の中で幾つもの“心素の浄化法／チッタ・プラサーダナ”の技法を紹介している。本書は心身相関を中心にしたヨーガ療法ダルシャナを紹介しようとしているので、その全

部は本節には紹介しないが、この34節は息という自律神経系の作用を自在に操ることで心理作用を制御できることを紹介している。古のヨーガ行者は脳内の自律神経中枢に関する知識を体験で知っており、呼吸を制御することが全身の緊張と弛緩作用を制御することになり、ひいては心理作用にまでその制御効果を波及させることができることを知っていたのである。ヨーガ療法指導においても、伝統的ヨーガの100種類を優に超える数々の調気法を一般人である生徒／クライアントに実習し易いように変えて、実習指導という処方を施すのである。それは丁度、内科医がクライアントの性差や年齢差を考慮しつつ薬物投与のさじ加減をするのと同じことなのである。その具体的な細かな技法の数々は本書では紹介不可能であるから、改めてヨーガ療法士養成講座に参加して学んでいただきたい。

(5) ヨーガ・スートラ 第2章46節

> 座法（アーサナ）は安定して、快適なものでなければならない。
>
> （ヨーガ・スートラ 第2章46節）

〈解説〉 ||||||||||||||||||||||||||||||||||||||||||||||||||||||||||||||||||||||||||||||||||||

　上記34節では私たちの呼吸に関する心身相関技法の解説であったが、ここからは肉体の動きによって心理作用を制御できるという伝統を著者のパタンジャリ大師は紹介している。聖師パタンジャリ大師が紹介する8段階からなる伝統的ヨーガ修行の最後の3段階は凝念／ダーラナー、禅那／ディヤーナ、そして三昧／サマーディであるが、この3種の行法は一括して総制／サムヤマと呼ばれているが、いずれも基本的には床の上に座しての行法になっている。こうした座しての行法は"座法／アーサナ"と呼ばれ、本節では"安定して快適"でなくてはならないとされる。瞑想の座を組むときにその座を安定させるには体幹の筋力アップは必須である。その為のエクササイズであるアイソメトリック・エクササイズがアーサナと呼ばれており、筋力アップが主たる目的になって

いる。難しいポーズをして見せるのがアーサナではない。また、このエクササイズの視点に立つと、ヒマラヤ山中やチベット高原に住むヨーガ行者たちに必要なのは強靱な心肺機能である。いずれも4000mを越える高地になっているからである。従ってアーサナのエクササイズの中には心肺機能強化につながるヨーガ的な有酸素運動が沢山に用意されている。世間一般にはアイソトニック運動と呼ばれているものである。これらアイソメトリックとアイソトニックの両運動を実習することが、実は抗加齢効果や免疫力アップといった効果を実習者にもたらしてくれるのである。本書ではその詳細について触れることはできないが、いずれしっかりしたエビデンスを元にしてこのアーサナの効用を著すのでご期待いただきたい。

(6) ヨーガ・スートラ　第2章47節

> 弛緩（シャイティリヤ）に努め、無辺なるもの（アナンタ）に入定（サマーパッティ）することで、座法（アーサナ）に熟達する。
>
> （ヨーガ・スートラ　第2章47節）

〈解説〉

　聖師パタンジャリ大師は本節で不思議なことを記している。即ち、禅那の座を組んでいる時に修行者は無辺なるもの、永遠無限なるものと一体化するというのである。ではこの無辺なるものとは何なのか？　それはヨーガ哲学では真我（アートマン）とか神我（ブラフマン）と呼ばれる存在である。それらは私たちの存在内にある生命そのもの、あるいは宇宙生命だと言われている。身体内にあって真我は生命力の発生源として存在しており、大宇宙内にも神我として遍満して大宇宙の全活動のエネルギー源としてあるというわけである。ヨーガ行者たちはこうした存在を内心に観ると同時に、外の世界にもそれを観て、自己存在の真の意味を悟るのである。それ故にヨーガ行者は俗世からの離脱を常に心がけて生きているのであるが、ひるがえってヨーガ・クラスに参加

している生徒／クライアントたちの場合は既述したようにストレス関連疾患に罹患しての健康促進目的での参加理由を持っている人たちがほとんどである。ストレスを感じて、それによって肉体機能の種々の疾患を発症させてしまうに至る時、その心の働かせ方は外向きになっており、その外向きの心の働きの中に執着や種々の囚われが存在するが故に心理的葛藤となるストレスを感じ、それによってストレスによる自律神経の働きの乱れが生じ、結果的に種々の生理学的不調が肉体内に発生して来ているわけである。座法自体は、こうした俗世の諸事象に執着してストレス疾患を造り出してしまうという日常の生活から脱却できることを本節は明言しているのである。ヨーガ行者の如くに永遠不変なる存在と一体化するほどでなくとも、ヨーガ・クラスに参加してきている生徒／クライアントには、適切な瞑想／禅那技法を指導してストレッサーから一時身を離す指導も大切なのである。本書のヨーガ療法ダルシャナ・レベル2の章でその概要を解説したい。

(7) ヨーガ・スートラ　第2章48節

> その時、二極の対立物 (ドゥヴァンドゥヴァ) によって害されない。
>
> （ヨーガ・スートラ　第2章48節）

〈解説〉 ||||||||||||||||||||||||||||||||||||||||||||||||||||||||||||||||||||||||||||||||||||||||||||||||||||

　永遠不変の存在と一体化すればそこでは当然に二極対立物には害されない。この俗世は損得・益不益・寒暑・緊張弛緩等々の二極対立原理が支配している。例えば、アーサナというエクササイズにしてもポーズの出来不出来がヨーガ指導者によって指摘される程である。しかし、伝統的ヨーガではこうした二極対立原理を克服できる座法が推奨されてきているのである。瞑想／禅那によって二極対立を超えることで伝統的ヨーガの行者たちは永遠不変の世界と一体化してきたように、ヨーガ療法指導においてもこの二極対立の境地を生徒／クライアントに提供することが望まれる。従ってヨーガ・クラスにおいても

ポーズの良し悪し・ポーズの出来不出来を決して指摘してはならない。ヨーガ療法実習はインド五千年のサイコセラピーなのであるから、生徒／クライアントの心理作用の自由化を実現させて、二極対立の思いから脱する支援をしなくてはならないのである。本書後半のヨーガ療法ダルシャナ・レベル１の章でヨーガ療法指導の健康促進効果の調査研究を紹介するが、ヨーガ療法士たちが３年にわたる調査研究の中で実に素晴らしい結果を出しているのも、こうしてヨーガ療法のアイソメトリック・ブリージング・エクササイズ等の指導を実施した結果であり、その指導の中では生徒／クライアントの体に触ってポーズを修正することがなかったことも健康促進の大きな要素の一つなのである。

(8) ヨーガ・スートラ　第2章49～51節

> 座法が熟達した後で、吸気（シュヴァサ）と呼気（プラシュヴァーサ）の動きを止める調気法を行ずる。
>
> （ヨーガ・スートラ　第2章49節）

> 調気法は、外（バーヤ）への作用と、内（アービヤンタラ）への作用、停止（スタンバ）の作用とから成り、場所と時間と数によって、長く微妙に調整される。
>
> （ヨーガ・スートラ　第2章50節）

> 外（バーヤ）と内（アービヤンタラ）の範囲（ヴィシャヤ）を超えるのが、第4の調気法である。　　（ヨーガ・スートラ　第2章51節）

〈解説〉

　聖典ヨーガ・スートラでは肉体次元のアーサナ実習の後に調気法プラーナーヤーマを解説している。言うまでもなくこの呼吸作用は自律神経系の働きで自動化されているわけであるが、しかし自らの意志で手動化／マニュアル化することも可能である。従ってこれらの節でも言われているように、吸気・呼気・そ

して止息というように自在に呼吸作用を手動化することが、ひいては51節にあるように"第4の調気法"へと導かれるとされている。この第4の調気法とは何を意味するのか？ それは永遠不変なる存在と合一化したヨーガ行者にもたらされる吸息・呼息を永遠に越えた呼吸ということになる。実際の伝統的ヨーガのプラーナーヤーマ技法の中にも"スタンバヴリッティ"という止息の調気法がある。これは息を吸うでも吐くでもなく自然なままに長時間にわたって止めてしまう、究極の調気法と呼ばれる技法があるほどなのである。勿論ヨーガ療法指導においてはこうした極めて専門的な調気法を生徒／クライアントに指導することはないが、しかし、この調気法という自律神経を自在に制御する技法は、自律神経の交感神経系が優位な状態に留まっている故に種々のストレス関連疾患を発症させている人たちの健康促進には極めて有効な健康促進効果をもたらすのである。その研究調査は日本の厚生労働省関連の国立研究開発法人日本医療研究開発機構からの研究助成金で実施したものであり、結果は非常に満足するものであった。本書のヨーガ療法ダルシャナ・レベル1の章で紹介する。この研究時に使用したヨーガ療法技法は肉体の動きに調気法も連動させたアイソメトリック・ブリージング・エクササイズという技法であるが、その効果はまさに良く効く薬としてのヨーガ療法の健康促進効果であった。

(9) ヨーガ・スートラ・ヴィヤーサ註解書・シャンカラ解明

　こうしたヨーガとアーユルヴェーダの関連性について8世紀のインドに生きた初代シャンカラ大師はそのヨーガ・スートラ解説書"ヨーガ・スートラ／ヴィヤーサ註解書／シャンカラ解明 第1章1節"に以下の様に記述している。

> まず、ヨーガの目的である。医学を例にとって分かりやすく解説を試みたい。伝統的な医学書では四つの項目を挙げて医学を説明している。即ち、① 病気の診断　② 病気の原因　③ 完全な健康な状態　④治療法

ヨーガに関して先の医学の分類と同様に四組の説明をするとすれば、以下のようになる。

① 克服すべき事（病気）とは、苦悩に満ちた輪廻転生（サムサーラ）である

② その原因とは、無智（アヴィドゥヤー）に起因する「観るもの」と「観られるもの」との混同である

③ その苦悩からの解放とは、それら両者が別のものであると知る不動（アヴィプラヴァ）の絶対的な智慧である

④ その識別智（ヴィヴェカ・キャーティ）が現れると、無智が消え去る。そして無智が消え去れば、そこで観るものと観られるものとの混同が完全になくなり、これが独存位（カイヴァルヤ）と呼ばれる解脱の境地なのである。この独存位（カイヴァルヤ）とは医学における完全な健康な状態に対応するものであり、これがヨーガの目的たる解脱なのである。

（ヨーガ・スートラ／ヴィヤーサ註解書・シャンカラ解明 第1章1節）

〈解説〉||||||||||||||||||||||||||||||||||||||||||||||||||||||||||||||||||||||||||||||||||||||

　本書"ヨーガ・スートラ／ヴィヤーサ註解書シャンカラ解明"の著者アーディ・シャンカラ大師は現代インドの精神世界の基礎を再構築した人物として、西暦後10世紀にはインド社会から消滅した仏教に代わるヴェーダーンタの復活を成し遂げた人物とされている。インドの大学で哲学を学ぶ場合、このシャンカラ前と後の社会にわけて哲学の歴史を学ぶ程の哲学の大転換点を創出させた人物なのである。このヨーガ・スートラのシャンカラ解明は第二次世界大戦後、東インドのチェンナイ（旧マドラス）で発見されたとされているので、その真贋のほどが論争の的になったのであるが、印度哲学の碩学中村元先生は、初代（アディー）シャンカラの手になる真正の著書と言い残している。このシャンカラになぜ初代という名前が冠されているかというと、シャンカラ大師は存命中に

インドの東西南北に一つずつのシャンカラ僧院を建立し、それら四つのシャンカラ僧院では歴代2代、3代とシャンカラ職が継承されて今日に至っているのである。これらシャンカラ僧院の内でも最も活動が活発である南インドのシュリンゲリの山の上にあるシャンカラ僧院の当代シャンカラはSri Sri Bharati Tirtha Mahasannidhanam師が務めている。他の三僧院は西のドゥワラカ（Gujarat州）、東のゴヴァルダナ（Odisha州）そして、北のジョリルマート（Uttarakhand州）にある各僧院である。この初代シャンカラ大師が書き残したヨーガ・スートラ解明の書には上記のようにヨーガ修行とアーユルヴェーダ医学とを対比させた非常に興味深い記述が冒頭の第1章1節に展開されている。

　曰く“① 病気の診断　② 病気の原因　③ 完全な健康な状態　④ 治療法
ヨーガに関して先の医学の分類と同様に四組の説明をするとすれば、以下のようになる”

　この記述は現代医学でも同じことであり、医師はクライアントと対峙して③の完全な健康状態である解剖学と生理学の知識をもって①の異常を診断し、②の異常の原因をアセスメントして、次に④の治療法を考えてクライアントの身体状況を正常にもどしている。この診断と治療の技法は伝統的ヨーガにおいても同じだとシャンカラ大師は主張しているのである。即ち、①としては、この地上に生まれ落ちた私たちは“転生”せざるを得なかったという病気を抱えているという理解であり、②の異常の原因は私たちが心の中に持つ執着／誤認知であり、その不健康な心理作用は③の完全に理想的な心理作用と比べての不健全さを修正する為に④の治療法としての修正技法をヨーガで行じる、ということになるわけである。これが①克服すべき事（病気）、②その原因の無智（アヴィドヤー）、③その苦悩からの解放とは④の識別智（ヴィヴェカ・キャーティ）を得ることとなる。以上のことわりはまた本書後半の各所で解説を更に加えるが、上記のようにチャラカ本集の心身相関理論と同じように、伝統的ヨーガの側からも医学的な思考が親和性を持って語られていたのである。つまりヨーガはインド

五千年のサイコセラピーなのである。

8. バガヴァッド・ギーターからみた 心身相関疾患

　ここでは伝統的ヨーガの中でも特に"カルマ・ヨーガ"と呼ばれる人の行為に関するヨーガの智慧について、その心身相関の教えを見て行きたいと思う。ここでとりあげるバガヴァッド・ギーターとはインドの大叙事詩マハーバーラタの中に記された将軍アルジュナと、その将軍が乗る戦車の御者クリシュナ神の会話である。大叙事詩マハーバーラタはキリスト教の旧約・新約聖書を合わせた紙数の４倍以上というボリュームを持った叙事詩である故に大という文字が冠されている。伝説ではヴィヤーサという聖者が象の姿をしたガネーシャ神に世界の成り立ちから始まって、パンダヴァ家とカウラヴァ家との抗争を語った内容になっている。そのパンダヴァ家の５人兄弟の三男アルジュナが100人兄弟のカウラヴァ家の戦士たちといざ戦わんとしたその時にあって、急に怖じ気づいて戦列から離脱しようとしたときに、「将軍たるお前の義務／カルマを果たせ！」と将軍を鼓舞する内容がマハーバーラタの中で特に採り上げられて"聖典バガヴァッド・ギーター"と称されて世界で9億人もの人たちが愛読しているとも言われるヨーガの聖典となっている。以下はその将軍アルジュナが自分の将軍としての役目を放棄して戦線から離脱しようとしているその時にクリシュナ神がアルジュナに語ったヨーガの智慧である。世間ではこの聖典バガヴァッド・ギーターは人の行為に関する智慧を伝える"カルマ・ヨーガ"の聖典とされている。

―バガヴァッドギーター第2章にみる誤認知―

(1) バガヴァッド・ギーター　第2章62節

> 人が感覚器官の対象物を思う時、それらに対する執着（sangha）が生ずる。この執着から情欲（カーマ）が生じ、情欲から怒り（クロダ）が生ずるのだ。
> 　　　　　　　　　　　　　　（バガヴァッド・ギーター　第2章62節）

〈解説〉||||||||||||||||||||||||||||||||||||||||||||||||||||||||||||||||||||||||||||||||

　まず、カタ・ウパニシャッド由来の"人間馬車説"を思い出していただきたい。10頭の馬たちは、前を向いて、外の世界に意識を向けながら馬車（一人の人間）を前進させている。この時に馬車の御者である理智（ブッディー）に何らかの思いが生じるとそれが執着となることがある。酒屋さんやケーキ屋さんの店の前は何事もなく通り過ぎられないというようなことである。視覚器官たる一頭の馬が、それらのお店を認めると、どうしても入って一杯飲みたいとか、ケーキを食べたいという欲が生じる。そして入店するか、あるいは誰かに言われて入店できなかったとする。入店したが期待したほど美味しいお酒やケーキに出合えなかったとすればそこに怒りが生じる。または後ろ髪引かれる思いで通り過ぎざるを得なかった場合も、何らかの怒りが生じる。しかし、お酒もケーキにも特別な思いを抱かない人物の場合は、何ら心を乱すこともない。そこに執着というものがないからである。カルマ・ヨーガという人間の行為に関係するヨーガの場合も、極めて心理作用のあり方を問題にしている。インド五千年のサイコセラピーなのである。

(2) バガヴァッド・ギーター　第2章63節

> 怒りから迷妄が生じ、迷妄から記憶の混乱が生ずる。記憶の混乱から理智の働きが喪失し、理智の働きの喪失から人は破滅するのだ。
> 　　　　　　　　　　　　　　（バガヴァッド・ギーター　第2章63節）

〈解説〉

　更に将軍アルジュナに対してクリシュナ神が説く。怒りの心を持つと、そこに眼前の状況を正確に、そして冷静に客観視できなくなり、自分の怒りの思いに着色された認知で事態を理解するのでそこに迷った思いである迷妄が生じて来る。この迷妄は客観的事実が理智にもたらされる訳ではないので、それまでその人物が子どもの頃から親に教えられ、聖者や賢者から習ったことで蓄積してきた沢山の智慧が入った記憶を上手に使いこなせなくなり、本節で言う記憶の混乱が発生する。そうなると私たちの知的作業を司る理智は正確な心理作用を教えてくれる記憶が使えなくなるので、理智の健全な働きが喪失してしまい、ひいてはその人物に不健全な指令を理智が発するので、極めて破壊的な行為をするようになって、人生を棒に振るような結末が待っているとこのバガヴァッド・ギーターというインド五千年のサイコセラピー教本は言うのである。そんな人間の生きざまは新聞やテレビやインターネットなど種々の情報機関が日々報道しているところである。人の心理と行動の相関関係は古代でも現代でも変わらないのである。だからこそ、本書が説くヨーガ療法のヨーガ療法ダルシャナ技法は数千年の時を経ても現代で活用できる智慧となっているのである。ヨーガ療法士はこうしたインド五千年のサイコセラピーが教える内容をしっかり理解して生徒／クライアントの心理の有り様をアセスメントし、生徒／クライアントの理解程度に合わせてのインフォームド・コンセント／合意（IC）を取得して、徐々に精神の高みへと導くようにする必要があるのである。

(3) バガヴァッド・ギーター　第2章64節

> 感覚器官の対象物への愛憎を離れ、諸々の感覚器官の働きを制御し自己を制した人物は、感覚器官の対象物の中にあっても平安の境地に達するのだ。
>
> （バガヴァッド・ギーター　第2章64節）

　上記62と63節の混乱はまずは10頭の馬の暴走から始まっている。そこで本節では理智が抱く愛憎の思いから処理しろと教えている。理智の執着／誤認知から離脱できた者は10頭の馬たる諸感覚器官を良馬の如くに飼い慣らすことができるので、この俗世の如何なる場所にあっても平安な境地に安住していられるというわけである。ひるがえってヨーガ・クラスにやってくる心身の健康を害している生徒／クライアントの場合は、本人がそれと気づいていなくとも、どこかに執着／誤認知が理智の働きの中に潜んでおり、それが10頭の馬たちの暴走を許し、不健康な生活習慣を永年に渡って続けることとなり、どこかの内臓の不調に気づいた時にはその治療の為に多くの時間と資金とを使わないと正常な状態には体がもどらなくなっている。時にはそのまま、肉体が壊れて今生の命が尽きるという事態まで招きかねないわけである。ヨーガ療法士のお仕事は、こうした事態に陥らないように生徒／クライアントを導くことにあり、そのためには生徒／クライアント本人が自分の心理作用の不具合に気づけるようにさせる技法を駆使しなくてはならない。有り難いことに、伝統的ヨーガの世界には数千年もの間、ヨーガ行者たちが伝え続けてくれた多くの技法があり、それらは丁度、内科医にとっての種々の薬物の如くのものであるから、ヨーガ療法士はまずは伝統的ヨーガを実習すると共に、同時にそれらの伝統的ヨーガ技法を生徒／クライアントの心身状態に合わせて処方するというヨーガ療法指導技法にも長けていく必要があるのである。本書が著すヨーガ療法ダルシャナのその内の重要な技法の一つなのである。本書をしっかり学んでいただきたい。

(4) バガヴァッド・ギーター　第2章65節

　平安なる境地においてその者のすべての苦悩は消滅する。というのも、平安なる境地にある者の理智（ブッディ）は直ちに不動となるからである。

（バガヴァッド・ギーター　第2章65節）

61

〈解説〉||||||||||||||||||||||||||||||||||||||||||||||||||||||||||

　ここで言われている"平安なる境地"とは何か？　それは決して何事も眼前に発生しない状態ではない。本書でも既述したように、人は生きている限り多くのライフイベントと遭遇する。しかし、そうした事態の渦中に身を置いても、それを自分の心身を痛めるストレスと感じるか、あるいはそうでない受け止め方もある。要は、その人物の認知の有り様であることは既に記している。このカルマ・ヨーガの教典であるバガヴァッド・ギーターが教える所も、実にこの点にある。それが"平安なる境地にある者の理智は直ちに不動となるから"と言っている。理智の不動性を涵養することが重要なのである。では如何なる技法によって理智を平安な境地に入れさせることができるのか？　それはこのバガヴァッド・ギーターがカルマ・ヨーガの教典であることからして自ずから答えは明らかである。つまりカルマ・ヨーガの智慧を使えば、"カルマから生じて来る結果に対する執着を離れる"ということである。62節でも教示されているように、執着から出発して種々の陰性思考が生じてくる。従って執着の時点でその心理作用を止めておけば、理智の破滅、そして最後に来る人生全体の破滅も予防可能ということである。本書が紹介するヨーガ療法ダルシャナもレベル2から3へと執着からの離脱を問題視して執着／誤認知をインド五千年のサイコセラピーとして採り上げている。ヨーガ療法士はこの執着を自分の問題としてとらえることは勿論、生徒／クライアントに対しても同様なサイコセラピーを施すということを考えなければならないのである。その詳細は後述する。

(5) バガヴァッド・ギーター　第2章66節

> 制感し得ない者は信仰についての理解力がなく、静慮（バーヴァナー）を施す能力がない。静慮を施し得ない者には寂静（シャンティ）はない。心が寂静でない者にどうして幸福（スッカ）があろうか。
>
> （バガヴァッド・ギーター　第2章66節）

　私たちはここで聖典バガヴァッド・ギーターにおける心身相関を見ているのであるが、このカルマ・ヨーガの聖典では、制感という人間馬車説で言う10頭の馬たちを上手に制御できない者には静かに思慮する力が備わらず、従って心静かに暮らすことが不可能になる故に、幸せという心に深く関係した意識状態は得られないとされている。“幸せ”とはどこに？　この命題は昔から良く言われてきているが、一般には衣食住の中にとか、豊かな衣食住を実現できる経済的基盤の中にとか言われてきた。確かに、先進諸国と呼ばれる生活条件が整っている国々では冷暖房をはじめ、上下水道の完備など後進諸国と比べようもないほどの生活水準を持って人々は安心して暮らせるようになっている。しかし、だからといってこうした物質的豊かさが人々に例外なく心の安定をもたらす“幸せ”な生活を保障しているかと言えばそうではない場合もある。あるいは却って経済的豊かさが遺産相続の争いなども含めて種々の悩みを生じさせている場合もある。この俗世においては“持てる者の苦しみ”もあるのである。であるから西洋の童話にも“幸せの青い鳥はどこに？”というような幸せ探しの教えもあるわけである。インド五千年のサイコセラピーにおいても、古来ヨーガ行者たちはほとんど無所有と言っても良いような乞食椀一つ持って遊行していても最高の歓喜の意識状態にいる行者もいたわけである。本節では改めて解説はしないが、しかし、“物質の中には幸せは存在しない”という事実は古来、インド五千年の智慧で言い続けられてきている。仏教の開祖ゴータマ・ブッダにしても時のシャカ族の王であったにもかかわらず、老病死という人間の定めを間近に見て、王宮を去って荒れ野にあってヨーガを修行し、老病死苦の問題を克服して同時に“幸せの論理”を仏教として流布していったという言い伝えは仏教徒ならずとも、誰もが知っていることである。一国の王ならば当時の社会にあって入手できないものはない程に衣食住に恵まれていたはずであるが、それでもシャカ族の王ゴータマは王宮を出てヨーガ修行に身を投じたわけである。しかも“仏の顔も三度まで”と言われる故事由来の教えがあるように、宗

教家ゴータマ・ブッダが存命中に彼のシャカ族は隣の大国コーサラに3回も攻め込まれたが、その度に仏教の開祖釈迦牟尼ブッダは押し寄せる大国コーサラの大軍の前に立って、攻めるなという意思表示をしたと言われている。4回目の時に釈迦牟尼は大軍を押し返す行為は一切せずに、かつての王ゴータマの子孫をはじめ、一切の係累は皆殺しになったという史実を意味している"仏の顔も三度まで"という教えだと言われている。結局ゴータマ王はその生前中に親族全てを殺されているわけである。それにもかかわらず、かつての王ゴータマがその後生涯を通して嘆き苦しんだとか、復讐に燃えたとかいう言い伝えを私たちは知らない。確かに、殺さないでくれという意思表示は3回まで行ったわけであるから、決して殺戮を最初から容認していたわけではないことは理解出来る。しかし、4回目にはそのような意思表示をしなかったという意味は何なのであろうか？　同様な言い伝えはギリシャの哲人プラトンの名著『ソクラテスの弁明』の中で、彼の師、ソクラテスが前399年に突如「不敬神」の罪で告発され、法廷に呼び出されて死罪を言い渡されるのであるが、哲人ソクラテスは告発した人々の不当な主張通りに、それが定めならばと言って、毒杯を仰いで死に至ったという逸話もある。それから400年ほど経ったシナイ半島でもそこを治めるローマ王国の領主の命じるままに、科刑されたジーザスという人物がいたとも言われている。古来、こうした人物たちは人が最も恐れる死をも受容して生きた生き様を後世に残しているのである。本節が"制感し得ない者は信仰についての理解力がなく"という言葉を冒頭に掲げているのも、非常に意味深い。ヨーガ療法士としてこうした先人たちが生き様として残した教えの数々を熟慮の対象として我が智慧とさせ、生徒／クライアントへのヨーガ療法ダルシャナ指導、インド五千年のサイコセラピーを施す必要があると言えるのが本節の教えなのである。

(6) バガヴァッド・ギーター　第2章67節

諸々の感覚器官は、本来その対象物に向かって働くのである。これら諸々の感覚器官の働きのいずれに対しても意思がつき従うと、丁度、風が水上の舟をさらうように、それら感覚器官の働きは智慧（プラジナ）を奪い去ってゆくのだ。　（バガヴァッド・ギーター　第2章67節）

〈解説〉||||||||||||||||||||||||||||||||||||||||||||||||||||||||||||||||||||||||||||||||||

　ゴータマ・ブッダに関する解脱直前の体験に対する言い伝えが残っているが、解脱直前に彼を襲った多くの "魔" とは、全てかつて贅を尽くして暮らしていた時の多くの記憶だったと言われている。それらの贅沢さは全て彼の感覚器官を通して "理智" が楽しんだという "心素内に蓄えられた記憶" がゴータマを襲ったのである。本節で言う "感覚器官の働きは智慧（プラジナprajñā般若）を奪い去ってゆく" というのも、理智が獲得した智慧が奪われるということを、この聖典バガヴァッド・ギーターは伝えているのである。ちなみにこの聖典バガヴァッド・ギーターはゴータマ・ブッダ亡き後2～300年後頃に書かれたのではないかとも言われている。当時のインドでは仏教開祖の生前の逸話はしっかりと民衆の心に残っていて、こうした聖典バガヴァッド・ギーターの中にも教えとして入れられていたのかもしれないし、もともとヨーガ行者であった聖者ゴータマが体現したヨーガ哲学的生き様とも言えると思う。いずれにしても10頭の馬に対する制感を "理智" がなし得ない時にはその人の人生は壊滅的な打撃を受けるということである。ヨーガ・クラスに参加してくる多くの人々の大半はその心身に何らかのストレス関連疾患や生活習慣病、心身相関疾患を持っての参加であることからして、ヨーガ療法士は新参の人々のニーズをインテーク面接の中でしっかりと聞き取り、その上でヨーガ療法から提供できる種々の技法の効用を分かりやすく説明してインフォームド・コンセント／合意（IC）を取った後で、ヨーガ療法指導を開始する必要がある。こうした一連の行為が本書でいうヨーガ療

法ダルシャナなのである。この手順なしにヨーガ指導は行ってはならないのである。ヨーガ療法士にとっての必須の手順であり、一般のヨーガ指導者も本書を手にした後では肝に銘じてヨーガ療法を学んでいただきたいと思う。

(7) バガヴァッド・ギーター　第2章68節

> それ故に勇士アルジュナよ。すべての感覚器官がその対象物へと向かう働きを制御し得た時、その人物の智慧は不動のものとなるのだ。
>
> （バガヴァッド・ギーター　第2章68節）

〈解説〉

　本節でも"智慧の不動性"が言及されている。我が国においても"心頭を滅却すれば火もまた涼し"という中国由来の諺が良く知られている。この聖典バガヴァッド・ギーターが教える所は私たちにとっても全く同意できる教えなのである。むしろ我が国のように地震、津波、台風に常時見舞われている自然災害国の住民は痛いほど、この聖典バガヴァッド・ギーターの教えは理解してきているのである。しかし、人は少し気を許すと10頭の馬たちの制御がゆるくなるという人間馬車説の御者"理智（ブッディー）"に野放図な働き方をさせてしまい、残念ながらそこに種々の心身疾患を発症させてしまう。こうした心身制御という"タパス苦行"は最初は苦行なのであるが、しかし、それを繰り返し行じてゆく内に甘露に変わるとも伝統的ヨーガの世界では言われている。こうした自制の生き方は我が国でも幼稚園、小学校へと公的教育の中で教えられてきている生活規範である。この自制なしに人は成長できないのである。ヨーガ・クラスに参加してくる人々はそれでもどこか自制に抜かりがあってのヨーガ・クラス参加になっているわけであるから、ヨーガ療法士はその人の思いに寄り添ってニーズを聞き取り、その不具合は生徒／クライアント自身が作り上げてきたものであるから、生徒／クライアントが自力で克服できるように助力／ファシリテートしなくてはならない。自らの死をも受容できる自制力が発揮できる程の

智慧と力をこの伝統的ヨーガとヨーガ療法は涵養できるインド五千年の智慧なのである。

(8) バガヴァッド・ギーター　第2章69節

> 無智なる万物に夜が訪れている時でも、自己の意識を制する聖者は目覚めていると言える。無智なる万物が五感によって知覚される生活の中で目覚めている時は、解脱に至った聖者にとってそれは夜なのである。
>
> （バガヴァッド・ギーター　第2章69節）

〈解説〉||||||||||||||||||||||||||||||||||||||||||||||||||||||||||||||||||||||||||||||||||||||||||||||||||

　本節では智者と無智者の違いを言っている。別の言い方で、"カルマ・ヨーガが理想とする人とは、最も深い沈黙と孤独のさなかに最も強烈な活動を見い出し、最も強烈な活動のさなかに砂漠の沈黙と孤独を見い出す人である"という表現もある。要は智者というものは俗世の諸事に一般人が執着してその欲望をむき出しにして楽しんでいても、一切そうしたことに引きずられない不動の精神を持っているというわけである。その理由は無用な執着／誤認知を持ち合わせていないからである。従って二極対立の思いに囚われずに静かな人生を生きて行けるというわけである。しかし、ひるがえってヨーガ療法の対象者を考えた時に、心身相関のストレス関連疾患に苦しんでいるという事実が、上記の"五感によって知覚される生活の中で目覚めている時"のままに不健康な生活習慣の中で生きて来てしまっている。その背後にある執着／誤認知をヨーガ療法士はアセスメントして、その上で生徒／クライアントに理解できるようにヨーガ療法技法を提供し、インフォームド・コンセント／合意（IC）を取得して、生徒／クライアント自らが"五感を制御する"生活を送れるように励ますのである。その為にもヨーガ療法士自身が自らの生活の仕方を健やかに律していけるようタパス／努力することが大切なのである。

　以上、現代医学の心身相関の知識と、インド五千年の智慧となるアーユル

ヴェーダのチャラカ本集、ヨーガ・スートラ、それにバガヴァッド・ギーターの教える心身相関の知識を紹介した。こうした基礎知識を元にして、ヨーガ療法ダルシャナ指導におけるヨーガ療法アセスメントとヨーガ療法インストラクションの実際を生徒／クライアントに処方して行くことが大切なのである。古来、インド五千年の智慧では人間の心身構造と心身機能を人間五蔵説と人間馬車説として理解して、理論と実際を統合して人間教育に当たってきていた。それは伝統的ヨーガの世界では導師と弟子間の人間教育には欠かすことのできない智慧だったからである。こうした数千年の間活用されてきたヨーガ療法ダルシャナ技法理論を、しっかりと本書で学び、あとはヨーガ療法士養成講座で実践の実習に臨んでいただけると有り難い。以下に、更に詳しくヨーガ療法ダルシャナ理論の実際を解説していくことにする。

第2章

ヨーガ療法の
見立て（アセスメント）と
指導（インストラクション）
理論

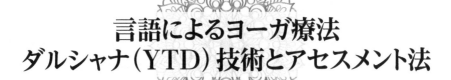

言語によるヨーガ療法
ダルシャナ（YTD）技術とアセスメント法

それでは以下に、ヨーガ療法ダルシャナ
（Yoga Therapy Darshna）技法4原理の概略を紹介する

1. ヨーガ療法ダルシャナ（YTD）問題理解の4原理

　ヨーガ療法ダルシャナ（YTD）とは既述したように、インド五千年の智慧であるヨーガ・スートラやバガヴァッド・ギーター、ウパニシャッド聖典などの教えを活用して、生徒／クライアントが困っている諸問題の根本にある心の働かせ方を客観視させて、自分で修正させる技法である。それによって、生徒／クライアントが自分の肉体的次元・精神的次元・社会的次元・それに根本的自己存在（スピリチュアル）の次元での健康を、自分で造り出していけるようにしてもらう技法である。特に、問題を抱えた一人の生徒／クライアントがヨーガ・クラスに来室したときに、まず初回のインテーク面接でその問題の情報を得てからヨーガ療法インストラクション（YTI）を出していくが、その時からヨーガ療法ダルシャナ（YTD）は開始されるのである。こうしたヨーガ療法ダルシャナ（YTD）は、ヨーガ・セラピスト／YTと生徒／クライアント相互の協力によって為される問題理解の方法なのである。この時ヨーガ療法士はまず、生徒／クライアントが抱える問題を聞かせてもらい、そこに潜む執着／誤認知を理解してアセスメントし、その詳しいアセスメント内容

はまだ伝えないようにしつつ、まずは肉体次元でのヨーガ療法技法の主訴改善の効用を説明して、インフォームド・コンセント／合意（IC）を取得していくのである。この時に欠かせないのが、提供されるヨーガ療法技法が問題を解決できることを確信させる励ましであり、ヨーガ療法技法の実習に向けての強い動機付けをすることである。その為には、生徒／クライアント自身の気力や身体能力を考慮して、ヨーガ療法士から提供されたヨーガ療法技法を生徒／クライアント自身が自分で実習し、自分の問題を自分の力で解決させて行けるような指導が望ましい。つまり、ヨーガ療法ダルシャナ（YTD）とは生徒／クライアントの問題／主訴を自分の力で改善させると同時に、その人格までをも自分で向上させる、自己改善の一連の努力（タパス）を生徒／クライアント自身に実習してもらうのである。その為にヨーガ療法士は個々の生徒／クライアントに合わせた個人実習メニューを上手に作成して、ヨーガ・クラス終了後にその印刷されたプログラムを自宅に持って帰ってもらう配慮も大切である。こうした一連の作業の実際は、日本ヨーガ・ニケタンが主催するヨーガ療法士養成講座で教授されているので関心のある人は参加していただきたい。こうした専門知識なしにヨーガを指導していると、主訴も心身能力もそれぞれ異なるヨーガ・クラス参加者に同じ技法を提供してしまい、そこで種々の有害事象を誘発する事態を招きかねないのである。今、こうしたグループ指導が引き起こす事故は世界中のヨーガ・クラスで問題化している。数十人を同時にヨーガ療法指導しつつ個々にも個人実習メニューで指導出来る技法を世界中のヨーガ指導者に対して私は普及させようとしているのである。

　それでは以下にヨーガ療法ダルシャナの4原理を概説する。

(1) YTD 第 1 原理

　問題理解の主体は生徒／クライアント本人であると理解する。

《解説》||||||||||||||||||||||||||||||||||||||||||||||||||||||||||||

　ヨーガ療法指導も、また本書のヨーガ療法ダルシャナも執着／誤認知を理解するのは生徒／クライアント本人である。ヨーガ療法士だけが理解しても不十分なのである。それというもの、生徒／クライアント自身が自分で造った生活習慣病、ストレス関連疾患、心身症なのであるから、自分で自分の執着／誤認知に気づいて自分が治そうと思わない限りは、生徒／クライアントの不健康さは改善されないのである。従ってヨーガ療法士は生徒／クライアントに問題の有り様をまず理解してもらえるような気づきが得られるようなヨーガ療法指導に長けていなければならない。上から目線であなたは〜〜だから！　と決めつけるようでは、問題は解決しない。気づきを与える為のヨーガ療法ダルシャナとして本書でも紹介するヴェーダ瞑想テーマ選びであり、言語のヨーガ療法ダルシャナ技法が大切になるのである。

(2) YTD 第2原理

　社会的葛藤（人間関係・金銭）の問題を重視する。

《解説》||||||||||||||||||||||||||||||||||||||||||||||||||||||||||||

　既述してあるが、生徒／クライアントが抱く問題の有り様はこの人間関係の問題とそれにまつわる金銭の問題が主となる。本項にも後述するが何がストレッサーになっているかをヨーガ療法士はアセスメントして、そのストレス源に対してストレスにさせている生徒／クライアントの執着／誤認知を自分自身で悟ってもらい、更にはヨーガ療法ダルシャナ・レベル３でも習う自由発想ができる自己変容を遂げさせる励ましをヨーガ療法士は生徒／クライアントに向けて行わなければならない。こうすることで生徒／クライアントは自分で造ったストレスを自分で修正して行けるのである。この執着／誤認知の有り様も、インド五千年の智慧であるヨーガ・スートラやバガヴァッド・ギーターやアーユルヴェーダ・チャラカ本集に既述を基にしてアセスメントする必要がある。その上で上手にヴェーダ瞑想テーマを選定し、言語のヨーガ療法ダルシャナ介入を実施するの

がヨーガ療法士の仕事になる。

(3) YTD第3原理

　ヨーガ療法ダルシャナを構成する以下の6P要素を明確にする。

　生徒／クライアントの**問題**／主訴は何か？　主訴の発生**過程**は？　どの**場所**・状況で発生し、**登場人物**は誰で、ヨーガ**療法士**が、見立てと技法を**提供**する。

〈6P要素とは〉

① 問題 Problem　② 過程 Process　③ 場所 Place　④ 登場人物 Person
⑤ 療法士 Professional　⑥ 技法の提供 Proposal

〈解説〉||||||||||||||||||||||||||||||||||||||||||||||||||||||||||||||||||||||||||||||||||||||||||||||

　この第3原理は、ヨーガ療法士がこれからヨーガ療法ダルシャナのインテーク面接を実施する時に、生徒／クライアントから聞き取る重要な要素となる。即ち、ヨーガ・クラスに参加して来た理由は何なのか、そのニーズを聞き取る。アンケート用紙にあらかじめ住所氏名や参加理由などを書いてもらい、それを基にして話を聞かせてもらうが、既述したように、人は皆それぞれ固有のストレッサーを抱えている。初回の面接からそれを明らかにする生徒／クライアントは少ないと思わねばならない。一般には肉体次元の不調を訴えてくる。その場合にはその肉体の不調を中心に情報を聞き取ればよい。その主訴の発生過程や発生場所や状況、その主訴に関係する登場人物がいればその人物の特定である。数人の登場人物がいる場合もあるが、できれば一人に絞っての聞き取りが良い。その上で、ヨーガ療法士はヨーガ療法が提供できる諸技法の効用を生徒／クライアントに説明し、インフォームド・コンセント／合意（IC）が取れるようにすればよい。既述の心身相関の項でも見たように、肉体次元の不調の背後にはそれなりの心的ストレスが潜んでいる。そうしたストレッサーを生徒／クライアント自身も自覚していないことも多い。一般には心身相関の事象など知られてはいないからである。自分の肉体的疾患は自分を取り巻く状況によって起きるとは理解している。労働状況が劣悪とか、職場の同僚とか配偶者

の横暴とかである。しかし、そうした状況があるにしても、それに対応しての生徒／クライアントの状況適応能力が、外的状況をストレッサーに変えるか、心的外傷後成長（PTG）にするかなのである。ヨーガ療法士の仕事は生徒／クライアントを取り巻く情勢を変えるものではない。あくまでも生徒／クライアント自身のレジリエンス（耐久性）を高める手伝いをすることだけにある。この心の耐久性・心のしなやかさが高まれば、生徒／クライアントの人生そのものも変わるのである。こうしたヨーガ療法インストラクションの過程をヨーガ療法士は生徒／クライアントと共に歩んで行くのである。その過程で的確な情報とそれに基づく的確なアセスメント／見立てが必要とされる。またヨーガ療法士は自身の所謂"治療的自我"も磨き上げておかねばならない。この治療的自我にはセラピスト側のDoingとBeingの両側面があることはヨーガ療法士養成講座で学んでいただければよいが、要するにヨーガ療法士のヨーガ療法技術の習得と人間性の有り様がセラピーの出来不出来に深く関係するということである。本項はその内の技法の良し悪しに関係するが、しかし、生徒／クライアントの主訴を聞く際にも深い同情の思いと共感の思いがなければ、ヨーガ療法技法の提供だけで生徒／クライアントを究極の健康状態にまでは導けない。ヨーガ療法指導とはヨーガ療法士の全人格をかけたセラピーなのである。

(4) YTD第4原理

　問題理解に取り組む生徒／クライアントはその内心の力「ワーカビリティ」を発揮するタパス（努力）のチャンス「成長と能力発揮のチャンス」が与えられたと理解する。生徒／クライアントは患者ではなく、成長の過程にある修行者（サーダカ）と理解する。

〈解説〉||||||||||||||||||||||||||||||||||||||||||||||||||||||||||

　上記第3原理の理解を支えるのがこの第4原理である。ヨーガ・クラスに参加してくる生徒／クライアントは数あるセラピーの中で、特にヨーガを選択しての参加なのである。従って、初回にそれと言わなくとも、その心の中にインド

五千年の智慧に期待する何らかの思いは持っているものである。従ってヨーガ療法士側も、生徒／クライアントを決して病気の患者とは思ってはいけない。主訴／問題を契機にして自己成長を遂げるチャンスを得た修行者（サーダカ）として受け容れ、その成長過程を共に歩む心を持たねばならないのである。

　以上、ヨーガ療法ダルシャナの四つの原理を概説したが、以下に日本ヨーガ・ニケタンが作成しているヨーガ療法ダルシャナ（YTD）教育課程レベル１からレベル４までを更に解説し、その後に本書後半で詳しく解説する。しかし、これらはアーサナやプラーナーヤーマの実技同様に、実際に実習してみて体で覚える技法であることを忘れないようにしていただきたい。ヨーガ療法士養成講座受講中は勿論、３年にわたる講座受講卒業後に学会認定ヨーガ療法士になってからでもヨーガ療法ダルシャナの研修を怠らないように、ヨーガ療法士たちはヨーガ療法ダルシャナの腕を磨き続けているのである。

　それでは以下に、実際にヨーガ療法士たちから聞き取った生徒／クライアントが抱えるストレッサーと肉体的疾患を紹介する。既述したように、心身医学では心理社会的ストレッサーを四つに分類している。その分類に当てはまる生徒／クライアントが抱える肉体の疾患とその背後にあるストレッサーである。ヨーガ・クラスにはこうした人たちが問題解決の為に参加してきていることをヨーガ関係者は真摯に受け止めて、自らの指導技術と自らの人格向上に努力しなくてはならないのである。

2. 心理社会的ストレッサー

　生徒／クライアントがヨーガ・クラス初回参加時に開示した肉体次元の疾患とその背後にあるストレッサーの幾つかを下に紹介する。必ずしもこれらのストレッサーが発病原因ではないと思うが、少なからず原因になっているかもしれない。本書の読者がヨーガ・クラスに参加する人たちの背後にある心身相関状況を理解していただければ幸いである。しかし、実際には後述するが、ヨーガ・

クラス参加者の実に80％以上は何らかの心的ストレッサーを抱えての参加なのである。

(1) 人間関係におけるストレッサー

関節リウマチと夫の不貞、過呼吸症候群と婚家との関係、アトピー性皮膚炎と親の死亡、過食嘔吐とアルコール依存症の父の死、顎関節症と家族の相次ぐ死去、不眠と実母の死去、アダルトチルドレン・不眠と離婚・アルコール依存症の父の死去など。

(2) 役割におけるストレッサー

① 家庭での役割：父、母、夫、妻としての役割負担

肩痛・腰痛と子育て、良性発作性頭位めまい症と子育て、自律神経失調症と出産、抑うつ感と障害児の子育て、偏頭痛と夫の家庭内暴力、膠原病と退職した夫との関係、バセドー病と子どもの不登校、不安神経症と母親の介護、頻脈/パニック発作と離婚、アルコール依存症と夫婦仲、抑うつ気分と子育て、過敏性腸症候群と姑の介護、脊柱管狭窄症悪化と夫の死亡、過眠症（ナルコレプシー）と義父母との同居、メニエール病と義母との生活、慢性腎不全と結婚、過換気症候群と夫の単身赴任、うつ病と退職後の夫婦仲、パニック障害と第一子出産、関節リウマチと夫婦仲、月経前症候群と子どもの病気など。

② 職場での役割：能力以上あるいは能力以下の仕事内容、適正の問題、過重労働など

不眠と仕事、高血圧と看護職、会社起業と腰痛、甲状腺機能亢進症と職場異動、高血圧と自営業、不眠と転職、円形脱毛症と職場復帰、就職と便秘、パニック障害と就職、めまい・自律神経失調症と就職、パニック障害・うつと職場異動、慢性蕁麻疹と職場、胃酸過多症と就職、慢性頭痛と職場環

境、慢性疲労感と産後職場復帰、無気力と希望しない職場、恐怖性不安障害と職場の責任、不眠と職場の異動、過敏性腸症候群と職場環境、ハウスダスト・アレルギーと職場の重責、アトピー性皮膚炎・脱毛症と業務過多、職場のパワハラとうつ病、変形性膝関節症と舞踏職、糖尿病と職場の労働過多、うつ病と労働過多など。

③ 学校での役割：学業や進学問題

肩こり・頭痛と学業、偏頭痛と学業、PMSと学業など。

④ 役割喪失：失業、退職、子どもの自立

糖尿病と夫の死去・子どもの巣立ち、不眠症とペットロス、再生不良性貧血と退職など。

(3) 種々の欲求阻害におけるストレッサー

● 生物的本能、安全や健康への欲求の阻害、所有欲、支配欲、権力欲などの阻害

不安神経症と子どもの事故死、引きこもりと注意欠陥多動性障害（ADHD）、不穏行動とアルツハイマー病、間質性肺炎と帯状疱疹後神経痛、がん再発不安と乳がん、不眠と認知症、不安症と自営業、幻聴と性的虐待、月経前症候群（PMS）と結婚、高血圧と閉経、めまい・立ち眩みと更年期、むずむず脚症候群と実母の死、疲労感と離婚、気管支喘息と社宅生活、気分性障害と家庭内暴力、甲状腺機能低下症と妊活断念、IgA腎症と生活の不安、子宮内膜症と婚約破棄、リウマチ性多発筋痛症と心配性、自律神経失調症による睡眠障害と離婚・自営など。

（4）生活・環境におけるストレッサー

● 大気汚染、騒音などの公害、不十分な住環境、作業環境
過敏性腸症候群と自営業、パーキンソン病と飲食店経営など

　以上、ヨーガ療法の指導報告が為されている症例報告の一部を紹介したが、これでも分かるように、ヨーガ・クラスに参加してくる生徒／クライアントたちのほとんどは、（2）-①家庭での役割：父、母、夫、妻としての役割負担、（2）-②職場での役割：能力以上あるいは能力以下の仕事内容、適正の問題、過重労働など、（3）種々の欲求阻害におけるストレッサー：生物的本能、安全や健康への欲求の阻害、所有欲、支配欲、権力欲などの阻害のストレッサー分類に入っている。ヨーガ療法士はこれらの主訴を持った生徒／クライアントの抱える、諸問題をストレッサーとさせている生徒／クライアントの執着／誤認知の有り様をアセスメントしつつ、生徒／クライアントの理解の程度に合わせて、ヨーガ療法ダルシャナと共に、適宜適切なヨーガ療法インストラクション技法を提供する必要がある。その詳細については後述するが、まずその概要を以下に記す。

　先に、ヨーガ療法ダルシャナの四つの原理を概説したが、以下に日本ヨーガ・ニケタンが作成しているヨーガ療法ダルシャナ（YTD）教育課程レベル１からレベル４までを概説し、その後に本書後半で詳しく解説する。しかし、これらはアーサナやプラーナーヤーマの実技同様に、実際に実習してみて体で覚える技法であることを忘れないようにしていただきたい。日本ヨーガ・ニケタンが主催するヨーガ療法士養成講座受講中は勿論、3年にわたる講座受講卒業後に学会認定ヨーガ療法士になってからでもヨーガ療法ダルシャナの研修を怠らないように、ヨーガ療法士たちはヨーガ療法ダルシャナの腕を磨き続けているのである。

3. ヨーガ療法ダルシャナ
レベル1から4教育の概説

インド五千年のサイコセラピーであるヨーガ療法ダルシャナ（YTD）技法はレベル1から4までに編成されている。以下にそれを概説する。

(1) ダルシャナ・レベル1-4Stepsからなる
問題理解6P原理と対人支援基本原則(7BP)

● インテーク面接(II)
インフォームド・コンセント合意(IC)取得の仕方を学ぶ

クライアントの問題（1, Problem）、主訴発生過程（2, Process）、問題の場所・状況（3, Place）、登場人物（4, Person）、以上の開示を受けてヨーガ療法士（YT, 5, Professional）は、見立てと技法を提供（6, Proposal）して同意（IC）につなげる。（6Pのインテーク面接Intake Interview/II原則）

以上のIIとICにあわせて、人間五蔵各鞘のアセスメント法も学ぶ。また同時にヨーガ療法指導においてヨーガ療法士が守るべき、以下の対人支援7基本原則（7Basic Principle/7BP）を学び、ヨーガ療法士の持つべき資質向上に役立てる。7つの原則とはすなわち　①個別化の原則　②感情表現自由の原則　③自己決定の原則　④YT中立の原則　⑤受容の原則　⑥非審判的態度の原則　⑦秘密保持の原則である。

〈解説〉 ||||||||||||||||||||||||||||||||||||||||||||||||||||||||||||||||||||||||||||||||||||||||||||||||||

このレベル1では、アメリカの社会福祉学者バイスティック（Felix P.Biestek）の示した援助関係の意義・関係形成理論や、ケースワーク（個別援助）における問題解決アプローチを提唱したアメリカのソーシャルワーク研究者であるパールマン（H.Perlman）の理論を下敷きにヨーガ療法の立場から個人支援を論じた。そのヨーガ療法ダルシャナ実施の時、ヨーガ療法士は

この6Pと7BPの原理・原則をしっかり覚えておかねばならない。6Pとは即ち、生徒／クライアントの抱えている ①問題、②その発生過程、③その発生場所、④そこに登場する人物、⑤関与するヨーガ療法士、⑥ヨーガ療法の技法提供、以上の6種のPである。生徒／クライアントからヨーガ・クラス参加の動機とそのニーズを聞かせてもらうときにはこれら6Pの情報を得るようにする。この時に大切なヨーガ療法士側の態度が次の7BPである。7BPについては後述する。このインテーク面接時にヨーガ療法士は、生徒／クライアントが抱える問題の有り様と、問題発生の原因をアセスメントし始めるわけであるが、初回面接時でもあるし、参加時のアンケート用紙に記入してもらってはいても、圧倒的に情報量は少ないわけであるから、軽々にこの時のアセスメント／見立てに固着しないことが大切である。数ヶ月後、数年後に全く新しい情報開示が生徒／クライアントから提示されることも珍しくないからである。それ故に、このレベル1では勿論、レベル2においても生徒／クライアントに理智の執着／誤認知のアセスメントを決して伝えてはならない。互いの信頼関係を壊すだけである。まずは、肉体的次元でのヨーガ療法実習の合意と目標の一致を得てからの指導開始となる。

(2) ダルシャナ・レベル2-5Stepsからなる 行動の変容を促すヴェーダ瞑想指導

● インド五千年の智慧である各聖典に従った 行動の変容の仕方を学ぶ

ヨーガ・スートラ、チャラカ本集をはじめ、バガヴァッド・ギーター、各種ウパニシャッド聖典群に記述がある“心理作用の理想型”をヨーガ療法士は頭にいれておいて生徒／クライアントの行動変容が起こるようにヴェーダ瞑想を学ばせる。

　ヴェーダ瞑想はウパニシャッド時代から今日までインドに伝承されている4段階からなる瞑想技法である。即ち、シュラーバナ（聴聞）、マナナ（熟考）、ニディディヤーサナ（日常の深い瞑想）、そしてギヤーナ（気づき）の4段階に渡る瞑想技法である。この有名な瞑想技法はブリハド・アーラニャカ・ウパニシャッド第4篇5章6節の"ヤージナヴァルキァ対話編"に出てくるので後述する。こうした伝統的ヨーガの瞑想技法をヨーガ療法士は生徒／クライアントの心理能力・自己客観視能力をアセスメントしつつ、適切なヴェーダ瞑想テーマを選んで処方するのが、このレベル2である。ヴェーダ瞑想後には気づきの内容を必要に応じて言語化してもらうこともあるので、それによってヨーガ療法士が理智鞘における不具合を見立て（アセスメント）し易くなる。ヨーガ療法士は常にヴェーダ瞑想指導の技術力を高めつつ、心理作用の理想型に沿った行動／カルマへ導くヴェーダ瞑想テーマ選定の仕方を学ばねばならない。このレベル2の段階でもヴェーダ瞑想の理想的テーマを伝えて瞑想実習させるだけで、生徒／クライアントの執着／誤認知に関するアセスメントをクライアントに伝えてはならない。あるいは、実施した心理検査の結果を伝える時も、できるだけポジティブな表現の仕方をしなくてはならない。例えば、性格的な歪みが見て取れる心理検査結果がでても"こんなに陰性感情が沢山に出ていますが、この2～3日、何か大変なことがありましたか？"というようにして、生徒／クライアントの不健康な心に拭いきれないようなマイナスなレッテルを貼るような言葉を決して言ってはならない。このレベル2では1と比べてより心理的な修正要素が入って来るので、フォローアップ面接の中でヨーガ療法士と生徒／クライアント間でしっかりと実習目標の一致を取っておくことが大切である。詳しくは後述する。

(3) ダルシャナ・レベル3-6Stepsからなる 誤認知の修正とヨーガ療法ダルシャナ

　アセスメントの結果を生徒／クライアントに伝えずに、アセスメント（理智鞘での執着／誤認知）に基づきヴェーダ瞑想のテーマを選定し、更に言語による理智教育の介入によって、誤認知を修正する指導を可能にさせる。

〈解説〉

　このレベル3においてヨーガ療法士にとっては、人間五蔵の的確なヨーガ療法アセスメント（YTA）と的確なヴェーダ瞑想テーマ選定と言語によるダルシャナの訓練が必要になる。このレベル3では、生徒／クライアントの執着／誤認知を自覚させる理智教育も必要である。その際にヨーガ療法士の深い、インド五千年の智慧に関する学習結果が試される。また、このレベル3の段階でも理想的なインド五千年の智慧のあり方をヨーガ療法士側から一方的に伝えるだけで、生徒／クライアントが持つ理智の執着／誤認知に関して例えば「あなたは苦楽を誤認知していますよ」等、直接にレッテルを貼る・ラベリングするような言葉使いは厳に慎まねばならない。消しがたいトラウマを与えてしまうこともあるからである。その為にも、レベル2にも増して、実習目標の合意を得ておくことは必須である。

(4) ダルシャナ・レベル4-7Stepsからなるラージャ・ ヨーガによる認知修正とヨーガ療法ダルシャナ

　ウパニシャッド聖典由来のヴェーダ瞑想と、ヨーガ・スートラ由来のラージャ・ヨーガ瞑想とを勤修と離欲の態度で実習していく具体的な方法について学ぶ。伝統的ヨーガの修行としての人格の向上修行と言える。

〈解説〉

　ヨーガ・スートラの記述によれば、伝統的ヨーガでは導師に適切な瞑想技法を選択してもらい、その行法を繰り返し（シュラバナ）行じてゆくのである。ある

いは、弟子が自力で悟った内容を導師に伝えて、その可否を確認する必要がある。これら聖典由来の教えは後述するが、古来ヨーガ行者たちはその一生をかけて自己の認知の変容を成し遂げようとしたのである。それは一般に私たち人間は、10頭の馬たちが集める外界の情報だけに頼って人生を生きるのであるが、しかし、この肉眼でとらえる粗雑な世界の背後には、もっと微細で精妙な世界が広がっており、更には究極的に精妙な存在とされる真我（アートマン）とか神我（ブラフマン）と古来呼ばれる存在を悟ることがその最終の課題となっている。勿論、ヨーガ療法指導の場合には、そうした伝統的ヨーガの目的までが生徒／クライアントに課せられるわけではないが、しかし、ヨーガ療法士はこのレベル４まで生徒／クライアントを導ける実力を持っていることが望ましい。その為にも、ヨーガ療法士はこのレベル４の段階では生徒／クライアントと共に伝統的ヨーガの修行に勤しむ必要があるのである。その上で、生徒／クライアントがこのレベル４まで進みたいという要請があれば、その求道の熱意を導いて行く技量をヨーガ療法士は普段から養っておく必要がある。

　それでは次に、ヨーガ療法ダルシャナ（YTD）が伝統的ヨーガの世界で行われて来たことを示す聖典の記述を紹介する。数千年も前のこうした教えが現在でもヨーガ行者たちがその弟子たちに伝える教えとなっている。この数千年の間、こうした教えは人間教育の場で役に立ち、有効であったから捨てられることなく今日まで伝承されてきているのである。古来の聖典記述であるので、現代人の私たちには理解に苦しむ記述も随所に出てくるが、それらに囚われずに聖典が伝えんとしている要点をしっかり理解していただきたい。これがインド五千年の智慧の聖典を学ぶ態度として大切なのである。

第3章

ヨーガ療法
ダルシャナ（YTD）の
指導理論

それでは以下に、インド五千年の智慧で最も信頼されているウパニシャッド聖典の中から、智慧の伝授という点に焦点を当てていきたい。ウパニシャッド聖典群は数多く著されているが、特に古ウパニシャッドと称される最も古いウパニシャッド聖典でも特にページ数が多く、よく読まれているチャーンドーギヤ・ウパニシャッドから智慧の伝授であるヨーガ療法ダルシャナの部分を抜粋して紹介したい。インドの聖典群が信頼に値するというのは、数千年にわたり多くの人たちがこれらの教えに則って生きて、更にそれを次の世代に伝えてきた事実があるからである。無用無効な教えであったならば、どこかの時点で人々はこうした聖典を捨て去ったはずである。現にインドで2500年前に興きた仏教は1000年前にインド人から捨て去られてしまっている。厳しい論理思考を持つインドの行者たちが以下に紹介するような聖典を今日まで捧持し、更には現代ではヨーガ関連の智慧として世界の人々にその政治体制・習慣・宗教の違いを越えて広められている事実を考えても、こうしたインド五千年の智慧が普遍的な教えになっていると言えるのである。勿論、東西の数ある哲学や心理学の教えでも、現在では歴史としてしか残っていないものも多いことは解説を要しないと思う。適宜必要な箇所に解説文を入れていくことにする。

1. チャーンドーギヤ・ウパニシャッド第4篇に見るヨーガ療法ダルシャナ指導理論

(1) チャーンドーギヤ・ウパニシャッド 第4篇1章1〜4節

> ジャーナシュルティの曾孫／パウトラーヤナは、信頼に満ちて施し、多くを与え、多く料理させた。「至る所で人々は、わたしの食物を食べるであろう」と考え、彼は（食事を与えるための）宿泊所を建てさせた。
>
> (1節)

さて、数羽の雁が夜に通り過ぎて飛んで行った。一羽の雁が他の雁に話しかけた。「オーイ！用心しろ。近眼のものよ、先が見えぬものよ！ジャーナシュルティの光、ジャーナシュルティの子孫の光が空に広がっている。その光がお前を焼かないように、触れないようにしろ！」　　　　（2節）

その雁が言った。「荷車の男のライクヴァ（伝統に依らずに智慧を得た聖者）であるかのように、誰について言っているのだ？」　　　　（3節）

クリタ（というサイコロ）によって人が勝った時に、小さい目のサイコロは全て勝者に行くように、善良なる者の行いは全て、その者に行くのである。ライクヴァが悟っているそのことを知っている者、その者について語っているのだ。　　　　（4節）

〈解説〉||||||||||||||||||||||||||||||||||||||||||||||||||||||||||||||||||||||||||||

　ウパニシャッド聖典にはこうした寓話のような話も入れられている。慈善家パウトラーヤナは空を飛ぶ鳥、雁たちの会話を聞いたのである。それによって、慈善家以上の絶対的な智慧があることを知ったわけである。そしてそれを得たいとも思うのである。

（2）チャーンドーギヤ・ウパニシャッド　第4篇1章5〜8節

ジャーナシュルティのひ孫は、それを聞いた。（朝になって）起きると、彼は従者に言った。「荷車のライクヴァのようにお前は私に語るのか？」（従者は）「なぜ私がライクヴァなのですか？」と聞き返した。　　　　（5節）

クリタ（というサイコロ）によって人が勝った時に、小さい目のサイコロは全て勝者に行くように、善良なる者の行いは全て、その者に行くのである。ライクヴァが悟っているそのことを知っている者、その者について語っているのだ。　　　　（6節）

従者はライクヴァを探したあとで、「彼を見つけられなかった」と言って帰って来た。ジャーナシュルティのひ孫は言った。「オーイ。人がバラモンを探すところでお前は彼を捜せ！」 (7節)

従者は荷車の下で体を掻いている男に近づき、言った。「尊敬すべきお方よ。あなたが荷車のライクヴァですか？」すると男が「私がライクヴァだ」と言った。従者は「ライクヴァを見つけました」と言って帰って来た。 (8節)

〈解説〉

　慈善家パウトラーヤナが就寝中に聞いた会話は雁の会話ではなく、雇い人の会話だと思ったのであるが、そうではなかった。そこで雇い人に智者ライクヴァを探させて、この智者から絶対の智慧を得たいと思ったわけである。

(3) チャーンドーギヤ・ウパニシャッド　第4篇2章1～5節

ジャーナシュルティのひ孫は600頭の雌牛、一個の黄金の首飾り、ラバによって引かれている一台の荷車を持参して、そのライクヴァに言った。 (1節)

「ライクヴァよ！ここに600頭の雌牛、一個の黄金の首飾り、ラバによって引かれている一台の荷車があります。どうか、あなたが礼拝している神様を教えて下さい」 (2節)

ライクヴァは彼に言った。「アハハ、オーイ、シュードラよ。雌牛と共に首飾りや荷車は、あなたのものだ（要らない）」そこで彼は、今度は1000頭の雌牛、一個の首飾り、ラバに引かれた荷車と、自分の娘を連れてライクヴァの下にやってきた。 (3節)

彼は言った。「ライクヴァよ。ここに1000頭の雌牛、一個の首飾り、ラバに引かれた荷車と、あなたの妻と、あなたが住まいする村とがある。どうか私に教えて下さい」 (4節)

ライクヴァはその娘の顔を自分の方に向かせて言った。「この顔だけが私を語らせる。他の牛たちは持ち帰れ、シュードラよ」マハーヴリシャス地方のライクヴァ・パルナと名付けられた村にジャーナシュルティのひ孫は他の人々と住んで、ライクヴァに尋ねた。 (5節)

〈解説〉

　慈善家パウトラーヤナは智慧を獲得するには財宝によって得られると考えた。そこで最初は600頭の乳牛、次は1000頭の乳牛と贈り物の価値を高めたが、それは全て拒否され、結局は自分の娘を嫁としてもらい、自分が提供した住まいに居を定めてもらい、これから智慧の伝授が始まるのである。お金では智慧は買えないのである。

(4) チャーンドーギヤ・ウパニシャッド　第4篇3章1〜4節

風（ヴァーユ）は確かに吸収するものである。というのも、火が消えるときに、火は風の中に入る。太陽が沈む時に、太陽は風の中に入る。月が沈む時に、月は風の中に入る。 (1節)

水が渇く時に、それは風に入る。なぜなら、風はまさに、全てを吸収するからである。以上は、神々の世界に関してである。 (2節)

それから真我に関してである。息（プラーナ）は確かに、吸収するものである。人が眠る時、言葉は息の中に吸収される。視覚も息に、聴覚も息に、意思の働きも息の中に吸収される。なぜなら息は、これら全てを吸収するものだからである。 (3節)

> まことに、これら二つのものは吸収するものである。まさに風は神々の間
> で、息は種々の生気の間で。　　　　　　　　　　　　　　　　（4節）

〈解説〉 ||||||||||||||||||||||||||||||||||||||||||||||||||||||||||||||||||||||||||||||||

　智者ライクヴァの教えによれば、神々の世界と呼ばれる自然界にあっては風
元素が太陽も月も吸収する大元と考えられ、人間の体内においては呼吸作用
である息だけは眠っている間でも続いているので、息が感覚器官や心の働きの
基盤と考えられるとの教えになっている。このヴァーユとかプラーナという概念
は大気とか気力と言う時の"気"なのであるが、それは現代的な用語で言えば
"エネルギー"と言える概念である。いわば、大自然、大宇宙、身体存在の根底
は"エネルギー神力"によって支えられているという考え方が智者ライクヴァに
よって語られていた。ヨーガ療法ダルシャナにおいても生徒／クライアントの持
つ気力がどこにどのように使われているかをアセスメントする必要があるのであ
る。無用な執着／誤認知によって円形脱毛症を造り出す人もいるし、胃潰瘍を
自ら造り出す人もいるからである。しかしクライアント本人は、一所懸命、全身
の"気"を使って生きているわけではあるが、そのエネルギーの使い方が却って
心身症・ストレス関連疾患を造り出してしまっているのである。タパス／苦行の
矛先を変える助力をするのがヨーガ療法士の仕事なのである。

(5) チャーンドーギヤ・ウパニシャッド　第4篇3章5～8節

> かつて、シャウナカ・カーペーヤとアビプラターリン・カークシャセーニに食
> が供された時、バラモンの学生が一人、彼らに食を乞うた。彼らはその
> 学生に食を与えなかった。　　　　　　　　　　　　　　　　（5節）

> その学生は彼らに言った。四つの偉大なものを、世界の保護者である一
> つの神が飲み込んだ。カーペーヤよ。死すべきものはその神を見ない。
> アビプラターリンよ。種々の形で住むその神を見ない。まさに、この食物
> が当然与えられるべきその者に、食物は与えられていない。　　（6節）

その言葉の意味を考えながら、シャウナカ・カーペーヤはその学生に答えた。「それは神々の真我である。万生の創造者である。黄金の歯を持って嚙む者。真の智者である。その者の偉大さは偉大であると人々は言う。食べられることなく、食べるものでないものを食べるからである」このように、まさに、バラモンの学生よ。このことについて私たちは瞑想する。（それから従者に向かって言った）「学生に食を与えよ」

(7節)

それから彼らは学生に食を与えた。まことにこれら二つのものは、それぞれが5であり、10になるのであって、それがクリタ（というサイコロの目）である。それ故に、全ての方角における10、即ちクリタはまさに食物である。これが食物を食べるヴィラージ／食べるものである。このヴィラージによって、この一切は嚙まれて／見られている。このように知っている人は、これを全て見ているのであり、食物を食べるのである。　　(8節)

〈解説〉|||||||||||||||||||||||||||||||||||||||||||||||||||||||||||||||||||||||||||||||||||||||||||||||||||||||||||

　バラモンとはブラーフマナ（絶対者ブラフマンの智慧を持つ者）という意味の言葉である。この絶対的な智慧を持つ者は丁重に処遇されなければならない。俗世の衣食住を越える価値が智慧にあるとされている。まさに、衣食住に翻弄されてストレス関連疾患を自分で造り出してしまっている生徒／クライアントに、ヨーガ療法士はそれを超える"自制の智慧"の大切さを気づくチャンスを用意するのである。

(6) チャーンドーギヤ・ウパニシャッド　第4篇4章1～5節

サティヤカーマ・ジャーバーラは、母のジャーバーラに話しかけた。「母上、私はバラモンの学生として導師の家に住まいしたい。私の姓は何と言いますか？」

(1節)

「愛しい息子よ。お前が如何な姓か私は知らない。若い頃に私は、下女であった時に多くの男たちとの間でお前を得た。それ故に、お前が如何なる姓なのか、私は知らない。しかし、私はジャーバーラという名前だ。お前はサティヤカーマという名前だ。だからお前はサティヤカーマ・ジャーバーラ（ジャーバーラの息子）と名乗ればよい」と言った。

(2節)

彼はハーリドゥルマタの息子であるゴータマのもとにやってきて言った。「私はバラモンの学生となりたい。私はあなたの弟子となれるでしょうか、導師様」

(3節)

ゴータマは言った。「ところで愛しいものよ。お前は如何なる姓を持つのか？」「私が如何なる姓を持つか知りません、導師様。私は母に尋ねました。すると母は『若い頃に私は、下女であった時に多くの男たちとの間でお前を得た。それ故に、お前が如何なる姓なのか、私は知らない。しかし、私はジャーバーラという名前だ。お前はサティヤカーマという名前だ』と言った。それ故に私は、サティヤカーマ・ジャーバーラ（ジャーバーラの息子）です、導師様」と言った。

(4節)

ゴータマは言った。「バラモンでない者がこのようにはっきりと言うことはできない。愛しい者よ、（護摩供養の）薪を持ってきなさい。お前を弟子として受け入れよう。お前は真理から逸脱していない」彼を弟子入りさせた後で、やせ細って弱い400頭の雌牛を選別し、ゴータマはサティヤカーマに言った。「これらの牛の後を追え、愛しい者よ」これらの牛を追いながらサティヤカーマは言った。「1000頭に増やすまで、私は戻らない」何年にもわたりサティヤカーマは、よその土地に留まった。そして、1000頭に達した時であった。

(5節)

〈解説〉|||||||||||||||||||||||||||||||||||||||||||||||||

　絶対的な智慧を獲得するにはどうしたらよいのか？　それはバラモン階級の家に生まれることではないという話が、この一連の教えの冒頭に出てくる。その出生が不明な者であっても、熱意さえあれば求道の世界に入れるのである。この求道の熱意を持ってサティヤカーマ・ジャーバーラは導師ゴータマの家に弟子入りしたのであるが、導師ゴータマはこの新弟子に400頭の乳牛を1000頭まで増やせという課題を与えてすぐに森に出したのである。導師ゴータマの下で講話を聞くとか、アーサナやプラーナーヤーマや瞑想を行じるのではなく、ただ森にあって牛飼いにならされるのである。これは何を意味するのか？

(7) チャーンドーギヤ・ウパニシャッド　第4篇5章1～3節

> その時一頭の雄牛が彼に向かって「サティヤカーマよ」と呼びかけた。彼は「何でしょうか？」と答えた。「愛しい者よ。我々は1000頭に達した。我々を導師様の家に連れて行って下さい」　　　　　　　　　　（1節）

> 「私はお前に絶対者ブラフマンの四分の一を語ろう」と雄牛が言った。「尊敬すべきものは、私に語って下さい」とサティヤカーマが言った。雄牛は彼に言った。「東は四分の一である。西は四分の一である。南は四分の一であり、北は四分の一である。まことに愛しき者よ。これが輝くものと呼ばれる絶対者ブラフマンの四つの四分の一である」　　（2節）

> 「この真理を知る者で、輝くものと呼ばれる絶対者ブラフマンの四つの四分の一足を瞑想する者は、この世において輝く者になる。すると、この真理を知る者で、輝くものと呼ばれる絶対者ブラフマンの四つの四分の一足をその如くに瞑想する者は、輝く世界を獲得する」　　　　　（3節）

〈解説〉|||||||||||||||||||||||||||||||||||||||||||||||||

　400頭の乳牛が1000頭になるには少なくとも2～3年は要するであろう。

その間新弟子サティヤカーマは唯々、森にあって牛飼いの生活を送るわけであるが、しかし、サティヤカーマには絶対の智慧を求める、燃えるような求道の思いがある。これがただの牛飼いと違うのである。それ故に、サティヤカーマは雄牛と会話するのである。実際に会話したのかどうかは分からない。しかしサティヤカーマは牛たちを世話しながら牛たちをはじめ、眼前の諸事象に対する深い洞察から、自分で多くを悟っていくのである。同じ仕事に従事していても只の富を得る為だけの行為と、師匠に言いつけられた仕事を求道の修行として行為する間に、そこに大きな違いがあることをこの話は教示している。サティヤカーマは絶対の智慧と呼ばれる絶対者ブラフマンは、東西南北という方角にその姿を表していると悟るのである。

(8) チャーンドーギヤ・ウパニシャッド 第4篇6章1～4節

（雄牛が言った）「火元素がお前に絶対者ブラフマンの他の四分の一を語るであろう」それから翌日、サティヤカーマは牛たちを追い立てた。夕方に彼らが到着していたその場所で、火を灯し、牛たちを囲いの中に追い込み、薪を火の上に乗せ、東を向いて火の西側に座った。　　　（1節）

火元素は彼に言った。「サティヤカーマよ」「何でしょうか？」と彼は言った。　　　　　　　　　　　　　　　　　　　　　　　　　　（2節）

「愛しい者よ。私はお前に絶対者ブラフマンの四分の一を語ろう」「お願いします」彼に向かって火は言った。「大地は四分の一である。大気は四分の一である。天は四分の一である。大洋は四分の一である。まことに愛しき者よ。これが無限なるものと呼ばれる絶対者ブラフマンの四つの四分の一である」　　　　　　　　　　　　　　　　（3節）

「この真理を知る者で、無限なるものと呼ばれる絶対者ブラフマンの四つの四分の一足を瞑想する者は、この世において無限なる者になる。する

と、この真理を知る者で、無限なるものと呼ばれる絶対者ブラフマンの四つの四分の一足をその如くに瞑想する者は、無限なる世界を獲得する」

（4節）

〈解説〉||||||||||||||||||||||||||||||

　本節でもサティヤカーマは大地、大気、天、大洋が絶対者ブラフマンの現れであると自分で悟っている。導師ゴータマは新弟子を森の中に牛と共に行かせることで弟子が自分で悟れることを見て取っているのである。それは探究の心を持っていることが最初にアセスメント／見立てられているからである。そうして森の中での孤独な生活を送った後で、弟子が導師の下に戻ってきた暁にはその悟りの内容を導師は確認すればよいのである。これも伝統的ヨーガのダルシャナとして実際に師弟の間で行われて来ているのである。かく言う私もそうした師匠とのダルシャナの時間を沢山に体験してきている。読者の皆さんにこうしたヨーガ療法ダルシャナの解説が書けるのも師匠をはじめ、歴代のチベット、ヒマラヤ行者たちのお陰なのである。

(9) チャーンドーギヤ・ウパニシャッド　第4篇7章1～4節

（雄牛が言った）「白鳥がお前に絶対者ブラフマンの他の四分の一を語るであろう」それから翌日、サティヤカーマは牛たちを追い立てた。夕方に彼らが到着していたその場所で、火を灯し、牛たちを囲いの中に追い込み、薪を火の上に乗せ、東を向いて火の西側に座った。　　　　（1節）

白鳥が降りてきて彼に言った。「サティヤカーマよ」「何でしょうか？」と彼は言った。　　　　（2節）

「愛しい者よ。私はお前に絶対者ブラフマンの四分の一を語ろう」「お願いします」彼に向かって白鳥は言った。「火は四分の一である。太陽は四分の一である。月は四分の一である。雷光は四分の一である。ま

> ことに愛しき者よ。これが光を有するものと呼ばれる絶対者ブラフマンの四つの四分の一である」
>
> （3節）

> 「この真理を知る者で、光を有するものと呼ばれる絶対者ブラフマンの四つの四分の一足を瞑想する者は、この世において光を有する者になる。すると、この真理を知る者で、光を有するものと呼ばれる絶対者ブラフマンの四つの四分の一足をその如くに瞑想する者は、光を有する世界を獲得する」
>
> （4節）

〈解説〉 |||||||||||||||||||||||||||||||||||||||||||||||||||||||||||||||||||||||||||||||||||||||||||||

　次は白鳥が伝える火、太陽、月、それに雷光である。これらもまた絶対者ブラフマンの現れとしてサティヤカーマは自分で悟るのである。こうした一連の悟りはインド五千年の二大智慧と呼ばれている"ブラフマ・ヴィギヤーナ（神我の科学）とアートマ・ヴィギヤーナ（真我の科学）"の内、特に"神我の科学"の智慧なのである。大宇宙に遍満する絶対者ブラフマンを悟るのに、このサティヤカーマはまず大自然に粗雑な形で現れている絶対者ブラフマンをこうして眼前の事象の中で悟っているのである。これも大自然の中で多くの牛たちの中に一人いることからできることなのである。これは沢山の弟子たちと一緒に修道院で生活していては出来ない悟りなのである。

(10) チャーンドーギヤ・ウパニシャッド　第4篇8章1〜4節

> （雄牛が言った）「一羽の水鳥がお前に絶対者ブラフマンの他の四分の一を語るであろう」それから翌日、サティヤカーマは牛たちを追い立てた。夕方に彼らが到着していたその場所で、火を灯し、牛たちを囲いの中に追い込み、薪を火の上に乗せ、東を向いて火の西側に座った。
>
> （1節）

> 一羽の水鳥が舞い降りて彼に言った。「サティヤカーマよ」「何でしょうか？」と彼は言った。 (2節)

> 「愛しい者よ。私はお前に絶対者ブラフマンの四分の一を語ろう」「お願いします」彼に向かって水鳥は言った。「息は四分の一である。視覚は四分の一である。聴覚は四分の一である。意思は四分の一である。まことに愛しき者よ。これが支えを有するものと呼ばれる絶対者ブラフマンの四つの四分の一である」 (3節)

> 「この真理を知る者で、支えを有するものと呼ばれる絶対者ブラフマンの四つの四分の一足を瞑想する者は、この世において支えを有する者になる。すると、この真理を知る者で、支えを有するものと呼ばれる絶対者ブラフマンの四つの四分の一足をその如くに瞑想する者は、支えを有する世界を獲得する」 (4節)

〈解説〉

　サティヤカーマの悟りは息、視覚、聴覚、意思というように自己存在の中にあって絶対者ブラフマンを悟るところまでに達している。本節はヨーガ療法ダルシャナの指導原理を解説する項であるが、私たちがここでこの長いチャーンドーギヤ・ウパニシャッドの記述を引用している意図は、生徒はそれを求める意欲さえあれば自分で悟れるということである。ヨーガ療法ダルシャナ指導原理とは、生徒／クライアントの悟り／気づきを私たちヨーガ療法士が補助して気づきの条件さえ整えてあげれば、あとは生徒／クライアントは自由に悟れるということなのである。医師が薬物や手術技法でクライアントを治してあげるというのではなくて、生徒／クライアントが自分で自分に必要な執着／誤認知への気づきが得られるようにヨーガ療法士はその条件を整えてあげればよいのであり、悟りの手柄は生徒／クライアントにあるのである。ヨーガ療法士が悟らせたのではない。ヨーガ療法の主体は生徒／クライアントにあるのである。

（11）チャーンドーギヤ・ウパニシャッド　第4篇9章1～3節

それから彼は導師の家に着いた。導師は言った。「サティヤカーマよ」
彼は言った。「はい、何でしょうか？」　　　　　　　　　　　　　　（1節）

「まことに愛しき者よ。お前は絶対者ブラフマンを悟った者の如くに輝い
ている。誰がお前に教えたのか？」彼は答えた。「人間以外のものです。
しかし、尊敬すべきお方よ。あなたが私にお教え下さい」　　　　　（2節）

「それというのも、尊敬されるべきお方よ。導師から伝えられた智慧こそ
が弟子を解脱させる最高のものであると聞いているからです」サティヤ
カーマに向かって導師ゴータマも同じ事を言った。その教えの中では何
も不明なものは一つもなかった。本当に、一つもなかった。　　　（3節）

〈解説〉||||||||||||||||||||||||||||||||||||||||||||||||||||||||||||||||||||||||||||||||||||||||||||||||||||||||||||

　森の中で永年に渡って乳牛を増やすことに専念していたサティヤカーマは遂
に1000頭にまで増やした牛たちを連れて導師ゴータマの下に戻ってきた。そ
のサティヤカーマの姿を見て、導師ゴータマはすぐに気づくのである。導師は
言う。"お前は絶対者ブラフマンを悟った者の如くに輝いている。誰がお前に
教えたのか？"しかし、弟子のサティヤカーマはそんな導師に言うのである。"尊
敬されるべきお方よ。導師から伝えられた智慧こそが弟子を解脱させる最高
のものであると聞いているからです"つまり、弟子が悟ったと思っていることを導
師に再確認してもらい、それが真の智慧になるというのである。であるからサ
ティヤカーマの場合も導師ゴータマが"サティヤカーマに向かって言ったことと
同じ事を言った。その教えの中では何も不明なものは一つもなかった"となる
のである。ヨーガ療法ダルシャナの場合も、生徒／クライアントが気づけた執
着／誤認知の内容をヨーガ療法士が確認し、間違いのないことを生徒／クライ
アントに伝えて更にヨーガ療法実習への励ましをするのである。こうしたヨーガ
療法士からのファシリテート（支援・助力）に支えられて生徒／クライアントは更

に人格向上の高みへと歩みを進めて行けるのである。

　以上、智者ライクヴァが持つ絶対的な智慧は金銀財宝などでは買うことはできず、ただ熱意ある努力／タパスだけによってそれを身につけられるのである。ヨーガ療法の場合も、生徒／クライアントが自身の問題理解に関して、その根本の執着／誤認知までの理解を求めない場合にはそれ以上のファシリテートをヨーガ療法士はする必要はない。実習目標の一致が得られないからである。現代医学においても手術までを望まないクライアントには外科医はそれ以上の治療はできないからである。ヨーガ療法指導の場合も、生徒／クライアントの健康促進に対する希望を励ましはするが、しかし、本書が表すヨーガ療法ダルシャナのどのレベルまでの健康促進を指導するかは、生徒／クライアントが決めることなのである。ヨーガ療法士は常に生徒／クライアントとの間で実習目標の合意を取って指導に臨まねばならないのである。

2.　ヨーガ療法ダルシャナ（YTD）の対人支援基本原則（7 Basic Principles/7BP）

　前項でも述べたように、このヨーガ療法実習の主体は生徒／クライアントである。従ってヨーガ療法ダルシャナにおいてもヨーガ療法士はあくまでもファシリテーター（援助者）に過ぎない。それというのも、生徒／クライアント自身が造った心身疾患を根本から癒やせるのは本人自身だけが出来るからである。生徒／クライアント自身が持つ執着／誤認知の心は本人が治さない限り、誰かが代わってできるものではないからである。この対人援助の専門家としてヨーガ療法士がヨーガ療法ダルシャナを行うに当たり、備えておくべき資質は以下の7種である。尚、以下の7種の対人支援の原則は、米国の社会福祉学者バイステック（Biestek.F.P.）氏が定義したケースワークの基本姿勢「バイステックの7原則」をヨーガ療法士の対人支援原則として応用したものである。①個別化の原則　②感情表現自由の原則　③自己決定の原則　④YT中立

の原則　⑤受容の原則　⑥非審判態度の原則　⑦秘密保持の原則　以下に、各項について詳述する。

(1) 個別化の原則

　個々の生徒／クライアントは世界で唯一の独自の存在であると認識する。生徒／クライアント本人の主訴やその周辺の問題は、人それぞれ個々の問題であり決して同様な問題は存在しない。従って生徒／クライアントのYG性格検査結果など心理検査等でラベリングやカテゴライズ（同様の問題をまとめて分類してしまい、同様の解決手法を取ろうとする事）は厳禁である。生徒／クライアントからすれば、自分を他の誰でもない独自の存在として取り扱ってほしいという欲求がある。さらにこの原則には一人の人間を個人として尊重するという最も重要な考え方があらわれており、生徒／クライアントをかけがえのない独自の個人として徹底的に尊重することがこの原則の示す意味である。それ故、ヨーガ療法士は偏見や先入観にとらわれず、ヨーガ療法士の思い込み、「こうに違いない」という思い込みでヨーガ療法ダルシャナ（YTD）を進めていないかに気配りすること。常に、その生徒／クライアントの問題の背後には何があるか、その問題発現の環境因子や、問題発現の過程は何なのかを探っていくことが重要である（誤認知・執着の見立て）。従って、アーサナ／プラーナーヤーマ／ヴェーダ瞑想も個別のプログラムを提供しなくてはならない。

(2) 感情表現自由の原則

　生徒／クライアントの感情表現の自由を認めてダルシャナを進めなければならない。人間は社会生活を送る中で、ある思いに執着して自分でストレスを造り出し、その陰性感情（後悔、不安、怒り、罪悪感、悲しみ、不満、羞恥など）を抑圧してしまう傾向がある。その結果、心身相関の生活習慣病に罹患し、ヨーガ教室を訪れる。ヨーガ教室来室者の80％は心身相関の慢性疾患を持っているという調査結果がある。このような心理的執着を解放させるために、まず

ヨーガ療法アセスメント（YTA）が的確に行われなければならない。従って、その陰性感情を生徒／クライアントが、安心して勇気をもって適切に、また自由に表すことができるようにヨーガ療法士はヨーガ療法ダルシャナを進めることが重要である。こうした自由な感情表現を促すことで、生徒／クライアントの五蔵のアセスメントが行い易くなる。特には、生徒／クライアントが実際に経験した体験エピソードを語ってもらい、そこで表出された感情は、その生徒／クライアントの理智の不全の現れ（誤認知・執着）の一端とも理解できるので、ヨーガ療法士は生徒／クライアントに自然な感情表出を促すよう務める。また、抑圧されやすい否定的な感情や独善的な感情などを表出させることは、生徒／クライアント自身の心の枷を自分自身で取り除くことに繋がり、生徒／クライアント自身が自らを取り巻く外的環境・内的心理状況を客観視できる機会ともなる。こうした自己客観視の姿勢を根付かせることで、生徒／クライアント自身が自分の持つ執着／囚われに気づき、自分で自分を変容させていくこともできる。アイソメトリック負荷がけブリージング・エクササイズだけの指導で90％超の陰性感情が解消されている調査研究結果を見ても、"瞑想的エクササイズ"たるヨーガ療法エクササイズの有効性は明らかである。

(3) 自己決定の原則

　あくまでも自らの行動を決定するのは生徒／クライアント自身である。問題理解の主体は生徒／クライアント自身であり、この事によって生徒／クライアント自身が成長し、今後起こりうる同様の問題に対しても一人で解決できる智慧を身につけるようにさせる。この自己決定の原則を踏まえてヨーガ療法ダルシャナでは、ヨーガ療法士による生徒／クライアントへの指示・命令が否定される。特にこの点に関してはインテーク面接時など生徒／クライアントとの関係が未確立の段階では厳粛に守られるべきである。ヨーガ療法士は今目の前にいる人物が持っている生きる力や強さの発揮が今はどのくらいあるのか、本人の自己改革の意志・動機はどうか（嫌々教室に来ていないか）、生徒／クライアントが発し

た言葉は本心なのか、問題自体が生徒／クライアントにそのように語らせていないか、援助が行き過ぎていないか、以上をアセスメントすることによって主訴の解決に向かわせる力を発揮させる可能性が出てくる。

(4) YT中立の原則

　ヨーガ療法士自身が生徒／クライアントの感情に呑み込まれないようにする。生徒／クライアントが抱える問題を正確にかつ問題なく解決に導くため「ヨーガ療法士自身が生徒／クライアントの心の執着を理解し、その上でヨーガ療法士自身の感情を制御して接していく事」が大切である。そのためヨーガ療法士の考える「当たり前」は生徒／クライアントには「当たり前」ではないことを肝に銘じておく。ヨーガ療法士は常にクライアントの感情を敏感に受け止め、その感情が生じる意味を正確に理解し適切に、また効果的に生徒／クライアントの持つ執着をアセスメントすることが求められる。そのためにヨーガ療法士らは自らの個人的感情や情緒をヨーガ療法指導の中にそのまま持ち込む事は厳禁であり、冷静に的確に自己の思いをコントロールして生徒／クライアントに対応する必要がある。ヨーガ療法士は常に、自分の感情を自覚できているか、ヨーガ療法士が今抱いている感情は誰の感情なのか、生徒／クライアントとの共感という感情移入（empathy）ができているか、生徒／クライアントの誤認知解消という目的を意識しながらヨーガ療法ダルシャナできているか、ヴェーダ瞑想指導等の時期は適切か、急ぎすぎていないか、ヨーガ療法ダルシャナしながら安易な情緒的関与をしていないか、ヨーガ療法士の平常心は保てているか、以上をヨーガ療法士は常に客観視していることが大切である。

(5) 受容の原則

　生徒／クライアントの全存在をあるがままに受容していく。生徒／クライアントはさまざまな主訴を抱え、心傷つき、自信を失い、悩み、訴えているが、その振る舞いなどに対してヨーガ療法士側から批判的なしうちを受けると、ヨーガ療法

を実習する気力を失うこともある。自分が話すことが笑われはしないか？　批判されはしないか？　理解されるだろうか？　とヨーガ療法士との関係での不安は尽きないだろう。ヨーガ療法士が生徒／クライアントの全人格を受容することは、そうした生徒／クライアント側の懸念や問題意識を正当なものとして捉え、その思いを受け入れて、聞き、理解しようとする"治療的自我"豊かな態度であり、生徒／クライアントを安心させる基本的な態度である。生徒／クライアントを安心させ、保護し、肉体的、精神的、社会的、宗教的に傷ついた状態から守ってあげることである。生徒／クライアントは受容されたと感じることで、更に自分の気持ちや意見を開示し、その結果、必然的に問題理解へとすすむ動機が強化されるのである。

　ヨーガ療法ダルシャナに必要な自己開示を進展させるには,この受容の環境が前提である。生徒／クライアントの考えは、その生活体験やその生活環境、人生経験や問題を抱えていることで生じる思考から来るものであり、たとえその主張が不合理であっても、それは病気等の問題が言わせていると考え、生徒／クライアント自身の今の"個性"であるため「決して頭から否定せず、どうしてそういう考え方になるかを理解する」という理智の誤認知をアセスメントする考え方が大切である。この原則によってヨーガ療法士による生徒／クライアントへの直接的命令やその行動や感情を否定する事は禁じられる。こうして生徒／クライアントの存在全体を受容することにより、正確なヨーガ療法アセスメント（YTA）ができるようになり、何がその主訴を生じさせているのかを理解する近道となる。また自分が受容された体験によって生徒／クライアントはヨーガ療法士との信頼感を深め、確固とした「ヨーガ療法士」／「生徒／クライアント」相互の関係基盤を築くことが可能となる。このように「受容」は最も重要なヨーガ療法指導の原則のひとつである。換言すると執着による誤認知解消の為には結局、如何に生徒／クライアントの自己開示を促進させ得るかにかかっていると言える。

(6) 非審判的態度の原則

　生徒／クライアントの行動や思考に対してヨーガ療法士は善悪を審判しない。心理検査の結果をみて、生徒／クライアントを審判してはならない。あくまでもヨーガ療法士は生徒／クライアントが執着／誤認知の気づきを得るための補佐役であり、現実には生徒／クライアント自身が自ら気づき、自ら問題を解決せねばならないため、生徒／クライアント自身が問題克服を行うのが理想とされる。また人間は自分を否定してかかってくる他人は信用しない。そのためにも受容の観点から、この非審判的態度が要求されるのである。従って、ヨーガ療法士は日頃から自己覚知の為に"物事を違う角度からも見るようにしているか。多面的に捉えているか。色めがねをかけていないか。木をみて森をみずとなっていないか。常識という枠にとらわれていないか"等々、自身も何事かに執着・囚われ・こだわりを持っていないかを自省する態度が大切である。

(7) 秘密保持の原則

　生徒／クライアントの個人的情報・プライバシーは絶対に他人にもらしてはならない。（一社）日本ヨーガ療法学会の倫理規定にもある「個人情報保護」の原則を守ることである。どこかに漏れた生徒／クライアントの個人情報が生徒／クライアントに害を成す可能性がある事を肝に命じておく。この原則はヨーガ療法士と生徒／クライアントの間での信頼関係の樹立という点で、なくてはならないものである。秘密の保持を保証されることで生徒／クライアントは安心してヨーガ療法士に自らの問題等について開示することができるのである。

　以上、ヨーガ療法ダルシャナ指導における基本原理を解説して、次の章からはレベル１から４までのヨーガ療法ダルシャナ指導のそれぞれの要点を記す。

第4章

ダルシャナ・レベル1

4Stepからなる問題理解6P原理と 対人支援基本原則（7BP）

インテーク面接（II） インフォームド・コンセント合意（IC）取得

まず最初に伝統的ヨーガにおける ヨーガ療法ダルシャナ指導のあり方から学ぶことにする

1. ウパニシャッド聖典にみる ダルシャナ技法

　以下に古ウパニシャッド聖典でも最も大部なブリハド・アーラニァカ・ウパニシャッドに記されている導師と弟子たちのダルシャナ（現代心理学用語ではカウンセリング）の有り様から学んで行きたい。古来、ヨーガの智慧の伝授は師弟間のダルシャナで行われて来ていたことと共に、ダルシャナの主体はあくまでも弟子の側、即ちヨーガ療法で言えば生徒／クライアント側にあることが理解できると思う。

（1）ブリハド・アーラニァカ・ウパニシャッド 第5篇2章1〜3節

神々（デーヴァ）、人間（マヌシャ）たち、鬼神（アシュラ）たちというプラジャーパティの3種の子孫たちは、ヴェーダ聖典を学ぶ学生として父プラジャーパティの元に住んでいた。学生生活を終えた時に神々は父に

向かって「私たちはこれからどうしたら良いかお教えください」と言った。
すると父プラジャーパティは神々に向かって「ダ」という音節を伝えて、逆
に「お前たちは理解したか？」と尋ねた。神々は「よく分かりました。あ
なたは私たちにダームヤタ（ダマナ：自制せよ）と仰られたのです」と答
えた。プラジャーパティは「その通りである。お前たちはよく理解した」
と言った。　　　　　　　　　　　　　　　　　　　　　　　　　（1節）

それから人間たちが父プラジャーパティに向かって「私たちはこれからどう
したら良いかお教えください」と言った。すると父プラジャーパティは人
間たちに向かって「ダ」という音節を伝えて、逆に「お前たちは理解した
か？」と尋ねた。人間たちは「よく分かりました。あなたは私たちにダッタ
（ダーナ：与えよ）と仰られたのです」と答えた。プラジャーパティは「そ
の通りである。お前たちはよく理解した」と言った。　　　　　　（2節）

それから鬼神たちが父プラジャーパティに向かって「私たちはこれからどう
したら良いかお教えください」と言った。すると父プラジャーパティは鬼
神たちに向かって「ダ」という音節を伝えて、逆に「お前たちは理解した
か？」と尋ねた。鬼神たちは「よく分かりました。あなたは私たちにダヤ
ドゥヴァン（ダーヤ：慈しめ）と仰られたのです」と答えた。プラジャー
パティは「その通りである。お前たちはよく理解した」と言った。この天の
声、雷鳴は「ダ！ダ！ダ！」という音を繰り返し響かせているが、これは自
制せよ、与えよ、慈しめという意味の教えなのである。即ち私たちは、これ
ら三組の教えである自制し、与え、慈しむという教えを行じなければならな
いのである。　　　　　　　　　　　　　　　　　　　　　　　　（3節）

〈解説〉||||||||||||||||||||||||||||||||||||||||||||||||||||||

　このように、現代心理学的に言えばカウンセラーとしての父プラジャーパティ
は、3人の息子たちの“これから何をしたらよいか”という問いかけに対して、平
等に“ダをせよ”という答えを与えている。ただ“ダ”といった音節では答えに

なっていないわけであるが、しかし、鬼・人間・神といういわば低級・中級・上級の意識を持った３人の息子たちは三種三様の答えを出している。それに対してカウンセラーの父プラジャーパティはいずれの答えに対しても“その通り”と答えているのである。ヨーガ療法ダルシャナにおける問題理解の主体はあくまでも生徒／クライアントにあるというのは、こうして古来智慧の伝授で行われて来た手法が踏襲されているのである。弟子や生徒／クライアントが答えを考えて出す前に、導師やヨーガ療法士が正解を与えてはいないのである。またそうしてはいけないのである。なぜであるか？　それはここではクライアントである鬼・人間・神が精一杯考えて自分で答えを出しているのであり、その答えの内容によって三者の理智の理解程度がアセスメントできるわけであり、それによって次の指導が考えられるからである。こうして師弟間で智慧の授受が数千年の間行われて来たインド五千年のサイコセラピーのダルシャナ技法をヨーガ療法ダルシャナは踏襲しているのである。

　それでは以下に４スッテップからなるヨーガ療法ダルシャナの概要を解説したい。

2. 4ステップからなる ヨーガ療法ダルシャナ・レベル１

Step 1 4P（1,問題・2,過程・3,場所・4,登場人物）の 情報を共有する〈ヨーガ療法アセスメント（YTA）の基礎知識〉

（1）アンケート用紙

　本項ではヨーガ教室に来室するであろうストレス関連疾患の人たちの病歴などの情報収集を、まずはアンケート用紙を使って実施するが、以下はそのアンケート用紙の一例である。

【ヨーガ療法申込書&アンケート】

記入日：20　　　年　　　月　　　日

お名前：　　　　　　　　　　（　　　年　　月　　日生　　　才）男・女

ご職業：

ご住所：〒　　　　　-

お電話番号：　　　　-　　　　-　　　　　携帯番号：　　　　-　　　　-

緊急連絡先：　　　　-　　　　-　　　　（続柄：　　　　　　）

【アンケート】
以下は、差し支えない範囲でお答えいただけますか。いずれの項目においても、答えたくないことを無理に書く必要はありません。このアンケートは、あなたがより健康に暮らしていけるようお手伝いするために、ヨーガ療法　で提供していく内容を検討するための資料として、活用させていただきます。
尚、ここに記入された個人情報は、（一社）日本ヨーガ療法学会の倫理規定に従い十分保護されています。

☆身長：　　　　　cm　　体重：　　　　　kg

☆当教室／施設はどのようにお知りになりましたか？　○をつけていただけますか。

　広告・インターネット・家族・友人・紹介：（　　　　　　様）・その他：（　　　　　　　）

☆どのようなことで、ヨーガ療法をお受けになるのでしょう？
　（現在、お困りになっていること、症状など。また、ヨーガ療法に期待すること）

☆それは、いつから始まりましたか？

☆その改善のために、これまでにどのようなことをされてきましたか？
　その効果はどうでしたか？

☆もし、そのことで医療機関や専門機関への受診や通所があれば、わかる範囲でお知らせいただけますか。診断名、お薬の内容、認知行動療法・カウンセリング・催眠等心理療法、入院など。

☆また、上記医療機関や専門機関での治療や心理療法の中で、何が効果があり、何が効果がありませんでしたか？

☆現在、飲酒の習慣は？　（ある・ない）　どちらかに〇
　　→「ある」と答えた方
　　　平均的な一日の飲酒量　（種類：　　　　　、量：　　　　　　）
　　　飲酒のコントロールが難しいと感じることが　（よくある・時々ある・ない）。

☆現在、喫煙の習慣は？　（ある・ない）　　ある場合、一日　　　　本ぐらい

☆ヨーガ療法を受けることで、どのようになっていきたいですか？

☆ご家族について教えていただけますか　（ごきょうだいの出生順で。同居中の親族も）

続柄	同居 or 別居	病名その他特記事項（あれば）
父親　（　　才）	同居・別居	
母親　（　　才）	同居・別居	
（　　才）	同居・別居	
（　　才）	同居・別居	
（　　才）	同居・別居	
（　　才）	同居・別居	
（　　才）	同居・別居	
（　　才）	同居・別居	
（　　才）	同居・別居	
（　　才）	同居・別居	

☆その他、ヨーガ療法や当施設へのご希望や疑問点、思うことなどがあれば何でもお書きいただけるとうれしいです。

ありがとうございました。

当教室／施設でのヨーガ療法実習は、病気の治療を目的としていません。病気をもちながらでもご自身の健康を増進し、生活全体を向上させていくことを目指す伝統的な健康増進法です。現在、医療機関で治療を受けている方は、主治医の了解のもとにヨーガ療法指導を受けてください。実習期間に何か気になることが生じた時は、いつでも遠慮 なく担当者までお申し出ください。
最後に下記事項をご確認の上、ご署名をよろしくお願い申し上げます。

〇〇ヨーガ教室

　ところで、このアンケート記入では、いずれの項目においても、答えたくないことを無理に書く必要はないことを伝えておく必要がある。また、個人情報は保護されることも、伝えておく必要もある。このアンケートは、医療機関に初診で受診した時に記載する、問診票と同じ役割のものであり、このアンケート用紙を使うとヨーガ療法ダルシャナ（YTD）も実施しやすくなる。

　それでは以下に、ヨーガ療法士が報告している生徒／クライアントの症例報告ひな形をご覧いただきたい。この指導報告は特定の人物のものではなく、いくつかの近似した症例を集めて一つにまとめて創作した症例報告であり、ヨーガ療法士養成教育の場で使われるものである。

(2) うつ症状に対するヨーガ療法指導報告（創作事例）

① はじめに

　うつ病は現代社会において誰でも罹り得る可能性のある病である。本症例の実習者は性格が温厚で仕事に打ち込み、周りからも期待されつつ頑張ってきた女性である。しかし、60歳を前に体調を崩し日常生活にも支障をきたし、ヨーガ療法実習で症状が改善された報告である。

② 症例

【実習者】　59歳　女性 157cm 56kg　主婦

【主　訴】　不安感、悲壮感、不眠、憂鬱感

【家族歴】　父：胃がん53歳で死去、母：うつ病80歳で死去

【診断名】　X－4年（55歳）Aメンタルクリニック心療内科医B医師より不安神経症と診断、X－1年（58歳）C病院D医師よりうつ病と診断

【既往歴】　X－7年（52歳）E内科F医師より十二指腸潰瘍と診断2週間入院、X－2年（57歳）G病院1ヶ月入院

【生育・生活歴】　5人兄妹（姉1・兄3）の末っ子として育つ。本実習者33歳、夫36歳のとき、夫の肺がんが見つかる。片肺を切除する大手術

であった。夫の大病に伴い家族の将来を案じ母親の勧めもあり働き始めた。夫の入院中に実家の兄が現場作業中の事故で亡くなる。夫が退院した数日後に、長男が車にはねられる事故が重なった。母親は兄の死後うつ病を発症し80歳で亡くなる。

【現病歴】 保険会社で働いていた。成績は常にトップで30人ほどの部下を抱えて仕事、家庭と配慮の毎日であった。X−4年（55歳）Aメンタルクリニックにてカウンセリング・投薬を受ける。この頃から精神的な不安定さや意欲の低下を感じていた。休日は体調不良でも家事をこなし後は、ひたすら眠るだけだった。家族にはしばしば退職を勧められていた。そんなある日、帰宅後夕食の準備ができなくなった。食材を見ても全く考えが浮かばず、夕方は特に言いようのない不安に襲われた。24年間勤めた会社は辞めざるを得なくなり、X−2年（57歳）に退職した。夫は既に退職（X−2年）。本実習者は夫婦で過ごす新しい日常になかなかサイクルが掴めず新たなストレスを抱えていた。X−1年（58歳）C病院D医師よりうつ病と診断、投薬を受ける。娘の勧めでX年10月（59歳）ヨーガ療法実習を開始した。

【ヨーガ療法歴／主訴・症状変化】 X年10月（59歳）より週1回90分コミュニティセンターにおいて実習開始。初回時には診断名が開示されていたが、その際に不幸と認知するライフイベントを語り続けていた。こうした認知を考慮して、ヨーガ・スートラ乱心ヨーガ療法アセスメント半構造化面接の手引き（SSIM-YSSMA）で肉体に意識を集中し難く、⑥渇望と ⑧新たな境地を見いだせぬことが共に5/5点と高得点であると見立てた。その原因は、ヨーガ・スートラ誤認知ヨーガ療法アセスメント半構造化面接の手引き（SSIM-YSAM）でA有限・無限の誤認知得点が5/5点と高得点であるからと見立てた。そこでヨーガ療法インストラクション（YTI）としてブリージング・エクササイズを合意を取って指導した。それでも肉体に集中できずに散漫であった。また、言語によるダル

シャナも加えて、これまでの人生体験を更に聞き取った。それにより、肉親の死去など歓喜鞘次元での不全もスピリチュアリティー・ヨーガ療法アセスメント半構造化面接の手引き（SSIM-AS）でC得失心の制御力得点が1/5点と低いと見立てられた。バガヴァッド・ギーター行為力ヨーガ療法アセスメント半構造化面接の手引き（SSIM-BGAK）によればD有限・無限の識別力得点が2/5点と低い欠陥があり、これらが主訴発現の要因であるとYTAできた。それ以降もアイソメトリック負荷をかけた各種スークシュマ・ヴィヤヤーマ実習をYTIとして繰り返し指導するなかで、X年末頃には症状変化（CCC）として身体を感じるようになれたようである。X＋1年1月から2月にかけて、家を火事で失った親族を自宅で世話をしていたことがあった。さらにCCCとして、置かれている環境の変化や価値観の変化が現れ、SSIM-ASでC得失心の制御力得点が1→2/5点に高まり、SSIM-YSAMのA有限・無限の誤認知得点が1→2/5点に改善し、SSIM-BGAKのD有限・無限の識別力得点が2→4/5点に改善されたとYTAでき、X＋1年5月頃には悲壮感、憂うつ感がなくなり、明るい表情になった。睡眠障害、早朝覚醒などの症状に波はあるものの処方されていた眠剤はX＋1年9月でなくなったのを受けて、SSIM-YSSMA得点で、⑥渇望と ⑧新たな境地を見いだせぬことが共に5→2/5点と低下したとYTAした。以下の心理検査は、1回目X年9月、2回目X＋1年5月に計測した。その数値は、1）YG性格検査得点は抑うつ性16→0/20点、気分の変化11→0/20点、劣等感10→1/20点、神経質7→0/20点と、情緒の安定度を示す要因群のポイントが大きく減少した。また、活動性6→13/20点、思考的外交11→20/20点、社会的外交15→18/20点と各項目得点が増加した。性格類型は同じD型ではあるが各項目の得点に大幅な変化が見られた。2）sVYASA健康自己判定の変化肉体の健康度18→19/21点、感情の健康度12→21/21点、対社会健康度12→14/21点、自己存

在の健康度14→21/21点、合計56→75/84点に増加した。3）X＋3年9月に実施したSTAI（状態‐特性不安尺度）では、特性不安33点（II領域）状態不安32点（III領域）であり、うつ状態は脱し、SSIM-ASでC得失心の制御力得点が更に、2→4/5点と高まったとYTAした。

【本人の語りに基づく現状報告】　前の自分より柔軟になりました。薬は2種類だけになりました。眠剤の処方がなくなり4〜5日不安でしたが、娘婿に「お母さん、眠れなくても死にはしないから」の言葉に2〜3日したら慣れて大丈夫になりました。掃除機がけも毎日でなく適当にするようになりました。夕食づくりは、夫に協力してもらっています。夫は前より理解を示してくれるようになりました。もともと女が収入を得ることは嫌っていた夫でしたが、今では「お母さんの稼ぎがあったからやれてきた」と認めるようになりました。X＋1年5月、かかりつけのC病院のD先生から歩き方、表情が見違えるように変わったと言われました。今では病院の待合室に居ると自分もこうだったかと違和感があって、ここに居ることが嫌になる感覚があります。ピアノを習い始めました。

③ 考察

　本実習者は、過緊張状態が長期にわたり、心身共に疲弊したと思われる。実習を重ね、自分を客観視できるようになった。また、お互いに定年という新たなステージで、さまざまな摩擦を乗り越え相手をおもんぱかる日々の変化も見られるようになったようだ。日々、短時間のヴェーダ瞑想を実習するように提案し実行しているとのことである。ヨーガ療法の実習を始めたことで、今までにもったことのない時間のなかで呼吸、肉体、意識にふれ、本来の自分に少しでも近づけられたものと思える。今後も回復に役立つヨーガ療法指導で幸福感を感じてもらえるよう本実習者と向き合って行きたい。

〈解説〉
以上、お読みいただいても分かるように、ヨーガ・クラスに参加して来た生徒

／クライアントにその主訴を尋ね、【実習者】【主訴】【家族歴】【診断名】【既往歴】【生育・生活歴】【現病歴】に関する情報を得ている。また、これらの情報に【ヨーガ療法歴／主訴・症状変化】の項で紹介しているいくつかの西洋心理学検査とヨーガ療法士の主観をいれた半構造化面接得点も記録している。ヨーガ療法とはこうした一連の"見立てと指導"の繰り返しの中で行われる生徒／クライアントの健康促進の助力なのである。こうした一連の作業は当然であるが、その基礎からの訓練・学習が必要である。（一社）日本ヨーガ療法学会では3年間、約1000時間の学習プログラムを持って、1900年代後半よりヨーガ療法士を養成してきている。　興味のある人はお問い合わせ頂きたい。

　それでは以下に、そのヨーガ療法士養成講座から本書のヨーガ療法ダルシャナに関係する項目を挙げて解説したい。

（3）言語的介入のコツ

　ヨーガ療法士は上記のような症状を持ってヨーガ教室に来室する人たちへまずは先に示したアンケート用紙に記入していただき、その後にインテーク面接として言語的介入が必要とされる。　以下にそのインテーク面接の要領を概説したい。　上記のアンケート用紙も参考にしながらお読み頂きたい。

3.　言語的介入／インテーク面接の要領

（1）ヨーガ療法士に要求される態度

　共感的理解（傾聴の態度）、ラポール（相互に良い人間関係を築く）、客観視する自我（言語的やりとりの中で問題を客観視する心を持ってもらう）、反射鏡となる（ヨーガ療法士は生徒／クライアントにとっての人格的手本にもなることがある）、明確化（問題を客観視することで何が真の問題かを明確化させる）、非言語的側面観察（生徒／クライアントの表情や仕草なども問題克服に関係する貴重な情報となりうる）、転移（生徒／クライアントが親などに対して持って

いる憎しみや愛情の感情をヨーガ療法士に向けてしまうことを「転移」と言うが、この点に関してもヨーガ療法士はよく理解しておく）、治療的自我（ヨーガ療法士はdoingとbeingにおいて生徒／クライアントに対する薬のような存在になることが大切である）

(2) 生徒／クライアントが必要とする事

ストレス発散、リラックス（心の解放）、気づきの拡大、多面的で柔軟な思考（代替案選択）、行動の変容（生きる意味の変容）等である。

(3) 言語的介入のポイント

①分かり易い言葉を使うこと　②生徒／クライアントの"理智"に教育を施す際には繰り返し説明すること　③丁寧な話し方　④相手の理解能力に合わせる　⑤明確な表現とあいまいな表現の選択　⑥ユーモアと冗談も必要　⑦上手に話を切り上げるコツも大切

(4) 言語的ダルシャナ（理智教育）の意義

初回インテーク面接以降、ヨーガ療法士は以下の理智教育にも配慮しつつ言語によるダルシャナに臨む必要がある。レベル2から3へと進むに連れて、より深く生徒／クライアントの心理に触れる機会も増えるので、特に以下の各項目に配慮して慎重にダルシャナを進める必要が出てくる。

①生徒／クライアントの感情の整理がついてくること　②気づきが深まること　③苦悩解決の方向性を見い出すこと　④苦悩のPositive側面・PTG（Posttraumatic Growth 心的外傷後成長）につなげること

（5）生徒／クライアントが感じる言語的ダルシャナ　（理智教育）の効果

あなたの具合が良くなった原因は何ですか──の問いに対する生徒／クライアント側からの反応もよく知っておかねばならない。以下にその問いへの解答の幾つかを記しておく。

① ヨーガ療法士から向けられる押しつけがましくない暖かさと関心を持ってもらった事

② 生徒／クライアントが自分自身の問題を理解するのを、ヨーガ療法士が助けてくれたという感じ

③ 自分を理解してくれたヨーガ療法士を信用して話をすることができた事

④ 今まで避けてきたことを客観視するように、励まされた事等々である

（6）なぜ人は治るのか

ヨーガ療法ダルシャナ（YTD）でなぜ生徒／クライアントの健康が回復して行くのかもヨーガ療法士はよく理解しておく必要がある。その理由の幾つかを下に記しておく。

① ヨーガ療法士と生徒／クライアント相互の人間関係の質の良さ

② 情緒・感情的緊張からの解放が生じるから

③ 認知的洞察Cognitive Insightの獲得（偏った考え方や誤った解釈を評価し、修正する能力）が生じるから

④ オペラント条件づけ（報酬や嫌悪刺激／罰に適応して、自発的にある行動を行うように、学習すること）が生じるから

⑤ ヨーガ療法士の持つ全人格との同一化が生じるから

⑥ 理智教育においてヴェーダ瞑想実習における暗示と教示が効を奏するから

⑦ 繰り返し行われるヨーガ療法ダルシャナにおいて、代替行動としての新たな行動・思考パターンのリハーサルと反復が日常の深い瞑想（ニディディヤーサナ）の中で生じるから

以上の健康回復理由にヨーガ療法士はよく留意してヨーガ療法ダルシャナを進めなくてはならない。本書の読者もヨーガ療法士育成の本格的教育を受けることをお勧めしたい。種々の疾患を抱えた人たちが世界中のヨーガ・クラスに押し寄せて来ている現状を考えた時に、単なるアーサナやプラーナーヤーマが教えられるからという能力だけでヨーガ指導は務まらないことをしっかりと受け止めて頂きたい。また、ヨーガに健康回復の活路を見出したい人も、学会認定ヨーガ療法士のヨーガ・クラスを探してのヨーガ・クラス参加として頂きたい。ヨーガ・クラスの問い合わせは（一社）日本ヨーガ療法学会事務局で受け付けている。

　それでは以下に、実際の初回インテーク面接に焦点を当てて、その要領を簡単に列記したい。こうしたヨーガ療法ダルシャナ技法に長けることが、生徒／クライアントの確実な健康回復を実現させるのである。以下の情報収集に失敗すると却って生徒／クライアントの心を傷つけることになることをヨーガ関係者はしっかりと理解しておかねばならない。その為には独りよがりでの情報収集ではなく専門教育を受ける必要があるのである。それも単なる臨床心理のカウンセリング等を学ぶのではなく、インド五千年のサイコセラピーの学びを深めることが大切なのである。これが出来て初めてヨーガ療法士が誕生するのである。古来多くのヨーガ行者たちが積み重ねてきたヨーガ療法ダルシャナの智慧の数々を正確に学習することをお勧めしたい。それでは以下に情報収集の要点を概略列記したい。

4. 初回インテーク面接時のヨーガ療法ダルシャナ

(1) ヨーガ・クラス参加の動機を聞かせてもらう

　後述するが、私たちが厚労省関連の研究助成団体（AMED：国立研究開発法人日本医療研究開発機構）の3年間に渡る助成をうけて全国で実施した研究調査によれば、実に80%を優に越える程のヨーガ・クラス初回参加者が健康促進を願っての参加であった。従ってヨーガ療法士は主として、新参の参加者がどのようなニーズを持っての参加なのかを聞かせてもらうことが大切である。その上で実習目標の一致をみてからヨーガ療法指導を開始するのである。これはどのような客商売でも同じことである。「何をお探しですか？」医師の場合は、「今日はどうされましたか？」ヨーガ療法士も「ヨーガ・クラスに何を期待して参加されましたか？」「何を手に入れたいですか？」こうした常識的なところから、ヨーガ療法ダルシャナは開始されるのである。また、ヨーガそのものに対する理解の程度も聞かせてもらう必要がある。何かの思い違いでのヨーガ・クラス参加にならないようにし、例えば非常識にも"超能力を身につけたい"等のニーズならば、遠慮なくお引き取り願ってもかまわないのである。一般内科の医師が、「精神科外科の先生を紹介しますから、そちらの専門の先生に診てもらってください」ということもあるのは、却って患者には親切な接し方と言えるからである。ヨーガ療法士が、生徒／クライアントの状態は精神科領域に関する症状かもしれないと思った時には、躊躇せずヨーガ・クラスでは引き受けられないと伝えてもかまわないのである。

(2)【実習者】【主訴】【家族歴】【診断名】【既往歴】【現病歴】に関する情報を得る

　こうした情報はあらかじめ記入してもらったアンケート用紙を見ながら確かめればよい。初回の面接で生徒／クライアントは全ての情報を開示するとは思えないが、しかし、インフォームド・コンセント／合意（IC）をとってヨーガ療法指導を開始してからも、時に応じフォローアップ面接をしながら症状の変化や生育・生活歴なども聞かせてもらい、主訴につながる執着／誤認知の原因が何かを更にアセスメントする手がかりにすればよい。但し、ヨーガ療法士／生徒間に十分な信頼関係がないときにあまりに聞きすぎると、関係性を壊しかねないので注意する必要がある。この後の解説でも明らかにするが、ヨーガ療法の場合は肉体次元の指導合意という実習目標の一致が得やすいのである。そしてまた、この肉体次元におけるはっきりした健康回復効果も生徒／クライアントに理解してもらえる。こうしたことが、新たな信頼関係の基礎となり、更に深い心理次元の健康促進にまで進んでゆけるので、まずは肉体次元での不調をしっかりと聞き取り肉体次元の実習目標の一致を見てから、それに合ったヨーガ療法インストラクションから開始すれば良いのである。

(3)"開かれた質問"形式で情報収集を行う

　私たち（一社）日本ヨーガ療法学会では海外でのヨーガ療法指導ボランティアも積極的に実施してきている。キューバ共和国の首都ハバナにおける医療従事者やヨーガ関係者へのヨーガ療法教育やタイ王国各地に10箇所近くある王立タンヤラック依存症専門病院医療スタッフへのヨーガ療法指導教育などである。それら医療関係者は日々依存症の患者さんたちを相手にしてカウンセリングを実施しているので、私たちはこのカウンセリング技法の一つである"開かれた質問"技法を教える必要はない。むしろ、それら専門家たちの方がこの技法には長けているし、ああ！　Open Questionね！　と言ってよく心得ている。しかし、ヨーガ関係者に関して言えば、初回のインテーク面接を実施す

ることもなく、また、情報収集も警察官の尋問のようなことになってしまうことも
しばしばであるので、私たちのヨーガ療法ダルシャナ教育では、この"開かれた
質問"の練習から開始している。要は主訴発現の状況を、5W1H（いつ・どこ
で・だれが・なにを・なぜ・どのように）で聞かせてもらうのである。読者の皆
さんもヨーガ療法士養成講座の中でこの手法をしっかり学んで頂けると有り難
い。それではなぜ、そうした海外の臨床心理の専門家たちに呼ばれて私たち
がヨーガ療法を教えに行くかというと、私たちの場合は、肉体次元からのサイコ
セラピーである"瞑想的エクササイズ"から心理療法を行う事ができることと、
更にはインド五千年のサイコセラピーに伝わる人間構造論と機能論を基にして
のアセスメント法を教えることができるからである。五千年前から師匠が弟子
の心身状態をアセスメントして、その上で的確なヨーガ指導を実施し、最終的
には最高の人格にまで弟子を育て上げる技法がこのヨーガ療法の中にあるか
らなのである。こうしたヨーガ療法ダルシャナの特色をよく理解してもらう為に
本書は著されている。ヨーガ療法ダルシャナの基礎理論からしっかり学んで頂
き、いずれヨーガ療法士となって国内は勿論、こうした智慧を必要としている国
外の専門家はじめ多くの人たちに、私たちと共にこのインド五千年のサイコセラ
ピーの智慧をお伝え頂く国際場面で活躍するヨーガ療法士になって頂きたい。

(4) 主訴／現病歴を聴く

　この主訴を聞かせてもらうことが、初回インテーク面接の情報収集の中心課
題となる。ヨーガ・クラスに参加した動機や、主訴にまつわる種々の情報も適当
な内容までは聞きかせてもらう。初回なので、聞き過ぎて相互の関係性を壊す
ことには留意しなくてはならない。前述のヨーガ療法指導報告にもあるように、
主訴の発症とその履歴、これまで受診してきた治療法など、また主訴の発現が
常時なのか、どのような時と状況下で生じるのかも聞かせてもらい、ヨーガ療法
士のアセスメントに役立てる。但し、この時点で軽々に生徒／クライアントに対
する執着／誤認知のラベリングをしてはならない。ヨーガ療法指導が得意とす

る肉体次元からの切り込みを主眼として瞑想的エクササイズとしてのアイソメトリック・ブリージング・エクササイズ等の提供に対しての合意を取得することから、ヨーガ療法インストラクションを実習目標の一致を見てから開始できるようにする。特に主訴発現の特定状況はいつ、どのような時にと聞かせてもらう。例えば、肉体症状としての特に腰痛が発症する時とか、不眠が発症する前の状況とか等々である。但し、こうしたインテーク面接時にヨーガ療法士は生徒／クライアントが自分の力でどうすることもできない社会事象とか、他人の言動とかを主訴の要因として訴えている場合は、生徒／クライアントとのヨーガ療法実習合意を取るときに、生徒／クライアント自身が取り扱える要因（自分の認知のあり方等々）に関する合意取得と目標の一致を得なくてはならない。ヨーガ療法士は眼前の生徒／クライアントが訴える主訴／問題で、直接に努力して動かせる状況と動かせない状況とをヨーガ療法ダルシャナの中で分離できるようにして合意を取る努力をせねばならない。例えば配偶者の実家の経済問題などであるが、その問題に生徒／クライアントが関われるならばそれを主訴としてもかまわないが、まったくかかわる術も力もない場合、その主訴は配偶者の実家からの情報に対する認知のあり方を主訴としてヨーガ療法実習の目標とするということである。

　主訴の発症時期、その前後の生活状況など、既述したストレッサーの見立てをしながらヨーガ療法士は情報取得をする。またその主訴に対して生徒／クライアントがこれまでどのように対応してきたかも聞かせてもらう。こうした情報をヨーガ療法士が入手することでヨーガ療法ダルシャナ・レベル２のヴェーダ瞑想テーマ選定にその情報を役立てられるからである。また、言語だけの聞き取りではなく、生徒／クライアントの見せる全ての情報を取得して記録に残す必要がある。その後時々に行うフォローアップ面接の前に、こうした指導履歴に目を通すことも大切なのである。

　最後に、主訴がはっきり言語化してもらえない場合があることをヨーガ療法士は理解しておく必要がある。単なる配偶者の愚痴で終わってしまうインテーク

面接もある。そんなときには、はっきりと「お話しを聞くだけで良いですか？　それともヨーガから何かして欲しいことがありますか？」と聞くことも大切である。この際にはヨーガをどのように理解してこのヨーガ・クラスに参加したかを確認することも大切である。何を買いたいか分からない客は陳列棚の商品を見るだけで店を出てしまうものである。そうした生徒／クライアントもいることをヨーガ療法士は理解しておかねばならない。無理に生徒／クライアントのニーズをヨーガ療法士が造り出すことなどできないことを肝に銘じておかねばならない。まずは言語によるインテーク面接で新参の生徒／クライアントのニーズを明確化するよう努力することが大切である。これなくして次のヨーガ療法インストラクションは出せないからである。只の暇つぶしでヨーガ・クラスに参加したいというのであれば、それはそれで通ってもらえばよい。暇つぶしというニーズがあるからである。伝統的ヨーガの修行目的でヨーガ・クラスに参加する人はごく稀であることも理解しておかねばならない。そして「その主訴の症状が全てなくなったら、どうしたいですか？　何をしたいですか？」という開かれた質問も行って、生徒／クライアントのニーズの確認とヨーガ療法実習の励ましを行うことも大切である。

　以下にこうしたインテーク面接時の記録を残す"アセスメント・シート"をご覧頂きたい。医療・福祉の専門職など世間で専門家と呼ばれる人たちは全て面接の記録を残しているものである。それは過去の歴史を学んで現代の社会を理解するのと同じ作業がそこにあるからである。同じ生徒／クライアントでも年々歳々その症状・主訴は変わるものなのである。その記録を残しておいて史書を読むようにそれを活用するのも、ヨーガ療法士の仕事なのである。但し、その保管には特に留意し、例え家族にも秘匿できる形での保管が望まれる。記録保管後は時々に実施するフォローアップ面接時に前の記録をあらかじめチェックしておく必要もある。また例えば5年間生徒／クライアントとの接触がなければシュレッダーにかけて廃棄するなどヨーガ療法士は独自のルールを定めておけばよい。それでは以下の"アセスメント・シート"をご覧頂きたい。こ

の使用については（一社）日本ヨーガ療法学会のヨーガ療法士養成講座受講で学んで頂きたい。

(5) アセスメント・シートで記録する

　先述したように、対人のセラピーを行う職種でセラピーの記録を残さない職種はない。世界中で多くの心身疾患を抱えた人々がヨーガ・クラスに参加して来ている現状を考えれば、一般のヨーガ指導者もそれら生徒／クライアントのニーズに合わせたヨーガ指導をせねばならない。アセスメントし、ニーズに合わせての指導ができる学びが必要なのである。では以下に（一社）日本ヨーガ療法学会作成のアセスメント・シートを紹介する。

ヨーガ療法アセスメント Yoga Therapy Assessment (YTA)
ヨーガ療法インストラクション Yoga Therapy Instruction (YTI)
症状変化 Changes in the Client's Condition (CCC) 表

(フリガナ)

氏　名：　　　　　　　　　　　　（　　年　　月　　日生　　歳）男・女

【主訴】

【生活・生育歴】

【家族歴】

原家族：
現家族：

【現病歴】

【アセスメント① 理智による認知の特徴】

ヨーガ・スートラ 乱心ヨーガ療法アセスメント YSSMA得点	
ヨーガ・スートラ 誤認知アセスメント YSAM得点	
バガヴァッド・ギーター 行為力ヨーガ療法 アセスメントBGAK得点	
その他のSSIM得点	

【アセスメント② ヨーガ療法指導／YTI計画立案】

	現状(主観的・客観的)	指導計画
食物鞘		
生気鞘		
意思鞘		
理智鞘		
歓喜鞘		

【アセスメント③ ヨーガ療法指導／YTI計画と④ 指導後の症状変化(Changes in the Client's Condition ／ CCC)】

	指導／YTI内容	指導／YTI後のCCC(主観的・客観的)
食物鞘		
生気鞘		
意思鞘		
理智鞘		
歓喜鞘		

【アセスメント⑤ 西洋医療診断／心理テストの症状変化(Changes of Client's Condition ／ CCC)】

現状と前回のヨーガ療法指導からの変化(投薬量, 生化学検査, 心理検査等の症状変化／ CCC)

【アセスメント⑥社会的に現在直面している課題とCCC】

	現状(主観的・客観的)	指導計画	指導後のCCC
仕事とその対人関係の側面			
交友関係			
家族・恋人との関係			

【アセスメント⑦ スピリチュアルな(宗教性／自己存在の) 側面での課題とCCC】

現状(主観的・客観的)	指導計画	指導後のCCC

※本アセスメント表は(一社)日本ヨーガ療法学会が版権を持っています。無断での複製を禁止します。

　上記アセスメント・シートは、インド五千年のサイコセラピーが持つ人間の構造論と機能論を正確に理解した上での記入が望まれる。不十分な知識で軽々に生徒／クライアントをアセスメントしてはならない。

5. Step② 問題の絞り込み(各種心理検査／半構造化面接得点+言語ダルシャナ)

　ヨーガ療法ダルシャナ・レベル1のステップ2では主訴が幾つかに分れる場合にはまずは一つに絞り込む作業が必要になる。例えば、職場でパワハラのストレスを感じながらも肉体次元で腰痛を起こしているような場合、生徒／クライアントの最大の関心事は痛みを伴う腰の痛みということも多い。こうした場合、腰痛の原因は職場環境とヨーガ療法士がアセスメントしても、生徒／クライアントが腰痛改善目的でヨーガ・クラスに参加しているならば、腰痛を無視して、「根本原因は心に感じているパワハラ由来のストレスですから、パワハラに関する認知について瞑想しましょう」という訳にはいかない。あくまでもまずは生徒／クライアントが訴える腰痛に対処するヨーガ療法技法の提供が大切なのである。この問題の絞り込みにおいてもインフォームド・コンセント／合意（IC）が必要であるが、上記の腰痛の例に見るように、確かに職場環境由来のストレスが考えられる。しかし、同じ職場で働く人が全員、ストレス疾患を発症させているわけではない。上記に（各種心理検査／半構造化面接得点+言語ダルシャ

ナ）と注釈がついているように、ヨーガ療法士は初回インテーク面接時に生徒／クライアントからの合意を取って、必要と思われる臨床心理学の心理テストを生徒／クライアントに書いてもらってもよい。既述したヨーガ療法指導の症例報告の中でも、生徒／クライアントに記入してもらうYG性格検査やSTAI（状態・特性不安検査State-Trait Anxiety Inventory）、それにsVYASA健康自己判定を使ってその心身状態を見立てるようにしている。これ以外にもヨーガ療法士たちはSOC（首尾一貫感覚テストsense of coherence）で生徒／クライアントの「把握可能感」「処理可能感」「有意味感」をアセスメントし、また失体感症尺度なども使って、生徒／クライアントの心身状態をアセスメントしている。こうした判定尺度の使用法についてはヨーガ療法士養成講座において学んで頂きたい。粗雑に学んで、不用意に他人の心を見立てる所に事故が発生するからである。

　また、（一社）日本ヨーガ療法学会ではヨーガ療法士が独自に生徒／クライアントの心的状態を判定する半構造化面接の判定表も活用している。既述の症例報告の中でも、ヨーガ・スートラ誤認知ヨーガ療法アセスメント半構造化面接の手引き（SSIM-YSAM）、ヨーガ・スートラ乱心ヨーガ療法アセスメント半構造化面接の手引き（SSIM-YSSMA）、スピリチュアリティー・ヨーガ療法アセスメント半構造化面接の手引き（SSIM-AS）、バガヴァッド・ギーター行為力ヨーガ療法アセスメント半構造化面接の手引き（SSIM-BGAK）が使われている。これはそれぞれ、ヨーガ療法士が培ってきたインド五千年のサイコセラピーの基になる各種聖典記述を判定の基準として、生徒／クライアントの心の有り様をアセスメントする仕方である。これらの他にも（一社）日本ヨーガ療法学会では諸感覚器官・制御能力ヨーガ療法アセスメント半構造化面接の手引き（SSIM-AI）や、知性／感性機能・客観視力ヨーガ療法アセスメント半構造化面接（SSIM-AISO）、それにインド医学アーユルヴェーダの分野でもアーユルヴェーダ心理的ドーシャ／病素・判定表（APDA）なども活用している。これの使用法に関してはいずれも（一社）日本ヨーガ療法学会が主催するヨーガ療

法士養成講座で学んで頂きたい。

6. Step ③ 〈2P／専門家YTからの理智の見立てと技法提供〉無智誤認知の見立ては伝えない

　上記したようにヨーガ療法士は現代の臨床心理学の心理テストを駆使し、また、インド五千年のサイコセラピーの智慧を使って、かつて導師が弟子の心身をアセスメントしたように、生徒／クライアントの心身をアセスメントして、的確にヨーガ療法インストラクションしていくのである。以下に、その一部、聖典ヨーガ・スートラを基にしたアセスメントの智慧を紹介する。

7. 古典に見る理智の見立て：ヨーガ・スートラにみるダルシャナ・アセスメント技法

(1) ヨーガ・スートラ第1章2節

> ヨーガとは心素（チッタ）の働きを止滅することである。
>
> （ヨーガ・スートラ　第1章2節）

〈解説〉||||||||||||||||||||||||||||||||||||||||||||||||||||||||||||

　インド古来の人間五蔵説と人間馬車説によれば、この心素とは記憶の倉庫であることは既に解説した。そして、伝統的ヨーガとはこの記憶の働きまでも止めて滅することと著者パタンジャリ大師は言っている。しかし、記憶は完全に消去できるものであろうか？　同じくヨーガ・スートラ第2章4節では以下のように言う。

（2）ヨーガ・スートラ第2章4節

> 無智（アヴィドゥヤー）とは、その他の煩悩の本源（クシェートゥラ）であり、睡眠（プラスプタ）、衰弱（タヌ）、中断（ヴィチンノ）、高揚（ウダーラ）か、いずれかの状態にある。
> （ヨーガ・スートラ 第2章4節）

〈解説〉||||||||||||||||||||||||||||||||||||||||||||||||||||||||||||||||||||||

　即ち、睡眠状態にまでは導けるが、しかし、消去とは言っていないのである。この節では無智が主題となっているが、しかし、無智は過去の智慧の積み重ねであるからして、無智＝記憶と言っても差し支えない。ヨーガ・クラスに参加してくる生徒／クライアントの主訴／現病歴を聞かせてもらいながらヨーガ療法士は以下に続く過去の認知の有り様をアセスメントするのである。

（3）ヨーガ・スートラ第2章3節

> 無智（アヴィドゥヤー）、自我意識（アスミター）、愛着（ラーガ）、憎悪（ドゥヴェシャ）、生命欲（アビニヴェシャ）とが煩悩（クレシャー）である。
> （ヨーガ・スートラ 第2章3節）

〈解説〉||||||||||||||||||||||||||||||||||||||||||||||||||||||||||||||||||||||

　仏教では煩悩は108種あると言われているが、しかし、伝統的ヨーガの教典であるヨーガ・スートラではわずかに5種の煩悩が数えられている。しかも先に1章2節の項でも記したように“無智（アヴィドゥヤー）とは、その他の煩悩の本源（クシェートゥラ）であり……（ヨーガ・スートラ第2章4節）”と言われている。即ち、真の煩悩はただ一つ“無智（アヴィドゥヤー）”だと言うわけである。それではこの無智とは何か。次の節では以下のように言う。

(4) ヨーガ・スートラ第2章5節

> 無智とは有限、不浄、苦、非我のものを、無限、浄、楽、真我であると思うこ
> とである。　　　　　　　　　　　　　　　　（ヨーガ・スートラ 第2章5節）

　　即ち、有限を無限と誤認知し、不浄を浄と誤認知し、苦を楽と誤認知し、非我
を真我と誤認知することが無智なのだというわけである。伝統的ヨーガは古
来認知の修正を旨としたサイコセラピーだったのである。こうした数千年をイン
ドの地で生き抜いてきた智慧を現代社会の中で認知に苦しみ人生の行動に苦
しむ人たちに分かりやすく指導するのが、ヨーガ療法であり、その煩悩に苦しむ
人たちの誤認知をアセスメントする技法が本書のヨーガ療法ダルシャナなので
ある。このヨーガ・スートラ第2章5節はこれからのヨーガ療法ダルシャナ解説
に何回か採り上げられるが、インド五千年のサイコセラピーは古来の認知行動
療法なのであり、数千年の間その有効性をチェックされ続けながら伝承された
豊かなエビデンス／証拠を持ったサイコセラピーなのである。

(5) ヨーガ・スートラ第2章10節

> これらの微細な諸煩悩は、行者の意識がそれらの原因へ帰滅することに
> よって除去することができる。　　　　　　　（ヨーガ・スートラ 第2章10節）

〈解説〉

　　諸煩悩の除去は、煩悩の原因へ入って行く／帰滅することにあると言う。こ
れは何を意味するのか？　煩悩の原因は2章5節で見たように、4種ある誤認
知である。これらの誤認知の原因とは何か？　それはその人物が持つ執着
である。即ち、人間馬車説における馬車の御者である"理智"が例えば甘い
物が食べたい、お酒が飲みたい、きれいな服を着たい等々の執着が10頭の馬
たちを本来ならば通らない道へと導くことになる。斯くしてその人物の人生に
種々の問題が生じてくるのである。伝統的ヨーガの世界では導師が弟子が持

つ執着／誤認知を自分で気づかせるようにダルシャナして気づかせる指導をするが、ヨーガ療法の場合もヨーガ療法士が初回のインテーク面接で生徒／クライアントの執着／誤認知をアセスメントし、ヨーガ療法インストラクションの道筋を考えてから、生徒／クライアントのニーズに合わせた肉体次元での技法の効用を提供してインフォームド・コンセント／合意(IC)を取得するようにする。

(6) ヨーガ・スートラ第2章11節

それら諸煩悩の活動は、静慮（禅那／ディヤーナ）によって除かれねばならない。　　　　　　　　　　　　　　　　　　　（ヨーガ・スートラ 第2章11節）

〈解説〉|||||||||||||||||||||||||||||||||||||||||||||||||||||||||||||||||||||||||||||||||||

　（一社）日本ヨーガ療法学会では、学会認定ヨーガ療法士が個々の生徒／クライアントに個人実習メニューのプログラム指導ができるように教育している。ヨーガのクラスというと、そこにお年寄りや若者や高血圧や糖尿病や、時には妊婦さんまでいるのに全員に同じアーサナのプログラムを実習させている。内科の医師が同じ薬を全員の患者に処方したら苦情が出る。しかし、ヨーガ・クラスではこうした異常な指導が行われている。この後に紹介するが、我が国の医学に関する研究調査に研究費助成をしている国立研究開発法人・日本医療研究開発機構からの支援で北海道から沖縄までの一般ヨーガ・クラスに新たに参加してくる人たちの三ヶ月間に渡る健康促進効果を調べたのであるが、ヨーガ・クラスに参加してくる人たちの80%以上は健康に問題を持っての参加であった。その実情を考慮すれば、本項にあるように、瞑想プログラムは勿論、フィジカル・エクササイズであるアーサナやプラーナーヤーマも個々の生徒／クライアントに合わせたオーダーメイドの実習プログラムが必要なのである。インド五千年のサイコセラピーでは導師が弟子の一人一人の修行程度に合わせて禅那のヴェーダ瞑想テーマを処方する。私も私の師匠と過ごしたヒマラヤ山中で、師匠が他の弟子にヴェーダ瞑想テーマを選定して処方する場面に何回

も立ち会っている。伝統的ヨーガでは個々の弟子の程度に応じて瞑想技法は処方されているのである。ヨーガ療法士として、どのようなヴェーダ瞑想テーマを処方したらよいかの例を本書では後半に幾つか紹介する。但し、注意しておくが、それをすぐに自分のヨーガ・クラスの生徒に処方してはならない。患者の診断もせずに、内科医は新たに入手した薬をたまたまそこに来た患者に処方しはしないのと同じだからである。勿論、アーサナやプラーナーヤーマも同様であることを留意しなくてはならない。

(7) ヨーガ・スートラ第2章12節

> 諸々の煩悩（クレーシャ kleśa）に起因する行為の種心（カルマーシャヤ karma-aśaya）の数々は、今生と来生におけるすべての体験を生じさせる。
>
> （ヨーガ・スートラ　第2章12節）

〈解説〉||||||||||||||||||||||||||||||||||||||||||||||||||||||||||||||||||||||||||||

　聖典ヨーガ・スートラによれば、諸煩悩は無智から生じ、無智とは4種の誤認知を持つことであるとされていることは既に記した。誤認知という種心（カルマーシャヤ）が今日の諸体験と未来の人生を決めるということは誰でもが納得できるはずである。いつも他人を疑ってかかる人物がいるとして、その人物を周囲の誰が信じるだろうか。疑われていることが分かれば、人はその人物と接するのに心許すことはないはずである。周囲の人間の多くとこうした人間関係しか築けない人のこれからの全ての人生体験は"疑う"というキーワードで定められてしまう。その逆も可であり、他にもキーワードになりうる種心は列挙できる。こうした煩悩に起因する、即ち誤認知に起因する行為の種心をアセスメントしたヨーガ療法士は、その種心をクライアント自らが修正できるようなヨーガ療法プログラムを処方していくのである。ヨーガ療法は生徒／クライアント自身が主となって行う健康促進法であり、ヨーガ療法士はそれをファシリテート／援助する役なのである。こうしたファシリテーター役を務める仕方については、

（一社）日本ヨーガ療法学会が主催するヨーガ療法士養成講座で学んで頂きたい。

(8) ヨーガ・スートラ第2章17節

> 除去されるべき苦悩の原因は、観照者（ドラシュトゥリ）と被観照者（ドリシャ）との結合である。　　　　　　　　　（ヨーガ・スートラ 第2章17節）

〈解説〉||||||||||||||||||||||||||||||||||||||||||||||||||||||||||||||||||||||||||||||||||||||||||||||||||||||||||||||||||||||||||||

　上記の諸苦悩の原因は誤認知と記したが、本節はより具体的にそれを"観照者（ドラシュトゥリ）と被観照者（ドリシャ）との結合"と明記している。もっと具体的に言えば、人間五蔵説における各鞘を自分と誤認知することなのである。例えば食物鞘と呼ばれる肉体を真の自分と誤認知することが、沢山の人々に装飾品や衣服、果ては美容整形にまで走らせて多くのビジネスを生んでいる。また多くの抗加齢に関係するサプリメントやエクササイズまである。かく言うヨーガもその部類に入るものであるが、しかし、ヨーガ療法士はこうした誤認知をまずは受容してヨーガ療法を指導し始め、最終的には本書のヨーガ療法ダルシャナ技法を駆使して生徒／クライアントが誤認知から脱して心を煩悩から解放させる手助けをするのである。これが他職とは完全に異なるインド五千年のサイコセラピー技法を駆使するヨーガ療法士の専門性なのである。

　以上、インド五千年の智慧は随所に心理療法として、ヨーガ実習者の心の制御を説いている。私たちヨーガ療法士は、こうした古来伝承されてきているインド五千年のサイコセラピーを理解して、生徒／クライアントへのヨーガ療法ダルシャナ（YTD）を指導できるようになっているのである。

8.　人間五蔵説と人間馬車説を念頭において インテーク面接（Intake Interview）をする

　このヨーガ療法ダルシャナ・レベル1の第2ステップでは、医学において解剖学と生理学が私たち人間の構造論と機能論を詳述しているように、インド五千年の智慧においてこの人間存在の構造論と機能論を担うのが、タイティリーヤ・ウパニシャッドが記述している人間五蔵説と、カタ・ウパニシャッドが記述している人間馬車説であることは既に記した。これらの両説に関しては繰り返し復習していただきたい。医師が解剖学と生理学を念頭において“診断と治療”を行うように、ヨーガ療法士も“人間五蔵説と人間馬車説”を念頭において“見立てと指導”を行うのである。

9.　ヨーガ療法ダルシャナ・レベル1 Step2と3のまとめとStep1〜3

ヨーガ療法における心身療法から得られる健康促進効果

　以上のまとめをすると以下のようになる。

① 身体感覚を客観視して不快から快へ：痛み等不快感の客観視

② 肉体の動き／型から入る：アーサナやプラーナーヤーマ実習

③ 心身状態からの解放：楽しくなる

④ 肉体を意図的に動かせる自信：自制心の涵養

⑤ 心身の緊張と弛緩のバランスを自分で造る：自律神経自制可能…

　つまり“眼前の状況に依存する”ことを脱して“健康を自分で生成する”ことへとなる

　以下に、レベル1のStep1〜3まで進んだ後で、肉体次元のヨーガ療法技法提供である“瞑想的エクササイズ”（アイソメトリック・ブリージング・エクササイズ等）の健康促進効果（エビデンス）を紹介する。ヨーガ療法の優れた点

は、言語によるダルシャナの介入なくしても、生徒／クライアントの90%以上に健やかさ促進の効果をもたらせることなのである。以下に再度ステップ1から3への流れを記す。

Step ❶ :〈**4P** ／問題・過程・場所・登場人物の情報を共有する〉

① 生徒／クライアントの職業・家族構成等、アンケート用紙を元に聞くか確認する。

② ヨーガ教室参加の動機／主訴を聞き、その問題（**1P**roblem）は何か？ その主訴はどのような背景を持った過程（**2P**rocess）で生じてきたか？ その問題はどこで、どのような場所・状況（**3P**lace）下で生じ、そこでの登場人物（**4P**erson）は誰で、生徒／クライアントがどう困っているのかを具体的な場面でのエピソードについて語ってもらう。

③ 特に肉体の、どの部位がどのくらいの不調で、痛み等の頻度、これまでに受けた治療を聞かせてもらう。人間関係が問題の場合は、誰との関係、相手の性別や年齢、相手との関係性や距離感などを聞かせてもらう。

Step ❷ :〈問題の絞り込み〉

複数の問題／主訴がある場合、どの問題／主訴が一番困っているかを聞かせてもらい、一つに絞る。何に一番困っていますか？

Step ❸ :〈**2P** ／専門家 Yoga Therapist からの肉体次元の技法供与と理智の見立て〉

ここまで4Pの開示を受けてヨーガ療法士（**5P**rofessional）は、次の2P、インド五千年の智慧の見立と技法を提供（**6P**roposal）して同意（**IC**）につなげる。

① 最近その困り事がいつありましたか？ その時の状況を詳しく聴かせてもらえますか？

② その時の五蔵の相関状態を聞かせてもらい（食物鞘の状況は？ 生気鞘の状況は？ 意思鞘の状況は？ 理智鞘の状況は？ 但し、歓喜鞘

中の心素・記憶倉庫には触れない)、五蔵を見立てておく

③ その時の感情は？　その感情から生じた思い、その思いから生じた行為を聞かせてもらう(理智鞘での認知の見立て)

④ 問題の共有後に、改めて何が困っているか、何が嫌のか等を再度確認する。(この時点で煩悩の原因たる無智・誤認知を見立てておく。ヨーガ・スートラ第2章3節 無智、自我意識、愛着、憎悪、生命欲が煩悩)＊特には理智の4種の誤認知(ヨーガ・スートラ第2章5節 有無限／浄不浄／苦楽／非真我)の見立てをする

⑤ ここでは問題の解決策を提供してはならない

⑥ 5W1Hで聞かせてもらう

Step❸ **関連項目：**ダルシャナの〈2P ／専門家 Yoga Therapist からの肉体次元の技法提供とその効果〉

　それでは以下に私たち(一社)日本ヨーガ療法学会が厚労省の研究調査費によって全国調査を3年間に渡って実施した肉体次元でのヨーガ療法実習の有効性検証結果を示したい。

10. 研究費補助・厚生労働省・国立研究開発法人 日本医療研究開発機構・統合医療研究助成

(2015年H27, 2016年H28, 2017年H29)3年経年研究助成金による調査研究

●"心身医学専門家から見たヨーガ療法 ─ ヨーガ・セラピストに対する期待と要望"

岡 孝和　国際医療福祉大学医学部　心療内科学・国際医療福祉大学病院　心療内科
協力(一社)日本ヨーガ療法学会

使用ヨガの詳細：アイソメトリック・ヨガ／ブリージング・エクササイズ

☆対象者：407名のうち、有効回答数332名(81.6%)。

途中脱落者が全体で75名(18.4%)。ヨガ教室：60分～ 90分。

(1) 有効回答数の中の男女比

　三群（健常群、不健康群、疾患群）全体の有効回答数の男女比はおおよそ、男性1割（9.4%）、女性9割（90.6%）である。

(2) 年齢毎の数字

　10歳単位で記す。各年齢ごとの有効回答数は21～30歳が21人、31～40歳が45人、41～50歳が70人、51～60歳が63人、61～70歳が91人、71～80歳が31人、81～90歳が7人、90歳以上が1人。

　本調査が実施された2015～17年で一般ヨーガ・クラス参加の主たる年齢は40～70歳までであることがわかる。しかも、90%の参加者が女性であった。以下に、三群（健常群、不健康群、疾患群）の内訳を表にした。

	男性	女性	合計
健常人（人数）	11	61	72
年齢（平均年齢±上下幅）	51.3±20.5	55.1±12.8	54.6±14.1
不健康人（人数）	8	110	118
年齢（平均年齢±上下幅）	53.0±20.1	48.2±14.4	48.5±14.8
疾患群（人数）	15	130	145
年齢（平均年齢±上下幅）	63.5±12.6	58.2±14.0	58.7±13.9

☆　不健康人で多く見られた症状　●有効回答人数（115人）

	症状	人数	割合(%)
1	疲れやすい	40	34.8
2	肩こり	35	30.4
3	腰痛	32	27.8
4	冷え性	24	20.9
5	頭痛	15	13
6	不眠	14	12.2
7	目の疲れ・痛み	9	7.8
8	肩・首のこり	7	6.1
9	息苦しい	6	5.2
10	生理痛	6	5.2

☆疾患群で多く見られた病気　●有効回答人（140人）（複数回答あり）

	病気	人数	割合(%)
1	高血圧	49	35
2	腰痛症	28	20
3	自律神経失調	14	10
4	更年期障害	14	10
5	うつ病	14	10
6	がん	10	7.1
7	気管支喘息	9	6.4
8	糖尿病	6	4.3
9	胃十二指腸潰瘍	1	0.7

☆3ヶ月後のアンケート調査：ヨーガ療法（アイソメトリック・ブリージング・エクササイズ実習）は良かったか？（90%は良かった）

☆健康の維持、増進のためにヨーガ療法は良かったか？

●健常人有効回答人数（71）人

	健康人・回答	人数	割合(%)
1	大変良かった	47	66.2
2	やや良かった	19	26.8
3	どちらとも	4	5.6
4	やや悪かった	1	1.4
5	悪かった	0	0

●不健康人有効回答人数（118）人

	不健康人・回答	人数	割合(%)
1	大変良かった	75	63.6
2	やや良かった	42	35.6
3	どちらとも	1	0.8
4	やや悪かった	0	0
5	悪かった	0	0

●疾患群有効回答人数（144）人

	疾患群・回答	人数	割合(%)
1	大変良かった	91	63.2
2	やや良かった	47	32.6
3	どちらとも	6	4.2
4	やや悪かった	0	0
5	悪かった	0	0

☆自覚症状や病気の治療に対してヨーガ療法は良かったか？

●不健康人有効回答人数（97）人

	不健康人・回答	人数	割合(%)
1	大変良かった	56	57.7
2	やや良かった	32	33
3	どちらとも	9	9.3
4	やや悪かった	0	0
5	悪かった	0	0

●疾患群有効回答人数（136）人

	疾患群・回答	人数	割合(%)
1	大変良かった	80	58.8
2	やや良かった	41	30.1
3	どちらとも	15	11
4	やや悪かった	0	0
5	悪かった	0	0

　本調査では私たちの予想をはるかに上回る人たちが健康の問題を抱えて北は北海道から南は石垣島までのヨーガ・クラスに参加して来ていることが分かった。またヨーガ療法ダルシャナ・レベル１でまず処方される“瞑想的エクササイズ”たるアイソメトリック・ブリージング・エクササイズ等が90％を越えて参加者に健康促進効果を自覚させていることも判明した。我が国のストレス関連疾患の健康促進効果の水準が極めて高いことが証明された。しかし、この健康促進効果はいわば走行中の車が異常音を発したので、とりあえず路肩に車を

止められたというだけのことで、私たちヨーガ療法に関係している者はこれだけ
の健康回復効果では決して満足していない。むしろ、それら生徒／クライアン
トが眼前の事象をストレッサーと認知した、その認知の有り様を変えて、行動の
変様と誤認知消去の境地まで進むことができる人たちを導きたいと思っている
のである。その可能性を私たちが初めて得ることが出来たのが、2016年4月
14日に熊本市を中心に発生した地震（最大M6.5）、2日後の4月16日に最大
M7.3の巨大地震に伴い死者64名、重症者604名、軽症者1450名、全壊家
屋8549棟、半壊家屋27,728棟を出した熊本地震でのヨーガ療法実習効果
であった。

11.　熊本地震とPTG効果

　熊本地震発生の8ヶ月前から私たち（一社）日本ヨーガ療法学会では医療施
設と協力して熊本市民の健康度を上げる10回の"ホリスティック・アカデミー
講座"を1ヶ月に1回の割で開催していた。毎回同じ人が参加する連続講座
で8回目の講座を済ませ、あと2回の講座を残すだけの時に、この大地震が発
生したのである。ほぼ1ヶ月後に現地に入った私たちは受講生たちの被災時
の証言を聞き取った。

　ヨーガ療法も含めた**介入群**の人々の声を以下に示す。

- 呼吸法で落ち着くようにした
- 呼吸法を繰り返し、次に何をすべきか考えた
- 車中泊もあったがヨーガの呼吸法をやった
- 避難所で心の安定を保てるよう呼吸法等行えた
- 体力を保つ努力ができた
- 心も身体も人より落ち着いて行動できた
- 自助力・互助力を発揮できた

- ありのままをうけとめることができた

- 講座で学んだスピリチュアリティが役に立った

- 講座で学んでいたので、身体が動いて、心も穏やかに過ごすことができている

- 自助努力をし、そのうえで他の人を支援することとした

- くよくよ考えず前向きに考えるようになった

- 物事を悪く考えなくなった。命ある事の幸せを感じている。

- 講座終了直後の今回の体験はいろんなことを学ぶ機会にもなった。

- 今日が最後と思って毎日を大切に生きていきたい。

- 死を意識して生きるということ、自分の使命は何か、どう生きるかを考えている。

しかし**非介入群**である一般市民の声は以下のようなものであった。

- 怖かった

- 常に不安がある

- 不便（つらい）

- 個人では何もできない（無力感）

- 穏やかに静かに生きたいが、まず無理（絶望的・悲観的）

- 他者を助ける力はもうない（自信喪失）

- せめて周りに迷惑かけぬようにしたい（あきらめ）

- 後手の対応であった

- 防災力と体力をつけねばならぬ

- 自分と家族の自助力が必要

以上のように悲観的な声が主であったが、しかし、一部、以下のような声もあった。

- 物欲がなくなった

- つながりの大切さ・周囲に感謝

● 家族と楽しく生きたい

　以上をみてもわかるように、健康の問題、自制の教育を受けた人たちは未曾有の大災害に遭遇しても、自らを客観視して、何をすべきなのかを理解する自制力を発揮できているのである。これを専門用語では「レジリエンスが高まった」と言う。

　このレジリエンス（resilience）とは、外的な衝撃にも、ぽきっと折れることなく、立ち直ることのできる「しなやかな強さ」のことであるとされる。もともとは「反発性」「弾力性」を示す物理の用語であったが、近年心理の用語としても使われるようになっている。ヨーガ行者たちが数千年を過酷な生活環境の中で伝えて来た伝統的ヨーガの種々の行法が、このレジリエンスを高めることは全く当然と言える。またこうした熊本市民の反応は、PTGの反応とも言われている。このPTGとは、Post Traumatic Growth（心的外傷後成長／PTG）のことであり、これは米国ノースカロライナ大学シャーロット校心理学部教授のリチャード・テデスキ博士がカルフーン博士と共に「外傷後成長尺度」（Post Traumatic Growth Inventory）を開発している（Tedeschi & Calhoun, 1996）が、この熊本地震の被災者の皆さんの証言はこのPTGに該当するとみられている。即ち、人生を揺るがすようなトラウマティックな出来事、即ち、心的外傷をもたらすような非常につらく苦しい出来事をきっかけとして、人間としての心の成長を果たしたということである。これは自然災害だけでなく、事故、虐待、戦争、いじめ、裏切り、失業、貧困等々でも言えることである。私たちがヨーガ療法として教えている実習法は、先の厚労省の研究調査といい、この熊本地震でのPTG効果といい、私たちのヨーガ療法指導効果はこのヨーガ療法ダルシャナ・レベル1の段階で既に多大な癒やし効果、健康促進効果を発揮しているのである。それでは以下にこのレベル1最後のステップ4について解説することにする。

12. Step④ インフォームド・コンセント Informed Consent（合意）を取る

　以下にこのヨーガ療法ダルシャナ・レベル１・**4Steps**における、Intake
InterviewとInformed **C**onsentの流れと押さえたいポイントを示す。

　生徒／クライアントの問題（**1.P**roblem）は何か？　その主訴はどのような
背景を持った過程（**2.P**rocess）で生じてきたか？　その問題はどこで、どのよ
うな場所・状況（**3.P**lace）下で生じ、そこでの登場人物（**4.P**erson）は誰で、
生徒／クライアントがどう困っているのかを具体的な場面でのエピソードについ
て語ってもらう。その開示を受けてヨーガ療法士（**5.P**rofessional）は、どのよ
うな見立と技法を提供（**6.P**roposal）して同意（IC）につなげる。**（6Pのイン
テーク面接Intake Interview/II原則）** 具体的にヨーガ療法ダルシャナ練習
の場合は、ヨーガ療法ダルシャナ／問題理解の4Stepsに則ってヨーガ療法ダ
ルシャナを進める。

Step④ のまとめ：〈インフォームド・コンセントInformed Consent（合意）〉
　を取り、肉体次元の技法供与たる瞑想的エクササイズ指導から開始する

　① 改めて"ヨーガ療法実習に何を望むか？"を聞く

　② 生徒自身が解決できる課題を選んでもらう

　③ インド五千年の智慧での見立てを生徒／クライアントに説明し、問題点
　　　の説明を理解してもらい、実習技法供与とその効果を解説して指導の
　　　合意（IC）を取る

13. まとめとヨーガ療法ダルシャナ（YTD）問題理解の4原理

　それではこのヨーガ療法ダルシャナ・レベル1の最後に再度、問題理解の4原則を繰り返して記すことにする。

　ヨーガ療法ダルシャナ（YTD）とはインド五千年の智慧であるヨーガ・スートラやバガヴァッド・ギーター、ウパニシャッド聖典などの教えを活用して、生徒／クライアントが困っている諸問題の根本にある心の働かせ方を客観視させて、自分で修正させる技法である。それによって、生徒／クライアントが自分の肉体的次元・精神的次元・社会的次元・それに根本的自己存在の（スピリチュアル）次元での健康を、自分で造り出して行けるようにさせる技法である。特に、問題を抱えた一人の生徒／クライアントがヨーガ教室に来室したときに、まず初回のインテーク面接でその問題の情報を得てからヨーガ療法インストラクション（YTI）を出していく、その時からヨーガ療法ダルシャナ（YTD）は開始されるのである。こうしたヨーガ療法ダルシャナ（YTD）は、ヨーガ・セラピスト／ YTと生徒／クライアント相互の協力によって為される問題理解の方法なのである。この時ヨーガ療法士は生徒／クライアントに対して提供するヨーガ療法技法とその効用を、インド五千年の智慧を活用して説明する。この時に欠かせないのが生徒／クライアントから得るインフォームド・コンセント／合意（IC）である。更には生徒／クライアントに対して、提供されるヨーガ療法技法が問題を解決できることを確信させる、強い動機付けをすることも大切である。

　以下に再度、ヨーガ療法ダルシャナ（YTD）において重要な4原則を記す。これら4原理は相互に関連し合いながら生徒／クライアントの問題／主訴を解決に導くものである。

第1原理：問題理解の主体は生徒／クライアント本人
第2原理：社会的葛藤（人間関係・金銭）の問題を重視
第3原理：ヨーガ療法ダルシャナを構成する以下の6P要素を明確にする：生

144

徒／クライアントの問題／主訴は何か？ 主訴の発生過程は？ どの場
所・状況で発生し、登場人物は誰で、ヨーガ療法士が、見立と技法を提供
する。

● 問題 Problem・過程 Process・場所 Place・登場人物 Person・療法
士 Professional・技法の提供 Proposal

第4原理：問題理解に取り組む生徒／クライアントはその内心の力「ワーカビ
リティ」を発揮するタパス（努力）のチャンス「成長と能力発揮のチャンス」
が与えられたと理解する。生徒／クライアントは患者ではなく、成長の過程
にある修行者（サーダカ）と理解する。

上記4原理と共に、ヨーガ療法士は既述の（一社）日本ヨーガ療法学会版
「アセスメント・シート」（各論歓喜鞘参照）を利用して、医師がそうするように、
生徒／クライアントのアセスメントの記録を残さねばならない。こうしたヨーガ
療法ダルシャナ・レベル1のヨーガ療法指導の力をつける為に、（一社）日本ヨー
ガ療法学会ではヨーガ療法士養成講座を開き、以下のワークショップ形式の実
習法をヨーガ療法を学ぶ受講生に課している。参考までに紹介するが、実際に
はヨーガ療法士養成講座の中で講師について学んで頂きたい。

14. 4Stepsからなる問題理解6P原理と 対人支援基本原則（7BP）

ダルシャナ講座・レベル1

● "インテーク面接（II）／インフォームド・コンセント合意（IC）取得"

〈ワークショップ〉

以下にこの4Stepにおける、Intake InterviewとICのワークショップ実施例
の流れと押さえたいポイントを記す。生徒／クライアントの問題（1.Problem）
は何か？ その主訴はどのような背景を持った過程（2.Process）で生じてきた

か？　その問題はどこで、どのような場所・状況（3.Place）下で生じ、そこでの
登場人物（4.Person）は誰で、生徒／クライアントがどう困っているのかを具体
的な場面でのエピソードについて語ってもらう。　その開示を受けてヨーガ療法
士（5.Professional）は、どのような見立と技法を提供（6.Proposal）して同意
（IC）につなげる。（**6P**のインテーク面接Intake Interview／II原則）　具体
的にダルシャナ練習の場合は、ヨーガ療法ダルシャナ（YTD）問題理解の4原理
と、対人支援基本原則（7 Basic Principles）原則に則ってダルシャナを進
める。　以下は、ワークショップ実施の一例である。

Step❶：〈4P／問題・過程・場所・登場人物の情報を共有する〉（3分）

① 生徒／クライアントの職業・家族構成等、アンケート用紙を元に聞くか確
認する。

② ヨーガ教室参加の動機／主訴を聞き、その問題（**1P**roblem）は何か？
その主訴はどのような背景を持った過程（**2P**rocess）で生じてきたか？
その問題はどこで、どのような場所・状況（**3P**lace）下で生じ、そこでの
登場人物（**4P**erson）は誰で、生徒／クライアントがどう困っているのか
を具体的な場面でのエピソードについて語ってもらう。

③ 特に肉体の、どの部位がどのくらいの不調で、痛み等の頻度、これまでに
受けた治療を聞かせてもらう。　人間関係が問題の場合は、誰との関係、
相手の性別や年齢、相手との関係性や距離感などを聞かせてもらう。

Step❷：〈問題の絞り込み〉（1分）

複数の問題／主訴がある場合、どの問題／主訴が一番困っているかを聞
かせてもらい一つに絞る。　何に一番困っていますか？

Step❸：〈2P／専門家Yoga Therapistからの肉体次元の技法供与
と理智の見立て〉（5分）ここまで4Pの開示を受けてヨーガ療法
士（**5P**rofessional）は、インド五千年の智慧の見立と技法を提供

（**6**Proposal）して同意（IC）につなげる。

① 最近その困り事がいつありましたか？　その時の状況を詳しく聴かせて
　もらえますか？

② その時の五蔵の相関状態を聞かせてもらい（食物鞘の状況は？　生気
　鞘の状況は？　意思鞘の状況は？　理智鞘の状況は？　但し、歓喜鞘
　中の心素・記憶倉庫には触れない）、五蔵を見立てておく

③ その時の感情は？　その感情から生じた思い、その思いから生じた行為
　を聞かせてもらう（理智鞘での認知の見立て）

④ 問題の共有後に、改めて何が困っているか、何が嫌のか等を再度確認す
　る。（この時点で煩悩の原因たる無智・誤認知を見立てておくヨーガ・
　スートラ第２章３節　無智、自我意識、愛着、憎悪、生命欲が煩悩）＊特に
　は理智の４種の誤認知（ヨーガ・スートラ第２章５節　有無限／浄不浄
　／苦楽／非真我）の見立てをする

⑤ ここでは問題の解決策を提供してはならない

⑥ **5W1H**で聞かせてもらう

Step④ ：〈インフォームド・コンセントInformed Consent（合意）を取り、瞑
　想的エクササイズ指導から開始する〉（５分）

① 改めて"ヨーガ療法実習に何を望むか？"を聞く

② 生徒自身が解決できる課題を選んでもらう

③ インド五千年の智慧での見立てを生徒／クライアントに説明し、問題点
　の説明を理解してもらい、実習技法供与とその効果を解説して指導の
　合意（IC）を取る。但し、生徒／クライアントの心理作用にラベリングや
　カテゴライズをしない為にも、生徒／クライアントが持つ誤認知や執着に
　対する見立てをここでは伝えてはならない。

　まずヨーガ療法士役が誤認知の見立てを言語化して解説する。次いで生徒／クライアント役がヨーガ療法士の誤認知見立てとインテーク面接の仕方に対する感想を言い、最後に時計係が全体の感想を言う。**（各役2分間ずつ）**

　所要時間：3＋1＋5＋5＋感想6＝17分　3人が役を交代する　三組総所要時間：最長60分

第5章

ダルシャナ・レベル2

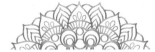

5Stepsからなる行動の変容を促す
ヴェーダ瞑想指導

"インド五千年の智慧である各聖典に従った
行動の変容の仕方を学ぶ"

1. はじめに

　古来、伝統的ヨーガでは所謂瞑想法はアーサナやプラーナーヤーマという
フィジカル系の修行法と並んで重要な技法であった。既述したヨーガ・スート
ラにおいても著者パタンジャリ大師は歓喜鞘にあって記憶倉庫として機能して
いる心素（チッタ）を浄化する方法として、以下の記述を残している。また、ブリ
ハド・アーラニィカ・ウパニシャッド4-5-1ヤージナヴァルキャ師対話編において
も、瞑想法が記されていることは既述した。以下に再度その記述を記す。

(1) ヨーガ・スートラ　第2章10〜11節・39節

> 「これらの微細な諸煩悩は、行者の意識がそれらの原因へ帰滅すること
> によって除去することができる。それら諸煩悩の活動は、静慮（禅那／
> 瞑想／ディヤーナ）によって除かれねばならない」
>
> （ヨーガ・スートラ 第2章10〜11節）

> 「あるいは自分に適した静慮（ディヤーナ／禅那）によっても、心素は動か
> なくなる」
> （ヨーガ・スートラ 第2章39節）

　この節は後述もするが、既に伝統的ヨーガの中に諸煩悩を瞑想で癒やすというセラピー概念が入っていることがわかる教えになっている。諸煩悩の原因とは本書の各所で既述してきている執着／誤認知であり、その除去は適切な静慮、即ち瞑想法によって実現されることを聖師パタンジャリ大師は明記しているのである。この節は、ヨーガ療法にとっては誠に励まされる教えなのである。では、この適切なる静慮法とは何か？　それに関しては本書後半部分で必要に応じて明らかにさせていきたい。

(2) ブリハド・アーラニャカ・ウパニシャッド
第2篇第4章4〜5節

> ヤージナヴァルキァ師は言った。「そなたは私にとって前から愛しかった。そしてまた、そなたは私の思いに沿った愛しいことを語るではないか。ここに来て座りなさい。教えてあげよう。私の教えを聞いて、その意味について瞑想を施しなさい」
>
> (4節)

> ヤージナヴァルキァ師は語った。「考えてごらん。夫が愛されるが故に、夫が愛しい存在なのではない。アートマンが愛しいが故に、夫が愛しいのである。妻が愛される故に、妻が愛しい存在なのではない。アートマンが愛しい故に、妻が愛しいのである。息子たちが愛されるが故に、息子たちが愛しい存在なのではない。アートマンが愛しいが故に、息子たちが愛しいのである。財産が愛されるが故に、財産が愛しい存在なのではない。アートマンが愛しいが故に、財産が愛しいのである。バラモンが愛されるが故に、バラモンが愛しい存在なのではない。アートマンが愛しいが故に、バラモンが愛しいのである。クシャトリヤが愛されるが故に、クシャトリヤが愛しい存在なのではない。アートマンが愛しいが故に、クシャトリヤが愛しいのである。諸世界が愛されるが故に、諸世界が愛し

151

い存在なのではない。アートマンが愛しいが故に、諸世界が愛しいのである。神々が愛されるが故に、神々が愛しい存在なのではない。アートマンが愛しいが故に、神々が愛しいのである。生類が愛されるが故に、生類が愛しい存在なのではない。アートマンが愛しいが故に、生類が愛しいのである。万有が愛されるが故に、万有が愛しい存在なのではない。アートマンが愛しいが故に、万有が愛しいのである。マイットレーイーよ、アートマンこそ悟られねばならない。聞かれねばならないし、考えられねばならないし、瞑想されねばならない。聞くことにより（シュラヴァナ）、考えることにより（マナナ）、深く瞑想することにより（ニディディヤーサナ）、この万有は悟られるのである、マイットレーイーよ」　　　　　　（5節）

〈解説〉||||||||||||||||||||||||||||||||||||||||||||||||||||||||||||||||||

　このブリハド・アーラニャカ・ウパニシャッド第2篇第4章5節では伝統的ヨーガの静慮／瞑想法が示されている。即ち、①シュラヴァナ法、②マナナ法、それに③ニディディヤーサナ法である。このそれぞれの技法に関しては後述するが、①は聖典の記述や聖師の講話を良く聴聞すること。②はそれらの記述や講話内容を行者は座を組んで熟慮すること。そして③はこれらの熟慮を更に深く、日常生活のなかででも思慮して自らの気づき／悟りの正誤を検証することである。こうして①～③の静慮を繰り返し何年にもわたって行じることをヨーガ行者たちはこれまでの数千年間行ってきたのであり、ヨーガ療法士もその生徒／クライアントと共に、この瞑想行法を行じて行くのである。その具体的実習法は後述する。

(3) 基礎的な瞑想諸技法

　ヨーガ・クラスに参加してくる生徒／クライアントが上記の伝統的ヨーガに由来する瞑想法をすぐに実習することはできない。何故ならば、所謂"瞑想法・ディヤーナ・禅那法"ではそれに先立つ6種の修行法が聖師パタンジャリ大師

によってもヨーガ・スートラ第2章29節に、以下のように列記されているからである。

> ヨーガの八部門とは、禁戒、勧戒、座法、調気法、制感、凝念、静慮、三昧である。
> （ヨーガ・スートラ 第2章29節）

〈解説〉||||||||||||||||||||||||||||||||||||||||||||||||||||||||||||||||||||||||||||||||||||||||||||||||||||||||||||||||||||||||||

ここで7番目に記されてあるのが静慮（ディヤーナ／ dhyāna ／瞑想法）であるが、最後の三行法は特別にサムヤマと呼ばれている。

> "以上、3種の行法が一体となって、綜制（サムヤマ）と呼ばれる"
> （ヨーガ・スートラ 第3章4節）

伝統的ヨーガ行法の中にはこのサムヤマの基礎を実習して精神集中や瞑想の力を身につける実際の実習法も古来伝承されている。その幾つかを下に記す。

サムヤマに先立つ制感（プラティヤハーラ）行法であるが、これはそれに先立つ調気法（プラーナーヤーマ）によって実習される。この調気法実習における制感と次の凝念（ダーラナー）の実習法は、左右の鼻や口を通して随意に息を調整しながら呼気と吸気を自制するわけであるから、これだけでも他の知覚である聴覚・視覚等の制御が同時に実習されていることになる。要するに呼吸作用だけに集中する訓練が調気法であり、この調気法を実習することが同時に、制感行法と凝念行法になっているということである。八支則の伝統的ヨーガは極めてシステマティックな修行体系と言えるのである。

次なる綜制（サムヤマ）の訓練は、凝念（ダーラナー）である。つまりは、精神の集中訓練である。それは例えば"トラタカ"と呼ばれる行法で、これは眼前の壁に描いた黒点を凝視しつづけるとか、ろうそくの炎を凝視し続けるとか、粗雑次元の対象物に集中する訓練から開始される。歩くヴィパサナー瞑想などもこの粗雑次元の精神集中訓練に入れられる。更にもっと精妙な対象であ

る眉間の奥で機能していると言われる"アジュナ・チャクラ"に集中して、その活動の有様を霊視するという伝統的ヨーガ行法もある。その中間にある実習法として、閉眼して眼前に自分の好きな情景・景色を思い浮かべてそれに集中し続けるという技法もある。あるいは、座して閉眼し、聖音オームなど、真言（マントラ）を唱え続けるか、ある神様の像を想起してその姿に集中し続けるなど、種々の技法が古来伝承されている。こうした訓練は伝統的ヨーガの智慧を継承している然るべき導師の下で実習するのがよい。

(4) 思考を元にした瞑想諸技法であるヴェーダ瞑想

　上記の基礎的な瞑想諸行法の次は静慮といういわゆる"瞑想"と呼ばれる実習法であるが、これは静かに思慮するという意味の静慮とか禅定と記されたりする。要は、既述したヴェーダ瞑想における2段階目のマナナ（熟慮）の段階と同じなのである。導師から与えられた瞑想テーマをしっかりと思慮（サンカルパ／ヴィパルカ）の対象として熟考するのがこれである。この場合の精神集中の対象は意志とか思慮といった"思考"である。人間がこの地上の他の生物と大きく違う点はこの高度な思考作用である。この思考作用を働かせないようにする"無"の思想では人間を再度本能だけの次元に押し戻してしまう。伝統的ヨーガにはそのような思考はない。内的心理器官（アンタッカラナ）の一つである"理智／Buddhi"という知性の働きを最高に研ぎ澄ます作業がこの静慮ディヤーナなのである。そしてヨーガ療法においては、このディヤーナの素材としての種々のヴェーダ瞑想テーマを生徒／クライアントに提供するのがヨーガ療法ダルシャナ・レベル2になる。この場合のヴェーダ瞑想テーマ選定はヨーガ・スートラ第1章39節に記されてあるように、

　「あるいは自分に適した静慮（ディヤーナ／禅那）によっても、心素は動かなくなる」なのである。この最適な静慮は伝統的ヨーガでは導師とのダルシャナで決まることであり、このヨーガ療法ダルシャナにおいてもヨーガ療法士とのヨーガ療法ダルシャナにおいて生徒／クライアントとの言語によるダルシャナでの目

標の一致によるインフォームド・コンセント／合意（IC）が必要となる。こうした
ディヤーナの段階が常時、その実習者の心に働きかけ、その思考自体が心理
作用全体を動かしている意識状態、八支則最後の“三昧サマーディ”の意識
状態である。

　こうした三昧の意識原理は俗世においても大きな力を発揮しているのであ
り、伝統的ヨーガだけが特別な事を教示しているのではない。以下にその数例
を列挙する。

(5) 「厭離穢土欣求浄土」

　徳川家康は三河の岡崎から出た武将であったが、若い時には戦国大名・今
川義元の家臣軍の一人であった。しかし、1560年、桶狭間の戦いで織田信長
が今川義元を討ち取る事件がおきた。主君を失った家康はこの時、自分の身
に絶望し自らの出身の家柄・三河松平家の菩提寺大樹寺におもむき、自害しよ
うとしたという。しかし、その時に、大樹寺の住職13世登誉上人が、この窮地
に立った徳川家康に「厭離穢土欣求浄土」の教えを諭したと言われている。こ
の教えは「苦悩の多い穢れたこの世を厭い離れたいと願い、心から欣んで平和
な極楽浄土を冀う」ことであり、そうした世の中実現の為に働けと諭したわけ
である。家康は以後戦国の世を穢土とし、平和な世を浄土として「厭離穢土欣
求浄土」を軍勢の旗印として、遂には日本全国を統一したわけであるが、死の
直前にあった人間を奮い立たせたのは、仏教というインド思想を元にして説か
れたこの教えであり、それ以降300年も続く平安な日本社会を徳川家康が造り
あげた原動力となっている。この「厭離穢土欣求浄土」の教えとは、平安中期
の高僧源信（恵心僧都）が著した「往生要集」の中の言葉であり、この言葉は
世情の不安を救う教えだったわけであるが、こうしたたった漢字8文字の教え
が社会全体を変える力にもなるのは、そこにヨーガが説く“静慮”の力が発揮さ
れたからである。

(6) "Boys be ambitious 少年よ大志を抱け"

　こうした言葉による思考の力の発揮は、例えば札幌農学校の初代教頭を務めた、ミディアム・スミス・クラークが学校を去るときに残した言葉 "Boys be ambitious 少年よ大志を抱け" で鼓舞された若者たちの例にも見ることができる。

(7) "パールハーバーを忘れるな
　　Don't forget Pearl Harbor"

　反対に、ネガティブな言葉の例としては、太平洋戦争を戦ったアメリカ人たちが心の中に染みこませていた "パールハーバーを忘れるな Don't forget Pearl Harbor" がある。戦闘意欲を駆り立てる言葉にはなっている。

　以上、いずれも言葉への集中はマントラへの集中ということであり、また本項の説く行動の変様に結びつくヴェーダ瞑想指導ということになるわけである。

　それでは以下にヨーガ療法士からの報告にある、インフォームド・コンセント／合意（IC）を元にしてのヴェーダ瞑想指導例の幾つかを紹介したい。いずれの場合も熟練したヨーガ療法士の指導の下にヴェーダ瞑想が指導されていることを忘れないで頂きたい。

(8) 適応障害を起こした人へのヨーガ療法
　　ダルシャナ指導例

　営業職の男性Ａさん（30歳代）への個人実習メニューとしてのヨーガ療法ダルシャナ指導報告である。最初にヨーガ療法ダルシャナで目標の一致をとったのは、仕事に忙殺されて自分に対する自信を失ってしまい、さまざまなことを「自分にはできない」と考えるようになってしまっていたので、その認知を変えることであった。最初からアーサナは興味を持って実習してもらえたが、簡単な心観瞑想を教えると素直に実習してくれた。この基礎的な瞑想法で心を落ち着けるようになれたとの言を得た。また、この心観瞑想を実習する中で、自

分の呼吸が速いことや何かに急かされていることに気づいたとの言も得た。そ
れから、日常生活の中でもこの心観瞑想の機会を増やしてもらった。その後に
ヴェーダ瞑想も入れて「どんなことを急がないといけないのか」「自分を急かし
ているものは何か」「自分はどうしたいのか」というテーマで時間をかけて自分
を見つめる瞑想実習をしてもらった。この時にヨーガ療法士として先回りして
意見を言わないように注意した。半年が経過した時に、クライアントから"自分
を急かしているものが自分自身である"ことに気づいたとの言を得た。「自分は
これで良いのだ」と思えるようになったという言葉も聞けた。こうして再び忙し
い営業職に戻ることができた。時々に気持ちがざわつく事もあるとのことであ
るが、自宅や勤務先でヴェーダ瞑想を自分で実習しているとのことである。

(9) ヴェーダ瞑想テーマ

　違う角度で自分の体験を見直すことで新たな意味を見い出せた症例を紹介
する。

① "受け止め方が変わると世界が変わる"

1) 生徒Aの言

「お天気と同じ、雨、嫌だな、鬱陶しいと捉えるとストレス。雨は生活、農業、
工業にも必要。天からの恵み！　と捉えると感謝が出てくる。この先、スト
レスの中で生きるのか、感謝の中で生きるのか、その状況をどう捉え、その
日一日をどのような心持で過ごすかは自分で決められる」と伝統的ヨーガで
学ぶことが出来た。

2) 生徒Bの言

体調が悪い時、今迄は無理をしながら我慢に我慢を重ね生きて来た。今は
自分に素直な、自然な心で向かい合い、心静かに呼吸を整え集中するうち
に、心が穏やかに落ち着き、強い痛みが和らぎ、眠れる様になった。笑顔が

出る様になり、人との関係、協力体制が変化し、仕事がスムーズに回る様に
なった事で、これまでの様なストレスを感じなくなった。これからも、呼吸法
で自分自身といつも心を穏やかに向き合える日々を大切に過ごして行ける様
にしたいと思います。

② "人間馬車説の解説を元に自分の感覚器官、運動器官、10頭の馬の状況を調べる"

生徒Cさんの言
以前は相手の話を最後まで聞かず、相手の話を勝手に横取りして話を終わ
らせ、相手を気遣う事に欠けていました。そういう意識も、自分の言動を客
観的にみる事もなく生きてきました。今は誰の話でも最後まで聞き、相手の
立場や、思いを考えるようになりました。その為か、声をかけてくる人が増
え、仲間が増えました。先ず自分の問題に気づいて、改め、毎日知足の気持
ちで謙虚に生きる、これを人生かけて実行し続けたいと思います。

③ "五蔵説の解説を元に真我（本当の自分）を感じて見る"

1）生徒Dさんの言
小学校 5 年に進級した際、和式トイレでしゃがんだ目の位置に「誰も見ていな
い時のあなたが本当のあなたです」との張り紙を見てギクッとした記憶があり
ます。今ここで考えるとそれが真我の存在を意識するきっかけになりました。

2）生徒Eさんの言
今日は呼吸をしつつ大きなものと一体化した、これまでにない感覚がありま
した。自己対話という点ではヨーガこそが真髄だと思います。座禅で「無
心」を獲得しようとする自己矛盾、また宗教に救いや安寧を求め依存してし
まう事への危惧があると思いますが、ヨーガはその問題を越える実際的なも
のだと私は感じます。

3）生徒Fさんの言

これまで騙された事が人生転落のきっかけと思っていましたが、自分は人生の目的がお金儲けと思っていました。これまで失敗してきた事のきっかけはお金に執着していた自分の認知だったと思えるようになりました。

④ "年をとり、人生を積み重ねてきて、よかったと思った体験"

　その女性（70歳代）は１年前にご主人を亡くされ、一人暮らしなので、「元気に毎日を過ごしたい」とのことで、ヨーガを始められました。はじめはアーサナを実習する度に「若い頃はこんなではなかった。もっと身体を動かせた。もっと足腰もしっかりしていた」と、常に昔の自分と比べて今の自分の肉体の状態を嘆いていました。これは自分の肉体への愛着や年齢とともに衰えてきた身体への憎悪、またもっと元気になりたいという生命欲が煩悩となり、理智の非我・真我の誤認知をしているとアセスメントしました。そこからヨーガ療法の呼吸法やアーサナを指導する時にはいつも「ヨーガは上手にできることが大切なのではなく、身体へ意識を向けて、その時の身体の様子を感じようとしながら行ってください」と、インストラクションを出すようにし、体の内側への意識化から少しずつ客観視を促すよう指導しました。このようなことから、だんだん身体内へ意識を向けられるようになり、アイソメトリック・アーサナなどで、身体のこわばりがとれていく気持ちよさや、自分が今まで過緊張であったことなどに気づかれてきました。そして、ヨーガを実習しながら「年齢をとったからだめなんだと思っていると、人はそう思ったようになっていくと言われていますから、もう少し明るい気持ちを持ってみましょう」とか、「年齢をとっても、しわがあっても美しく見える人もいますね。ご自分の知っていらっしゃる方の中にもそんな方がいますか？」と、理智教育も行いました。また、体操だけでよいというご希望であったので、ヴェーダ瞑想は「年をとり、人生を積み重ねてきて、よかったと思った体験」といった簡単なテーマを選んで短い時間で行ってみました。ここから、自分の周囲の人へ

の感謝や人生経験を積んできたことで得たこと、学んだこと、そして、自分が今元気に生かされていることなどに気づいたという言を得ました。こうして、理智の誤認知が修正され、心素の記憶も浄化されて来たとアセスメントしました。「昔のように無理はできなくなったが、今の自分を一生懸命生きよう」と言いつつ、少しずつ自己受容もできるようになりました。現在、思わぬことから骨折し、入院中ではありますが、しっかり前を向いて、毎日一時間のきついリハビリを行いながらも、心健やかに過ごしていらっしゃいます。

　以上、ヨーガ療法士たちはこうした生徒／クライアントの心身状況をアセスメントしつつ、その行動変容を促すヴェーダ瞑想指導も実施しているのである。いずれも適切なヴェーダ瞑想テーマ選択によって、生徒／クライアントの行動の変様が起きていることがわかる。レベル1とこのレベル2のヨーガ療法ダルシャナによって、一般の生徒／クライアントの大部分の人たちが心身共に健やか度を増していけるのが、ヨーガ療法実習なのである。

　それでは以下に、ヨーガ療法ダルシャナ・レベル2の各段階を解説する。

2. ヨーガ療法ダルシャナ・レベル2―5Stepsからなる行動の変容を促すヴェーダ瞑想指導―"行動の変容を促すヴェーダ瞑想指導"の為の学び

　この**ダルシャナ・レベル2**は以下の**5Steps**に分類できる

Step①：〈主訴の症状変化を共有〉（各種心理検査／半構造化面接得点＋言語ダルシャナ）

Step②：〈理智を見立てる〉無智と誤認知の見立ては伝えない

Step③：〈再度のフォローアップ面接をしてヴェーダ瞑想実習のICを取る〉

Step④：〈最適のヴェーダ瞑想テーマをヨーガ療法士は選ぶ（シュラヴァナとマナナ）〉

Step⑤：〈ヴェーダ瞑想（マナナ）後の聞き取りをしてニディディヤーサナに導く〉

（1）行動の変容を促す為の学び

　以下にインテーク面接／フォローアップ面接時に誤認知を確認し、行動の変容を促す為の学びを示す。

Step❶ 〈主訴の症状変化を共有〉（各種心理検査／半構造化面接得点＋言語ダルシャナ）

Step❷ 〈理智を見立てる〉無智と誤認知の見立ては伝えない

この**Step1と2**に関しては、**レベル1**において以下のように学んでいる。即ち、

ヨーガ療法ダルシャナ・レベル1

Step❶ 〈4P ／問題・過程・場所・登場人物の情報を共有する〉

　①生徒／クライアントの職業・家族構成等、アンケート用紙を元に聞くか確認する。②ヨーガ教室参加の動機／主訴を聞き、その問題（1Problem）は何か？　その主訴はどのような背景を持った過程（2Process）で生じてきたか？　その問題はどこで、どのような場所・状況（3Place）下で生じ、そこでの登場人物（4Person）は誰で、生徒／クライアントがどう困っているのかを具体的な場面でのエピソードについて語ってもらう。③特に肉体の、どの部位がどのくらいの不調で、痛み等の頻度、これまでに受けた治療を聞かせてもらう。人間関係が問題の場合は、誰との関係、相手の性別や年齢、相手との関係性や距離感などを聞かせてもらう。

Step❷ ：〈問題の絞り込み〉

　複数の問題／主訴がある場合、どの問題／主訴が一番困っているかを聞かせてもらい一つに絞る。何に一番困っていますか？

Step❸ ：〈2P/専門家Yoga Therapistからの肉体次元の技法供与と理智の見立て〉

　ここまで4Pの開示を受けてヨーガ療法士（5Professional）は、次の2P、インド五千年の智慧の見立と技法を提供（6Proposal）して同意（IC）につな

げる。①最近その困り事がいつありましたか？　その時の状況を詳しく聴
かせてもらえますか？

　しかし、このレベル2においては、レベル1の初回のインテーク面接で大体の
生徒／クライアント情報は聞かせてもらっているので、ここでは以下のように理
解する。即ち、

Step❷：〈**理智を見立てる**〉無智と誤認知の見立ては伝えない

Step❸：〈**再度のフォローアップ面接をしてヴェーダ瞑想実習のICを取る**〉

　そして以下のステップ4と5へと導くのである。

Step❹：〈**最適のヴェーダ瞑想テーマをヨーガ療法士は選ぶ（シュラヴァナ
とマナナ）**〉

Step❺：〈**ヴェーダ瞑想（マナナ）後の聞き取りをしてニディディヤーサナに
導く**〉

〈解説〉||||||||||||||||||||||||||||||||||||||||||||||||||||||||||||||||||||||||||||

　この段階においても、ヨーガ療法指導における実習目標の再度の一致、イン
フォームド・コンセント／合意（IC）を取っておかねばならない。何故ならば、こ
のレベル2からは生徒／クライアントの心理的な次元でのセラピーになるので、
レベル1の時のインフォームド・コンセント／合意（IC）と異なり、生徒／クライ
アントがヨーガ療法士に自分の心の中にずかずかと入り込まれたという印象を
与えかねないからである。そうしたヨーガ療法士と生徒／クライアント間のト
ラブルを避ける為にも、このレベル2でも、しっかりと新たなインフォームド・コン
セント／合意（IC）とヴェーダ瞑想実習の目標一致に達していなければならな
い。ヨーガ療法士側で勝手な憶測を持って、また生徒／クライアントの理智の
アセスメントに基づいて、勝手なヴェーダ瞑想テーマ選びをしてはならないので
ある。ヨーガ療法はあくまでも生徒／クライアントが主体であり、ヨーガ療法
士はそのニーズに合わせてファシリテート／支援するだけの役であり、ヨーガ療法
士が生徒／クライアントのニーズを造り出してはならないのである。そうした強

引なセラピーでは、いずれ生徒／クライアントは深く傷ついた心を持つに至り、ヨーガ・クラスを去って行かざるを得なくなるだけなのである。この事をヨーガ療法士は肝に銘じておかねばならない。それでは改めて以下に、ヴェーダ瞑想実習の目標の一致とインフォームド・コンセント／合意（IC）取得に対して明記しておく。

(2) 改めてのヨーガ療法インストラクション（YTI）技法の組み立て

　先述したように、レベル1では肉体次元のヨーガ療法インストラクション（YTI）技法提供であるから、比較的生徒／クライアントはヨーガ療法インストラクション（YTI）技法の内容を理解しやすい。しかし、レベル2からは生徒／クライアントの認知のあり方に焦点が当てられるので、生徒／クライアントの中にはヨーガ療法士に対して警戒感を抱き始める人も出てくる。ヨーガ・クラスに参加して来る人たちは、永年の生活習慣病、ストレス関連疾患、心身症に病んだ末にやってきているわけである。それはつまり、永年に渡って“自分でストレスを造り出してきた”という歴史を持っているわけである。その歴史はしっかりと生徒／クライアントの生活に根付いており、わずか数ヶ月のヨーガ療法実習では修正できない場合も多いのである。前述したように、故障した車を路肩に止めることは80％以上、成功したとしても、そこからのエンジン周りの修理、即ち、心の働かせ方の修正は別次元の事となる。それがこのレベル2からのセラピーなのである。であるから、殊の外、ヨーガ療法実習目標一致とインフォームド・コンセント／合意（IC）取得が必要とされるのである。ヨーガ療法士が焦って合意なしにヨーガ療法を急ぐと、先述したように、合意なきセラピーになり、ヨーガ療法士だけが満足し、生徒／クライアントは不満を抱きつつヨーガ・クラスを去って行くのである。こうしたケースは良く見受けられるので、よほど注意してここからのレベル2を学んで頂きたい。

(3) ヨーガ療法士は
　　再度のヨーガ療法指導計画を提示して合意を取る

　生徒／クライアントが何らかの心理的不具合をヨーガ療法士の前で言語化していれば、その言葉をヨーガ療法士は聞き逃すことなく、このレベル2の段階でその言葉を再度生徒／クライアントに対して、そのニーズがあるかどうかを確認しなくてはならない。ニーズなくしてヨーガ療法インストラクション（YTI）は出せないのである。例えば、「もっとイライラしなくなりたい」とか「緊張しない人間関係が造りたい」とか「自信をもちたい」とか、生徒／クライアントはこのレベル2にたどり着く前に、自分の心の働かせ方を何とかしたいというようなことは言うはずである。なぜならば、それらの言葉で表現されている生徒／クライアントの思い／心理こそが、ストレス関連疾患の諸症状を造り出しているからである。ここにおいてヨーガ療法士側に必要なのは生徒／クライアントの理智に関する的確なアセスメントである。これなくして的確なヴェーダ瞑想テーマを選ぶことは不可能である。そこで次に、再度理智の見立てを記したい。

(4) 理智の見立てと理智機能の修正

　伝統的ヨーガの人間馬車説では"理智"は馬車全体を安全に100年間に渡り事故なく病気なく走らせる最も重要な役目を負っている"馬車の御者／ドライバー"である。古来伝統的ヨーガでは導師は弟子の理智の働かせ方をアセスメントし、弟子にそれを気づかせ、自分で修正させるように教育を進めて来ていたのである。その手法をヨーガ療法でも採用している。但し、ここで伝統的ヨーガとヨーガ療法の指導で決定的に違うことは、教育を受ける方の動機の強さである。伝統的ヨーガの高みに達したいと思う弟子と、唯々自分の疾患を癒やして楽に生きたいと思う生徒／クライアントの動機は雲泥の違いがあることをヨーガ療法士は良く理解しておかねばならない。ヨーガ・クラスに参加して来たからと言って、ヨーガをしっかり学んでヨーガ行者になりたいなどと思う人は1

万人に1人もいないはずだからである。こうした状況のなかで生徒／クライアントをどのように理智機能修正の次元に導けるか、その要点の幾つかを列記したい。これはあくまでも理論であり、実際はヨーガ療法士養成講座という基礎勉強を終えた後での長い経験の積み重ねが要求されることは、他職の医学や臨床心理学の専門家と同様である。但し、有り難いことにヨーガ療法の場合は数千年のヨーガ行者たちの経験智が活用できるところが大きな違いとなる。

(5) 西洋心理検査の活用

　ヨーガ療法士はいくつかの西洋心理学において使われる性格検査や心身医学分野での心身状態検査表を、生徒／クライアントとの合意をとって記入してもらい、その結果を生徒／クライアントにフィードバックして、検査結果として表れている心理的傾向を生徒／クライアントの心を傷つけないように提示して、心理的傾向の改善希望があるかどうかを確認する必要がある。そもそも心理検査などされたくもないという人も多い。肉体的な血圧やら呼吸すら計られたくないというヨーガ・クラス参加者もいる。そうした場合は決して深追いせずに、その自分を客観視したいというニーズが出てくるまでそのタイミングを待たねばならない。急いては事をし損じるのである。しかし、自分の抱える問題をなんとか解決したいと思う生徒／クライアントも多数いるので、その場合には、諸心理テストの結果を平易に説明し、その検査結果として出ているデータを改善させるヨーガ療法技法があることを正確に、時にはエビデンスも平易に伝えて、新たな実習にかける意欲を励ます必要もある。ヨーガ療法はヨーガ療法士と生徒／クライアントとの共同作業なのである。こうした実習目標の一致とインフォームド・コンセント／合意（IC）なしに、ヨーガ療法は指導できないのである。ここで再度書くことにするが前述した3年間の全国調査結果からして、どのヨーガ・クラスにも参加者の80％が健康促進という目的を持っての参加であることからして、どのヨーガ・クラスでのヨーガ指導においても、この指導目標の一致とインフォームド・コンセント／合意（IC）は不可欠なのである。自分のヨーガ・クラ

スには不健康な人間などいないと豪語するヨーガ指導者もいるが、それは生徒
／クライアントが自分の抱える問題を開示できずにいるだけであり、要はヨーガ
指導者として信用してもらっていないだけなのである。セラピストとして生徒／
クライアント側から信頼された暁には多くの問題提示が為されることは、これま
での多くのヨーガ・クラスで私たちが見聞きしてきたことである。ヨーガ療法士
ならずとも、この事実をしっかりと理解しておかねばならない。以下にその一つ
の出来事を記す。

(6) 理智機能の執着／誤認知を見立てる

　既に記したように、ストレス関連疾患を持つ生徒／クライアントがストレスを感
じ煩悩を自分で造り出すのはその理智機能に何らかの執着／誤認知があるか
らであるとヨーガ・スートラはしている（ヨーガ・スートラ第2章3～5節　無智、
自我意識、愛着、憎悪、生命欲とが煩悩である。無智（アヴィドゥヤー）とは、そ
の他の煩悩の本源（クシェートゥラ）であり、…無智とは有限、不浄、苦、非我の
ものを、無限、浄、楽、真我であると思うことである）。ヨーガ療法士は生徒／ク
ライアントの理智機能にどの執着／誤認知があるかを正確にアセスメントしな
ければならない。その時に活用できるのが、これも既述したある種々の半構造
化面接の手引きである。これらのアセスメント技法を駆使してヨーガ療法士は
生徒／クライアントの理智機能における執着／誤認知の有り様をまず見つけ
出さねばならない。しかし、ここで再度注意せねばならないのは、このアセスメ
ントを決して生徒／クライアントに伝えてはならない事である。ヨーガ療法ダル
シャナ（YTD）の対人支援基本原則（7Basic Principles/7BP）の項でも既
述したように、ヨーガ療法士からの生徒／クライアントに対するラベリングに陥
るからである。誰でもが感じると思うが、"あなたは～～の性格だ"と断定され
て喜ぶ人はいない。上から目線での断定になるし、性格とは極めて流動的であ
り、終生その断定された心の働きを持って生きる訳ではないからである。"アセ
スメントして、その内容は伝えずに生徒のニーズに応えて指導するのみ"これが

ヨーガ療法士の基本態度なのである。勿論、生徒／クライアントのニーズの掘り起こしも大切である。それはあらゆる教育の分野がそうであるように、生徒の関心を惹起して更に勉学意欲を高められる教師が優秀な教師であるように、この伝統的ヨーガを基礎としたヨーガ療法指導も基本的には人間教育の体系であるので、同様な教育原則の中に置かれているのである。この原則から外れた所に多くの有害事象を引き起こすことをヨーガ療法士は肝に銘じておかねばならない。

(7) 個々の実習者にその理智機能の修正を、 個人実習メニューを造って自宅実習につなげる

これも既述したように、多くの生徒／クライアントは種々のストレッサーの介在によってストレスを自分で造り出し、自分で自分の肉体に各種疾患を造り出している。ヨーガ療法士はその生徒／クライアントがどのような状況下で何をストレッサーと認知しているかを同定せねばならない。その上で生徒／クライアントの言動をアセスメントしつつ、本レベル2のステップ4と5に進み、個々の生徒／クライアントに個人実習メニューを造って、自宅実習につなげるのである。

それでは以下に理智機能修正について記すが、その前にどこに向かって理智機能を修正して行ったらよいのか、これは肉体の不具合をその理想的生理機能までもどす現代医学の作業が治療と称されているように、理智機能の修正も以下の、理智機能の理想型目指しての修正なのである。伝統的ヨーガにおける師弟の教育目標もこの理想型に向けての人間教育なのである。こうした理想型の理解なしに人間心理は扱えないのであり、この伝統がインド五千年のサイコセラピーのヨーガ療法ダルシャナの核心の一つなのである。以下にその理想型を記す。

3.　理智の心理作用（Vṛtti）理想型を学ぶ

以下にその一部を紹介する。

（1）バガヴァッド・ギーター神的性質
（第16章　神性と魔性）1〜3節

クリシュナ神が（アルジュナに）告げられました。**恐れのなさ（アバヤ）、心の清浄さ（サットヴァ・サムーシュッディ）、智慧のヨーガに専念すること**（ジュナーナ・ヨーガ・ヴィヤヴァアスティティ）、**布施（ダーナ）、制感（ダマ）、護摩供養（ヤジナ）、聖典読誦（スヴァーディヤーヤ）、苦行（タパス）、誠実（アールジャヴァム）、非暴力（アヒムサー）、正直（サトヤム）、怒らぬこと（アクロダ）、行為の結果の放棄（トヤーガ）、心の調和（シャーンティ）、中傷しないこと（アパイシュナム）、生類への憐れみ（ダヤー・ブーテシュ）、貪欲でないこと（アロルプトヴァム）、穏やかさ（マールダヴァム）、謙虚さ（フリ）、落着き（アチャーパラム）、気高さ（テージャ）、寛容（クシャマー）、心の堅固さ（ドフリティ）、清浄さ（シャウチャ）、敵意のないこと（アドロハ）、高慢でないこと（ナーティマーニター）**。以上は神的な資質（サムーパダム・ダイヴィム）を持って生まれた者に属する者である。　　　　　　　（バガヴァッド・ギーター 16章1〜3節）

〈解説〉

　上記の種々の理智機能はインド的な表現もあるが、概ね世界人類全体が認める高尚なる心の働かせ方、理智機能だと言えると思う。誠実さ、非暴力、正直さ等々である。こうした理想型の理智機能を基準として、生徒／クライアントの理智機能をアセスメントできるようにヨーガ療法士はそのアセスメント力を磨いておかねばならない。その為にはどうしたらよいか？　それはただ一つ、ヨーガ療法士自身が伝統的ヨーガ修行の中で、自らをこれらの基準を基にしてアセ

スメントすることである。この伝統的ヨーガ修行なしに、ヨーガ療法アセスメントはなし得ないのである。医学は血液検査、腫瘍マーカー検査等々、クライアントの体液を検査することでアセスメントして診断を下すことができるが、ヨーガ療法の場合は、生徒／クライアントの理智機能情報を集めて、ヨーガ療法士の心の中でヨーガ療法士自身が作り上げた判定基準を基にしてアセスメントするしかないのである。伝統的ヨーガ修行なくして、ヨーガ療法アセスメントもヨーガ療法指導もなし得ないのは、ヨーガ療法が伝統的ヨーガを基礎にしているからである。本書の読者の皆さんもこれら伝統的ヨーガとヨーガ療法が沢山の人々に健康促進効果をもたらすことができる技法である故に、これらを習ってしっかり社会貢献して頂きたいと思う。

　それでは以下にチャラカ本集からの理智機能理想型を紹介する。

（2）アーユルヴェーダ善性優位7種の心理
チャラカ本集第4篇4章36節

① **ブラフマー神BU型**：清浄・正直・自制心・自他同一感・学習教導心・善悪識別心に富む。激情 - 怒り - 貪欲さ - うぬぼれ - 混乱 - 嫉妬 - 浮つきのなさ。

② **アールサ／聖賢AR型**：護摩供養執行、学習心、献身・喜捨・禁欲・奉仕、想像力 - 会話 - 理解力 - 記憶力に富む。うぬぼれ - 慢心 - 愛着 - 憎悪 - 混乱 - 貪欲さ - 怒りの克服。

③ **インドラ神IN型**：優秀・愛想良く・護摩供養執行・勇敢・精力的・自制心・非暴力・洞察力・有徳・裕福・快活

④ **ヤマ神YA型**：責任感・適切な行動・控えめ・迅速・記憶力・優秀。執着 - 嫉妬 - 嫌悪 - 混乱がない。

⑤ **ヴァルナ神VA型**：勇敢・忍耐力・清潔・嫌不潔さ・護摩供養執行・好沐浴・非暴力・必要時の怒り・穏やかさ。

⑥ **クベラ神KU型**：有地位・自信・楽しみと従者に恵まれ・有徳・蓄財・清浄・動き良く・適宜怒りや好意を表す。

⑦ **ガンダルヴァ半神GA型**：舞踏／音楽／演奏を好む・言葉使いが巧み・作詩・作話・歴史や叙事詩を語る／良き香り・花輪／香木／ドレスに気配り・異性との交わりに長ける。

〈解説〉||||||||||||||||||||||||||||||||||||||||||||||||||||||

　これら7種に及ぶ人間の理智機能型はいずれも善性優位の理想型とアーユルヴェーダ医学では認めている。敬老の日に長寿の方々の生き方をジャーナリストが取材しているが、いずれの百寿者たちの言も例外なく、上記の分類中に入っている。要は明朗快活、清廉潔白、裏表なし、命を楽しむ明るさとでも言える、ポジティブな理智機能を持って100歳を越えてきた人たちと言える。勿論、陰性感情をもってネガティブに生きることも可能であるが、しかし、生命力の消耗は激しく、肉体が100年は持ちこたえられないということになる。ヨーガ療法士はこうした理想型に向けての人間教育を行う人育てのプロフェッショナルなのである。

(3) アーユルヴェーダ医学における究極の健康実現

　更にアーユルヴェーダでは以下のような心の浄化が完全な健康に結びつくと言っている。

　（真我と合一する）ヨーガとモクシャ（解脱）の境地にあっては全ての感覚は働かなくなる。ヨーガがその境地に導いてくれるが、解脱の境地では感覚の止滅が完全になる。　　　　　　（チャラカ本集 第4篇1章137節）

　幸不幸は真我が、諸感覚器官と意思と感覚の諸対象物と結びつくことで生じて来るが、しかし意思が不断に真我と結びついていれば、その人物が感覚対象物と結びつかず、超意識状態が生じて来るので、幸不幸は存在しなくなる。聖仙たちはこの意識状態を"ヨーガ"と呼んでいる。

　　　　　　　　　　　　（チャラカ本集 第4篇1章138〜139節）

聖賢たちと交わり、愚者をさけて、断食や他の戒律を順守し、聖典を学び、理解力があり、独居を好み、俗世の快楽に囚われず、解脱の境地を求め、しっかりと自制し、行為に縛られず、過去の所業を克服し、無執着の性行を有し、自我意識から解放され、執着の怖さを悟り、心身の相互作用に集中し、哲学真理を熟考する。以上の性行は（解脱の境地へと導く）真理を悟ることから生じて来る。

（チャラカ本集 第4篇1章143〜146節）

こうした悟りは聖賢たちと交わり、心の止滅に達することで生じて来る。この悟りの境地に達すると、非造物から生じて来る不幸が取り除かれるのである。 　　　　　　　　　　　　　　（チャラカ本集 第4篇1章147節）

（今から私は）記憶を止滅させるに必要な8種の要素を解説しよう。それらは、原因の認知、形態と類似性と対称性の認知、善性優位、修行、不断の熟考、それに聴聞の8種である。記憶とは事物を見聞きして体験した事実の想起と言えるものである。

（チャラカ本集 第4篇1章148〜149節）

解脱に達した聖賢たちは、それが唯一の方法であり転生することがないと言っているが、真理解悟の力である。この方法がヨーガ行者たちはヨーガであると言い、諸徳行に精通している学者たちも同様に言い、解脱した者たちが解脱の道であると言う

（チャラカ本集 第4篇1章150〜151節）

モクシャ（解脱）は動性・暗性が劣位になることで可能になり、それは過去の諸業の力を越えることであり、あらゆる執着（の諸原因）からの解放にもなる。これはまた、転生からの解放とも言われている。

（チャラカ本集 第4篇1章142節）

〈解説〉||||||||||||||||||||||||||||||||||||||||||||||||||||||||||||||||||||||||||||||||||||||||

　このチャラカ本集第4篇1章137節は前に紹介しているが、ここではそれに続く節も記した。いずれもモクシャ（解脱）という俗世の諸事に惑わされない境地を実現させる秘訣を紹介している。本節では"解脱"という如何にもインド的な言葉で表現されている意識状態ではあるが、現代的には眼前の諸事象をストレスと感じない境地と言い換えても良いと思う。その意識状態の解説とその境地実現の為に為すべき事々が記されてあるわけである。これがアーユルヴェーダ医学の内科学の書の中にあること自体、その病因論が心身相関に求められてあることを教えているだけでなく、極めて現代の心身医学にも通じる教えであると言っても良いと思う。それ故に、現代のヨーガ療法士は生徒／クライアントの誤認知修正をどこまで導けばよいのかを教えてくれている記述と言える。ヨーガ療法士の仕事とはこうした理想型を目指して、生徒／クライアントを支援しつつ共に成長することと、言えるのである。それ故にヨーガ療法士は伝統的ヨーガを修行しつつ、ヨーガ療法におけるアセスメント技法と指導法としてのヨーガ療法ダルシャナ技法を身につけて行かねばならないのである。

　それでは以下に、再度ヨーガ・スートラから認知の修正に関する記述を引用したい。

(4) ヨーガ・スートラにおける心の浄化についての記述

> 無智、自我意識、愛着、憎悪、生命欲が煩悩である。無智（アヴィドゥヤー）とは、その他の煩悩の本源（クシェートゥラ）であり、…無智とは有限、不浄、苦、非我のものを、無限、浄、楽、真我であると思うことである。
>
> （ヨーガ・スートラ 第2章3〜5節）

> これらの微細な諸煩悩は、行者の意識がそれらの原因へ帰滅することによって除去することができる。それら諸煩悩の活動は、静慮（禅那／瞑想／ディヤーナ）によって除かれねばならない。
>
> （ヨーガ・スートラ 第2章10〜11節）

172

> ヨーガの諸（八）部門を修行してゆくにつれて、心の不浄さが次第に消え
> て行き、それにつれてやがて、識別智（ヴィヴェカ・キャーティ）を生じさせ
> る智慧の光が輝き出す。　　　　　　　　（ヨーガ・スートラ　第２章28節）

〈解説〉||||||||||||||||||||||||||||||||||||||||||||||||||||||||||||||||||||||||||||

　以上、ヨーガ・スートラ第２章３～11節は既述してあるが、この28節で言
われているヨーガの八部門とはヤマ・ニヤマから始まり三昧で終わる八支則
である。これらの解説は既に記したが、著者のパタンジャリ大師はこの伝統的
ヨーガの八支則を実習して行く内に、心の不浄さが消えて行き、"識別智（ヴィ
ヴェカ・キャーティ）を生じさせる智慧の光が輝き出す"と言っている。この識
別の智慧とは何なのか？　それは、これも既述した有限／無限、浄／不浄等
といった４種の誤認知を識別して理解して行く智慧ということである。ヨーガ
療法士は生徒／クライアントと共に、この心の浄化、即ち、誤認知の修正を果
たして行くのである。このレベル２においてヨーガ療法士はこうした執着／誤
認知をアセスメントしておきながら、そのアセスメントに合わせたヴェーダ瞑想
テーマを選定して生徒／クライアントに提案し、インフォームド・コンセント／合
意（IC）を取りつつ、徐々に執着／誤認知の修正に向けた実習目標を変えて、
最終的には生徒／クライアント自身が持っている執着／誤認知に自分で気づ
いてもらい、自分で自分を解放してもらえるよう、ヨーガ療法士はファシリテート
／助力するのである。

　以下にヨーガ療法士が実際にヨーガ療法ダルシャナしたケースを紹介する。

(5) 実母喪失後の
　　抑うつ感に対するヨーガ療法ダルシャナ指導報告

　ヨーガ療法士である私の、50歳代の生徒さんに、母親と死別して抑うつ状態
で引きこもってしまい、友人に誘われてなんとかヨーガ・クラスに参加して来た
女性がいました。インテーク面接では、とても自己否定感が強く『母親との死別

がどうしても受け入れられない』と何度も繰り返し話されていました。アセスメントとして〈"有限／無限の強い誤認知"があり、すべての事象は不変ではないことを忘れてしまっている〉と見立てました。そこでヨーガ療法インストラクション（YTI）として、まずは、メディティブ・エクササイズとしてのアイソメトリック・ブリージング・エクササイズ技法を指導しつつ、身体の変化に気付くようにしてもらいました。また、それだけではなく、自分が気づいたことを言語化してもらいました。こうして自分を客観視しながらの自己理解と自己評価を肉体次元で行いつつ、少しずつ〈有限／無限の誤認知に気づけるように〉と導いていきました。こうしてフォローアップ面接と、ヨーガ療法実習中での理智教育的インストラクションを繰り返しながら、次に視点を自分以外の事象等（部屋の外の音がいくつ聞こえたか。ここに来る時に見た人の服の色は何色だったか）、なるべく客観的な答えが出るようにヴェーダ瞑想課題を選択しました。次に、ヴェーダ瞑想テーマ選択へと課題を変え〈待てば海路の日和あり、と思えて変化に対応できた記憶など〉、自分の現在位置から少し離れた視点があることに気付く等、正誤の着眼点以外のとらえ方をもうすでに体得している事等を認める言語化も含めて、客観視する体験を繰り返してもらいました。

　こうして徐々に、自分の力で、以下のような気づきを得て、生徒さんの行動範囲が自然に広がってゆきました。

● 達成できたことに気付き、言語化し、自己達成感を味わう。

● 自己努力できたことを認識して、自分自身にすでに備わっている力があることを具体的に体験する。

● 備わっている力、与えられている力の源、生かされて生きていることを身近な事象から体験する。

● 大いなる力の働きで命の営み、生と死とが行われており、亡くなってゆく人たちから私たちは、リレーのバトンを引き継ぐ力が与えられていることに気付く。

● 母から残されたメッセージは何なのかを考えると共に、自分が今母に伝えたいことを言語化する。

- 肉体は変化していつかは死を迎えるが、大いなる力によって見守られているように感じられるか。その自分で感じられたことを大切にして、今私ができることを行う事の尊さを忘れないで過ごすにはどうしたらよいか。
- 変化してゆくものと、変化しないものを、日々の生活の中で客観視することを続けて行う。

　以上、この生徒さんには肉体的機能障害はありませんでしたので、瞑想的エクササイズを繰り返し実習しつつ、少しずつインド五千年のヨーガの智慧を日常的な言葉に変えてお伝えしました。理解する力と回復したいという前向きな姿勢をもともとお持ちだったと思いますので、私が理智機能の認知修正をお手伝いするというよりも、生徒さんが自分で誤認知の修正、行動の変様を遂げられていったと思います。こうした生徒さんとご一緒にヨーガ療法を学ばせて頂きながら、ヨーガ療法士である私自身の方が多くを気づかせて頂き、成長させて頂いたと感謝しています。

(6) 元教育者の 思い込みに対するヨーガ療法ダルシャナ指導報告

　Ａさんは元高校の教師ですが、教師として自分は子供たちから好かれてはいなかった、という思い込みが強く、教師としてダメな私、という思い込みから寝られませんでした。言語のダルシャナの中で卒業した生徒と街中でばったり会ったことがあり、「その生徒が『先生にはとても感謝している』と言ったが、それはその生徒がおかしい」と言っていました。この言を受けてヨーガ療法士である私は合意をとって「その生徒との関係を思い出し、自分のかけた言葉を思い出すように」というヴェーダ瞑想テーマで瞑想してもらったことがありました。Ａさんはその後、その時の生徒との出合いを思い出し「自分が教師として対応していたことが間違っていなかった。生徒の感謝の言葉の意味がわかった」と言語化するようになりました。こうした認知が変わった辺りから、行動の変様も生じ、まだ過剰適応傾向はあるものの、それほど他人の目を気にすることが少なく

なってきたようにアセスメントすることができました。

　また、脳梗塞で半身不随になって落ち込んでいる人には、今自分にできることは何か、それをするために必要なことは何かを調べるヴェーダ瞑想テーマを調べて頂いたりしています。出来ないことを調べるよりもまだできることを客観視するようになってくれますので、沢山の行動変容が生じています。

(7) 執着／誤認知の分析
　　（各種心理検査＋言語ダルシャナによる理智分析）

　ヨーガ療法アセスメントとしてインテーク面接後も時々に実施する各種心理検査結果を活用し、生徒／クライアントの理智の働きをアセスメントするが、その理論的根拠は以下にカタ・ウパニシャッドが記述する"自分の心がこの世界の有様を決定する"という教えなのである。この世は自分の心のあわせ鏡なのである。

　「斯くの如く諸感覚器官の働きをしっかりと制御することが、ヨーガであると言われている。この時行者は注意深くあらねばならない。それというのもヨーガは（この世を）生じさせ、あるいは消滅させるからである」

（カタ・ウパニシャッド 第4章11節）

(8) ヴェーダ瞑想テーマ選定

　ヴェーダ瞑想テーマ選定は、基本的には生徒／クライアントが抱える客観視事実を瞑想テーマにする。

① まず、生徒／クライアントが訴える「問題」はその人の主観が入りやすいので気をつけて、客観的な事実を聞き取る（夫婦の主張の違い）。

② 例えば、夫の悪癖を訴える妻の場合、その妻の夫に対する態度については
　 ヨーガ療法ダルシャナが可能である。

③ 生徒／クライアントが負う責務（カルマ）に関してはヨーガ療法ダルシャナが

可能である。

(9) 判定基準／半構造化面接基準

　上記の様な生徒／クライアントの心理作用をヨーガ療法士がアセスメントの判定基準として活用できるよう、（一社）日本ヨーガ療法学会では以下のような判定基準／半構造化面接基準を作成している。ヨーガ療法士はこれらの基準を活用して、生徒／クライアントの心理的不健康さをアセスメントするのである。

- 諸感覚器官制御能力ヨーガ療法アセスメント半構造化面接の手引き（SSIM-AI）
- 知性／感性機能・客観視力ヨーガ療法アセスメント半構造化面接の手引き（SSIM-AISO）
- ヨーガ・スートラ乱心ヨーガ療法アセスメント半構造化面接の手引き（SSIM-YSSMA）
- ヨーガ・スートラ誤認知ヨーガ療法アセスメント半構造化面接の手引き（SSIM-YSAM）
- バガヴァッド・ギーター・行為力・ヨーガ療法アセスメント半構造化面接の手引き（SSIM-BGAK）
- スピリチュアリティー・ヨーガ療法アセスメント半構造化面接の手引き（SSIM-AS）

　ヨーガ療法士は生徒／クライアントの抱える諸症状をヨーガ療法アセスメント（YTA）してヨーガ療法ダルシャナ（YTD）のヨーガ療法ダルシャナ技法を選定するサイコセラピーの専門家なのである。

　以下に、ヴェーダ瞑想テーマ選定までに実施する生徒／クライアントに関する情報収集の内容を採録する。これはインテーク面接後のフォローアップ面接毎に繰り返される情報収集法なのである。

4. フォローアップ面接毎に行う情報の　収集（病歴・病状・治療歴等）

（1）生徒／クライアントが扱える課題を瞑想テーマとする

● 伝統的ヨーガでは外界の状況は全て自分が造るので、自分自身の心の執着が、自分を苦しめると理解してアセスメントする。

● 周囲の人間関係、金銭関係に対して、生徒／クライアント自身にできる認知の修正をヨーガ・セラピスト／YTはお手伝いするのがヨーガ療法指導とする。

● 行動の理想型を念頭に入れて、ヨーガ療法士は生徒／クライアントとのヴェーダ瞑想実習における目標の一致を見てから、合意の上でヴェーダ瞑想テーマを選んで指導する。

（2）上記のヴェーダ瞑想テーマを　選定して指導する際のヨーガ・クラス運営の要領

① インテーク面接以降、毎回のヨーガ・クラス毎の個々の生徒のニーズを理解しておく

② 個々の生徒の身体能力の変化も理解しておく

③ 指導時の間1/3の時間で各自がとりくむ個人実習エクササイズは最初の1/3の時間にあらかじめ指導しておく

④ 最初に配布する個人実習メニューは②を踏まえて作成しておく

⑤ 一回のヨーガ・クラス時に1～2人ずつの個人面談をして指導プログラムを書き換える

⑥ 2～3ヶ月に1回の少し長いダルシャナ時間を持ってヴェーダ瞑想テーマも入れ替える

⑦ （一社）日本ヨーガ療法学会ホームページ内のヨーガ療法士専用サイトにある個人メニュー作成サイトで個別プログラムを造っておく

　それでは以下に、この5Stepからなるヨーガ療法ダルシャナ・レベル2のStep3を解説する。このステップでは上に記したように、繰り返し面接を行いながら生徒／クライアントの言動の変化をアセスメントし、更なるヴェーダ瞑想テーマを選定してヨーガ療法指導していくステップである。上記の実母喪失例を見ながら下記の各項をお読み頂きたい。

(3) Step❸ 〈再度のフォローアップ面接をして　ヴェーダ瞑想実習のICを取る〉

① 目標の一致（症状変化に応じて合意し直す）

生徒／クライアントはヨーガ・クラスで何を買いたいのか？

- 生徒／クライアントはヨーガ教室に参加していて更に何を実現したいのか？
- 生徒／クライアントの今、抱えている悩みは何か？
- その悩みにまだ、どんな誤認知が入っているか？
- その誤認知克服で今抱えている煩悩除去が可能かどうかを、アセスメントしておく
- こうしてヴェーダ瞑想指導で理智教育を施し続け、生徒／クライアントの症状変化を更に再アセスメントしつつ、ヨーガ療法指導を進めていく
- 最終的には完全な健康状態である"解脱"の意識状態（執着なし、誤認知なし）に達するまでラージャ・ヨーガ修行に励ませる。

②“どうなりたいのか？　何を実現したいのか？
　ニーズは何か？”に関するヴェーダ瞑想テーマを選定する

- 生徒／クライアントが扱える課題について、更にどのようなニーズがあるかを明確化する。

- その課題が更に、どう解決されたら良いのかを聞く

- 全人的な健康促進 Bio-psycho-socio-existential（Ex. 心身症克服、不安克服、復職、生きる目標 etc.）が図れているかをヨーガ療法士はその指導内容をチェックし続ける

- 生徒／クライアントが自力で達成できるヴェーダ瞑想テーマだけを選定する

　以上のようなアセスメント過程を通ってヨーガ療法士は以下の Step4 で実際のヴェーダ瞑想テーマを選定して、生徒／クライアントに提案し、理智機能修正の目標一致を確認する合意を得て実際の指導を行っていくのである。この際にヨーガ療法士側が決して忘れてはならないことは、執着／誤認知の修正を急ぐあまり、生徒／クライアントの気持ちを強引に引きずり回してしまってはいけないということである。「こうしなさい。ああしなさい」は我が子の教育や夫婦間においても禁句であるように、ヨーガ療法士／生徒間でも禁句なのである。ヨーガ療法士は絶えず生徒／クライアントの変化を見て取りながら、次のヴェーダ瞑想テーマを提案して、合意が取れるようにしなければならない。

　以下に生徒／クライアントの言葉だけでなく、その言葉にならない意思表示も観察する際の要点を列挙する。

① その身振りや動作や表情や仕草から意思表示を読み取る

② 歩き方や体つきや衣服、装飾品の変化から意思表示を読み取る

③ ヨーガ・クラス参加してくる時間や終了後の他生徒との会話から意思表示を読み取る

　ヨーガ療法士には医師がするような血液検査やＸ線検査といった客観的な

見立て手段がない。あくまでもヨーガ療法士の心の中だけでのアセスメントなのである。だからこそ尚更に、ヨーガ療法士は普段から伝統的ヨーガの修行に励み、伝統的ヨーガの聖典群を精読し、その教えに従って自分自身の"アセスメント機器である自分の心"の精度を高めておく必要があるのである。それは古来伝統的ヨーガ修行において、導師がその弟子をアセスメントしてきた"インド五千年のサイコセラピー"の基本だからである。

　それでは以下に、改めてヴェーダ瞑想テーマの選定法を概説するが、これらは選定法の基礎であり、実際には先述したヴェーダ瞑想テーマ選定指導例にあるように、永年のキャリアが必要になるのは、他職専門家と同じであることを忘れてはならない。

(4) Step❹ 最適のヴェーダ瞑想テーマを ヨーガ療法士は選ぶ(シュラヴァナとマナナ)

　以下に初・中・上級といった段階的なテーマ選定の仕方を列記するが、いずれの級においても、ヨーガ療法士は独走することなしに、生徒／クライアントとの言語によるダルシャナを経て、次に向かう理智機能の修正を念頭に置きつつ、生徒／クライアントがその実習の持つ意味を理解できているか、理智機能修正の意義を感じているか、実習に対する意欲がそこにあるか、ヨーガ療法士が強引にヴェーダ瞑想実習に引きずり込んでいないかを客観視しながらのヨーガ療法ダルシャナ指導をしなくてはならない。この客観視がないところ、これまでも多くの有害事象が発生していることをここに記しておく。

(5) ヴェーダ瞑想テーマの選び方

　ヴェーダ瞑想テーマは以下のような要領で選定するが、これはあくまでも選定原則であり、あとはヨーガ・クラスの現場で個々の生徒／クライアントの心身状況に合わせてのテーマ提案になる。この際にも、インフォームド・コンセント

／合意（IC）が必須であることは言うまでもない。

① 初級テーマの選定

　この初級テーマ選定では生徒／クライアントが自己像を肯定的に認知できる体験をテーマにしたり、周囲の人たちと上手く調和できた体験等を選定する。

【テーマ選定原則】

1) 自分の過去に触れたくない生徒／クライアントは案外に多いものである。その場合は、ここ2～3日の間で健やかな思いに触れたようなテーマを選定する。例えば、有り難うと言いたくなった体験。ほっとリラックスできた体験。季節を感じた体験等である。

2) 自分の行動に自信をつけるテーマを選ぶ。例えば、あることをやり遂げた体験。努力できた体験。苦境を乗り越えた体験等である。

3) あるいは、周囲の人たちと調和し、触れあえた体験をテーマに選ぶ。例えば、学生時代の部活動体験。会社や町内会でのあるプロジェクト遂行体験等である。

② 中級テーマの選定

　この中級テーマの選定では、自分の心身が持つ弱点に焦点を当てたテーマを選定する。従って、生徒／クライアントの中にはそのヴェーダ瞑想実習を拒否する人もいる。それはまだ中級テーマ選定時期になかったことを意味するので、決して無理強いをしてはならない。更に数ヶ月、数年を経ての実習に持ち込めるようにヨーガ療法士は根気強く、人間教育に励む必要がある。我が子を育てるにも20数年の歳月が必要なのである。まして他人であるならば尚更に細心の注意を払って気長に取り組まねばならない。有り難いことに、ヨーガ・クラスには20年、30年と参加費を払ってまでやってきてくれる生徒／クライアントが数え切れない程いる。何かのメリットがなければ生徒／クライアントはヨーガ・クラスに参加はしないのである。個々

の生徒／クライアントが参加してくるその心も理解できるヨーガ療法士でなくてはならないのである。その上でこの中級テーマ選定となる。

【テーマ選定原則】

1）自分の弱点を見る。例えば、くじけそうになった体験。努力を放棄してしまった体験。自分がし残したと思っている体験等である。

2）逆に、あらゆる困難を経て、良くやり遂げたと思えた体験を見る。かつて体験した苦境を再度客観視する。

3）親にして頂いたことを調べる。学生時代にして頂いたことを調べる。社会にでてから世話になった体験を調べる。

③ 上級テーマの選定

　生徒／クライアントはヨーガ・クラスに惰性で参加はしていない。人は自分にとって益をもたらすものだけを手中にしようとするものである。ヨーガ・クラス参加も同じである。一人一人の生徒／クライアントがどの利点を見て、ヨーガ・クラスに参加してくださっているかを個別に良く理解した上で、更に益するものがあることを提案して説明し、ヴェーダ瞑想テーマにそった実習の意味を理解してもらい、実習目標一致の合意をとっておかねばならないのは初級・中級と同様であり、上級は更に厳しくこの原則は守られなくてはならない。

【テーマ選定原則】

1）今持っている自分の欠点を客観視して、修正までを熟考させるテーマを選ぶ（欠点を直したらどうなるか想像する。欠点をそのままにしていたらどうなるか？等）。

2）未来の自分自身を想定して乗り越えるべき自分の欠点を客観視する。

3）自分の未来に達するであろう理想的な自己像を思い描く。

4）カルマの理想型をテーマの題材として生徒／クライアント自身の行為／カルマとの差をマナナさせる。例えばタパス／努力が十分行えてい

るか？　正直か？　などである。

5）ダルマに則るカルマへと理想型の段階を追って導ける適切なヴェーダ瞑想テーマを選定する。例えば、不盗に徹しているか？　自制できているか？　感覚器官の制御はどうか？　等。

　それでは以下に、世間で言われていることわざを題材にしてのヴェーダ瞑想テーマ造りとその指導文言の例を記しておく。

5.　ヴェーダ瞑想テーマの分類

（1）心の持ち方に関するテーマ

①「物心の富は　艱苦（かんく）の結晶なり」

　この聖句は、艱難（かんなん）と辛苦（しんく）という労苦なしには、物の豊かさも、心の豊かさも私たちにはもたらされない、という智慧の教えです。額に汗して働き、その働きの中から多くの悟りを心の中に持てるようにせよ、という教えなのです。

　静かに目を閉じ、あなたが、

● 初級　今の心や物の資産を築く上で努力してきたその努力を…

● 中級　経験したことのある「努力が最上の方策であった」と思えた体験を…

● 上級　現在、努力していることが艱苦（かんく）と呼べるかどうかを…

　瞑想の中でよく調べてください。それではお願いいたします。（3分間）

　「物心の富は　艱苦（かんく）の結晶なり」という智慧の言葉は、艱苦（かんく）（タパス／熱）があるところ、必ずや天の恵みがある、という格言でもあるのです。

　あなたが、

● 初級　我ながら良くできたと思える艱苦の体験を…

● 中級　艱苦なしには富は築けないと思えた体験を…

● 上級　心と物の豊かさを得る為に、まだ必要としている新たな艱苦とは
　　何かを…

瞑想の中で具体的に調べ、後ほどお話ください。お願いいたします。

②「不自由を　常と思えば　不足なし」

　この聖句は「この世はとかくままならぬ」と言われるように、自分の思い通り
には行かない俗事は沢山ある事を良く理解しておくように、という智慧の教え
です。

　静かに目を閉じ、あなたの場合、

● 初級　この世は自分の思い通りには動かないと、初めて知った時のこ
　　とを…

● 中級　不自由がついて回った時の体験を…

● 上級　ままならない事々に対して、いつもどの様に対処して来ている
　　かを…

瞑想の中でよくお調べください。それではお願いいたします。

　「不自由を　常と思えば　不足なし」という智慧の言葉では、"天の計ら
い"の前では謙虚に生きなさい、と言うのです。

　あなたの場合、

● 初級　不自由さは常にあると思って、不足の思いを持たずに行動できた
　　時のことを…

● 中級　不自由さを冷静に受容できた時の体験を…

● 上級　これから生じる可能性のある「ままならぬ事」に対して、どう対処
　　するかを…

瞑想の中で具体的によく調べ、後ほどお話ください。お願いいたします。

③「人に向かう時は　春の心　自分に向かう時は
　厳しい冬の心」

　この聖句は、自分を調べるときは厳しく、他人を批評する時は優しくという

智慧の教えです。静かに目を閉じ、これまでのあなたの体験の中で、

● 初級　自分に厳しく判断したので良かったという体験を…

● 中級　自分はいつも自分にこうして厳しくしていると…

● 上級　不十分であった他人への春の心を…

　瞑想の中でよく思い出してお調べください。それではお願いいたします。

　「人に向かう時は　春の心　自分に向かう時は　厳しい冬の心」という智慧の言葉では、他人は許容し自分は厳しく調べよ、と言うのです。

　あなたの場合、

● 初級　自分は苦い思いをしても、上手に他人を許せた、という体験を…

● 中級　我ながら良く他人を許せた、という体験を…

● 上級　今抱えている問題の中で、どのような他人への許しと自分への厳しさが必要かを…

　瞑想の中で具体的によく調べ、後ほどお話ください。お願いいたします。

(2) 行動の仕方に関するテーマ

① 「欲深き人の心と降る雪は　積もるにつれて道を忘れる」

　この聖句は、自分の中の欲が深すぎると人生の進むべき道を見失ってしまうので欲は良く制御しなさい、という智慧の教えです。

　静かに目を閉じ、あなたの場合、

● 初級　自分の欲を上手に制御したので助かった、という体験を…

● 中級　欲に引きずられそうになった体験を…

● 上級　どのような時に、どのような欲に引きずられるかを…

　瞑想の中で具体的によく思い出してお調べください。それではお願いいたします。

　「欲深き人の心と降る雪は　積もるにつれて　道を忘れる」という智慧の言葉では、いつも自分の心の中の欲を意識化して制御しておかないと、生

きる目標が分からなくなる、と言うのです。

あなたの場合、

- 初級　欲に駆られずに心を健やかにしたお陰で、我が身が助かった体験を…
- 中級　欲に引きずられていたら、どんな自分になっていたかを…
- 上級　現時点であなたが抱える問題で、欲を制御するとはどう行動することかを…

瞑想の中で具体的によく調べ、後ほどお話ください。お願いいたします。

②「易きに油断せず　危きに恐れず」

この聖句は、簡単だと感じた時こそ細心の注意を払って行為し、危（あや）くないかなと思ったときでも勇気を持って行え、という智慧の教えです。

静かに目を閉じ、あなたの場合、

- 初級　勇気を持って行為できた時の体験を…
- 中級　油断せずに自制して行為できた時の体験を…
- 上級　簡単だと思って、つい油断してしまった時の体験を…

瞑想の中でよくお調べください。それではお願いいたします。

「易きに油断せず　危きに恐れず」という智慧の言葉では、私たちが日々行う行為の数々は上手に意識化して行え、と言うのです。

あなたの場合、

- 初級　簡単だと思っても、注意して行っている自分を…
- 中級　日頃の慣れから来る不注意に気をつけていたので良かったという体験を…
- 上級　今抱えている問題で、危（あや）きに恐れず、易きに油断しないと注意して行うとしたら、どのように行為すればよいかを…

瞑想の中で具体的に調べ、後ほどお話ください。お願いいたします。

③「逆境は恩寵であり　不遇は試練である」

この聖句は、人生で逆境と思える時こそが進化の為のチャンスであり、誰も相手にしてくれない不遇の時こそ、充電の為の試練だ、という智慧の教えです。

静かに目を閉じ、あなたが、

- 初級　大変な逆境の中から自分が進化できた、という体験を…
- 中級　あの逆境があったからこそ今日の自分がある、と言える体験を…
- 上級　不遇の時でも、気持ちを萎えさせずに自分を充電できたという体験を…

瞑想の中でよく思い出してお調べください。それではお願いいたします。

「逆境は恩寵であり　不遇は試練である」という智慧の言葉では、逆境や不遇に心乱すな、むしろチャンスと思え、と言うのです。

そこで、あなたの場合、

- 初級　人から評価されない不遇の時にもめげなかった体験を…
- 中級　不遇の時でも、自制して努力を怠らなかったという体験を…
- 上級　今抱えている問題を進化のチャンスとするとするならば、何が期待できるかを…

瞑想の中で具体的によく調べ、後ほどお話ください。お願いいたします。

(3) 賢愚の区別に関するテーマ

①「愚者は不幸を嘆き　賢者は労して招幸す」

この聖句は、不幸を見る者は智慧のない愚者であり、"不幸"に心乱されずに黙々と働き続ける者は賢者である、という智慧の教えです。

静かに目を閉じ、あなたが、

- 初級　不幸に見舞われた時の自分の姿を…
- 中級　不幸に出合った時の、自分のいつもの反応とは何かを…

- 上級　幸不幸の時にとるべき、ベストな言動とは何であったかを…

瞑想の中でよく思い出してお調べください。それではお願いいたします。

「愚者は不幸を嘆き　賢者は労して招幸す」という智慧の言葉では、人は苦労を嘆かずに行動し続けることが大切である、と言うのです。

あなたの場合、

- 初級　不幸を嘆かずに、淡々と行動をし続けられた自分の姿を…

- 中級　不幸を嘆くこともなく淡々と行動した自分に、もたらされた幸せを…

- 上級　これから出合うであろう人生最大の不幸を想像し、その時とるべき自分の言動を…

瞑想の中で具体的によく調べ、後ほどお話ください。お願いいたします。

②「愚者は　近きを図り　賢者は遠きを図る」

この聖句は、誰でも人は生きる目標を持って生きているが、賢い者は長期の目標を見据えて今を生き、愚者は眼前の事々を処理するのが精一杯でその日暮らしをする、という智慧の教えです。

静かに目を閉じ、あなたが、

- 初級　長期目標を持って生きていたので良かった、という体験を…

- 中級　自分の長期の目標をきちんと果たせた、という体験を…

- 上級　今抱えている問題を克服する為には、どんな長期目標が必要かを…

瞑想の中でよく思い出してお調べください。それではお願いいたします。

「愚者は　近きを図（はか）り　賢者は遠きを図る」という智慧の言葉では、賢者と愚者では自分の置かれている空気の読み方の遠近が違う、と言うのです。

そこで、あなたの場合、

- 初級　今のあなたの長期の目標とは何かを…

● 中級　今の自分が持っている長期の目標とその実現の為の短期目
標を…

● 上級　今抱えている問題の短期と長期に果たすべき目標とは何かを…

瞑想の中で具体的によく調べ、後ほどお話ください。お願いいたします。

③「愚者は　舌をもって言い　賢者は　行為をもって言う」

この聖句は「愚者は　舌をもって言い　賢者は　行為をもって言う」とい
う智慧の言葉です。世間では「有言実行の士」が立派と言われるように、
自分の思いを正確に語り実行に移す人物こそ賢者である、という智慧の教
えです。口先だけの言葉でこの世を生きてはいけないのです。

静かに目を閉じ、あなたの場合、

● 初級　有言実行して、あることを為した、という体験を…

● 中級　言葉と行動と、どちらであなたの思いを表現することが多い
かを…

● 上級　言葉だけと行動と、どちらであなたの思いを表現することが多い
かを…

瞑想の中でよくお調べください。それではお願いいたします。

「愚者は　舌をもって言い　賢者は　行為をもって言う」という智慧の言
葉では、"言行(げんこう)が一致するように生きなさい、と言うのです。

あなたの場合、

● 初級　言葉で言うよりも、あなたの行動であなたの思いを知ってもらって
よかった、という体験を…

● 中級　あなたの行動を見てもらって、あなたの誠意を知ってもらえたとい
う体験を…

● 上級　今抱えている問題に対して、どのような行動をすればあなたの誠
意が伝わるかを…

瞑想の中で具体的によく調べ、後ほどお話ください。お願いいたします。

（4）人生の意義に関するテーマ

① 「天道も人道も　調和　これでいいのだ」

　この聖句は、天（大自然）の計らいも人が生きるこの社会の営みも、それぞれがベストな調和状態を私たちに見せている、という智慧の教えです。

　静かに目を閉じ、あなたの場合、

- 初級　全て「成るようになる」と言われる天道・人道の調和とは何かを…

- 中級　天道と人道の調和とは何かを…

- 上級　大自然の計らいである天道の調和を、これまでどの様に理解してきたかを…

瞑想の中でよくお調べください。それではお願いいたします。

　「天道も人道も　調和　これでいいのだ」という智慧の言葉では、眼前に繰り広げられる出来事は全て、完全なる調和の中から生じてきたベストなものである、と言うのです。

　あなたの場合、

- 初級　眼前の出来事を「これでいいのだ〜」と笑って受容できた時の体験を…

- 中級　天道という大自然の調和を、身を以て知った時の体験を…

- 上級　社会の営みたる人道の調和を、自分が初めて理解した体験を…

瞑想の中で具体的によく調べ、後ほどお話ください。お願いいたします。

② 「財を残すは下　人を残すは上」

　この聖句は、私たちの社会貢献は次世代に活躍する人々を残すのが真の蓄財であり、金品を残すことではない、という智慧の教えです。四住期において、若者を教育する林住期が大切なのです。

　静かに目を閉じ、あなたの場合、

- 初級　我ながら上手に人を育てられたと思えた体験を…

● 中級　これまでしたことのある人育ての大変さを…
● 上級　これまでの生き方が、しっかりと人育てをしたか、または単なる蓄財であったかを…

瞑想の中でよくお調べください。それではお願いいたします。

「財を残すは下　人を残すは上」という智慧の言葉では、次世代の者たちに伝えうる智慧の財産の有無が、その人物の品格をきめる、と言うのです。

あなたの場合、

● 初級　これからどのように人とかかわって、人を育てることができるかを…
● 中級　どのようにして、あなたの持つ智慧を次世代に残せるかを…
● 上級　これからの生活の中で人を育てるにはどのような生き方をしたらよいかを…

瞑想の中で具体的によく調べ、後ほどお話ください。お願いいたします。

③「裸にて生まれしこの世　裸にて帰れ　魂のふる里へ」

この聖句は、誕生の時には何も持たない裸一つで生まれた私たちなので、死ぬときも潔く全ての物質はこの世に残して行く覚悟があるかどうか、と問うている智慧の教えです。

静かに目を閉じ、あなたの場合、

● 初級　自分は裸一貫で生き抜いて来た、という体験を…
● 中級　裸でこの世に生まれて、今何を所有するに至ったかを…
● 上級　この世から旅立つ時を想像して、自分が持って行けるものには何と何があるかを…

瞑想の中でよくお調べください。それではお願いいたします。

「裸にて生まれしこの世　裸にて帰れ　魂のふる里へ」という智慧の言葉では、この人生の始めの時も終わりの時も、私たちは裸であるので、それを良く考えて生きろ、と言うのです。あなたの場合、

- 初級　この世から旅立つ時に、何をこの世に残し、何を持って旅立てるかを…
- 中級　この世から旅立つ時に、あなたが裸の自分と一緒に持って行けそうなものは何かを…
- 上級　今抱えている問題を良く考え、この世を旅立つ時に裸の肉体で旅立つという視点から、何を悟らなければならないかを…

瞑想の中で具体的に調べ、後ほどお話ください。お願いいたします。

〈解説〉||||||||||||||||||||||||||||||||||||||||||||||||||||||||||||||||||||||||||||||||||||||||||||||||||||||

　以上、いくつかの格言やことわざを例にとってのヴェーダ瞑想テーマ指導例を示した。これらは個々の生徒／クライアントに処方するヴェーダ瞑想テーマというよりも、グループ指導時に対して一緒のテーマで指導する際に使えるテーマであるが、勿論その集団を形成している人々の中でこのテーマにヒットして気づきが得られる人がいる一方で、なにも問題意識を持っていないために、何の気づきも得られない人も出てくるのは致し方ないことである。あるいは最悪、トラウマの地雷を踏んでしまうこともあるかもしれない。グループ指導時はそれがフィジカル系のエクササイズであれ、このヴェーダ瞑想指導であれ、有害事象／事故を起こす危険をはらんでいることを、ヨーガ指導者は了解しておかねばならないのである。その為の事故補償として、私たち（一社）日本ヨーガ療法学会では学会認定ヨーガ療法士がヨーガ療法士用の民間の損害賠償保険会社と契約出来るようにしている。損保の保険なしに自動車運転をしないように、ヨーガ指導も保険なしの指導では非常識とのそしりを免れないからである。

6. 気づきの言語化の有用性と危険性について

(1) 導師に気づきを話して確認する

　既述のチャーンドーギヤ・ウパニシャッド第4篇に見るヨーガ療法ダルシャナ指導理論で弟子サティヤカーマは、自分の悟りを導師のゴータマ師に語っている。またゴータマ師は弟子の立ち居振る舞いを見て、直ちに悟りの境地をアセスメントしているのである。そして、その気づきが導師の教示と同じだということを確認しているのである。こうした逸話は伝統的ヨーガの伝承中に多々見ることが出来る。以下に再度その記述を記す。

(2) チャーンドーギヤ・ウパニシャッド　第4篇第9章1～3節

> それから彼は導師の家に着いた。導師は言った。「サティヤカーマよ」彼は言った。「はい、何でしょうか？」　　　　　　　　　　　　　　（1節）

> 「まことに愛しき者よ。お前は絶対者ブラフマンを悟った者の如くに輝いている。誰がお前に教えたのか？」彼は答えた。「人間以外のものです。しかし、尊敬すべきお方よ。あなたが私にお教え下さい」　　　　　　（2節）

> 「それというのも、尊敬されるべきお方よ。導師から伝えられた智慧こそが弟子を解脱させる最高のものであると聞いているからです」サティヤカーマに向かって導師ゴータマも同じ事を言った。その教えの中では何も不明なものは一つもなかった。本当に、一つもなかった。　　　（3節）

〈解説〉

　森の中で永年に渡って乳牛を増やすことに専念していたサティヤカーマは遂に400頭から1000頭にまで増えた牛たちを連れて導師ゴータマの下に戻ってきた。そのサティヤカーマの姿を見て、導師ゴータマはすぐに気づくのである。

導師は言う。"お前は絶対者ブラフマンを悟った者の如くに輝いている。誰が
お前に教えたのか？"しかし、弟子のサティヤカーマはそんな導師に言うのであ
る。"尊敬されるべきお方よ。導師から伝えられた智慧こそが弟子を解脱させ
る最高のものであると聞いているからです"つまり、弟子が悟ったと思っている
ことを導師に再確認してもらい、それが真の智慧になるというのである。であ
るからサティヤカーマの場合も導師ゴータマが"サティヤカーマに向かって言っ
たことと同じ事を言った。その教えの中では何も不明なものは一つもなかった"
となるのである。ヨーガ療法ダルシャナの場合も、生徒／クライアントが気づけ
た執着／誤認知の内容をヨーガ療法士が確認し、間違いのないことを生徒／
クライアントに伝えて更にヨーガ療法実習への励ましをするのである。こうした
ヨーガ療法士からのファシリテート（支援・助力）に支えられて生徒／クライア
ントは更に人格向上の高みへと歩みを進めて行けるのである。以上、サティヤ
カーマが持つに至った絶対的な智慧は金銀財宝などでは買うことはできず、た
だ熱意ある努力／タパスだけによってそれを身につけられるのである。ヨーガ
療法の場合も、生徒／クライアントが自身の問題理解に関して、その根本の執
着／誤認知までの理解を求めない場合にはそれ以上のファシリテートをヨーガ
療法士はする必要はない。実習目標の一致が得られないからである。現代医
学においても手術までを望まないクライアントには外科医はそれ以上の治療は
できないからである。ヨーガ療法指導の場合も、生徒／クライアントの健康促
進に対する希望を励ましはするが、しかし、本書が表すヨーガ療法ダルシャナの
どのレベルまでの健康促進を指導するかは、生徒／クライアントが決めることな
のである。ヨーガ療法士は常に生徒／クライアントとの間で実習目標の合意を
取って指導に臨まねばならないのである。

(3) 仏教の開祖ゴータマ・ブッダの初転法輪：
　　悟りの言語化

　ブッダはブッダガヤーで一人坐禅をして、悟りを開いた。この悟りを誰かに伝えたいと思ったけれども誰もいなかった。しかしかつての修行仲間に説法をしようと決めるのである。これがブッダの悟りを最初に言語化した初転法輪である。その5人の修行仲間がバラナシ北郊のサールナートにある鹿野苑にいるということがわかり、彼はブッダガヤーから鹿野苑までの、およそ200kmの路を10日間で歩いたと伝えられている。彼ら5人は、最初は訝りつつ説法を聞いたが、最後にはゴータマ・ブッダを師と仰ぐようになったと言われている。ゴータマ・ブッダにしても、また、先述のサティヤカーマも、悟り／気づきは言語化して初めてその真理性が証明されるのがインド五千年の智慧なのである。それは実習体験により得られた智慧を言語化して、その真理性が確認されて初めて、その気づき／悟りの正当性が証明されることは、ヨーガ療法ダルシャナにおける言語化も同じことなのである。この生徒／クライアントの気づきの言語化をヨーガ療法士は細心の注意を払って聞かせてもらわなければならない。時にはサティヤカーマの師匠ゴータマがその立ち居振る舞いを見てアセスメントしたようなことも、ヨーガ療法士はせねばならないのである。この場合の言語化は不要となるのである。

　ところで以下に、（一社）日本ヨーガ療法学会主導で実施された依存症クライアントたちへのヨーガ療法指導、特に、ヴェーダ瞑想指導を実施している学会認定ヨーガ療法士たちの指導に関するQ＆Aの一端を紹介する。ヨーガ療法士たちは以下のようにして専門病院、あるいは専門クリニックにてヴェーダ瞑想テーマを選定してヴェーダ瞑想指導というヨーガ療法ダルシャナを実施しているのである。この場合、ヨーガ療法指導の対象者の皆さん方は種々の生活背景を持って専門機関で治療を受けている人々であるから、以下の報告を読んだだけで軽々にテーマを設定しての"瞑想"を生徒／クライアントに指導してはならない。然るべき教育を受けて国家試験を経て、更にキャリアを積んで初めて

"診断と治療"が許される医師たちの持つ専門性同様の研鑽を、私たち（一社）日本ヨーガ療法学会の学会認定ヨーガ療法士も積んでいるからである。学習なくして事故の予防も有効性も期待できないのは、自動車の運転から始まってあらゆる専門分野で言えることであり、弱者に接するヨーガ療法分野には特に要求されることなのである。以下、ヴェーダ瞑想指導の一端を紹介する。

（4）ヨーガ療法士たちの指導に関するＱ＆Ａ
―ヴェーダ瞑想―

質問者（以下質）：ヴェーダ瞑想のテーマを事前にどのように説明をしていますか？

ヨーガ療法士（以下療）：ヴェーダ瞑想指導の最初に瞑想のテーマについて説明をして、実習中にも何かヒントになればと数分間テーマの説明をしています。

質：ヴェーダ瞑想の後には、参加者の皆さんに気づきを言語化してもらっていますか？

療：その時の瞑想のテーマによって言語化のシェアをするときと、しないときがあります。言語化ができない人もいます。それで、フェイススケール（VAS：Visual Analogue Scale）も記入できるようにしてありますので、そこにヴェーダ瞑想実習の気づきを文字で言語化して貰うようにしています。中には毎回『リラックスしました』としか言わない人もいますが、それでも、何か感じていると思われますので、気づきの言語化を無理強いはしません。それでもヴェーダ瞑想指導の時間の中で、ヨーガ療法士と生徒／クライアントとの間での一対一のコミュニケーションは、できるだけ３回（指導開始前にプリントを手渡しする時、体調・要望の聞き取り時、瞑想後のシェアまたはヨーガ療法実習後の感想を伺う時）するようにしています。

質：フェイススケールはどのように使われていますか？

療：VASは、施設側が実習する部屋の入り口に置いてくれています。VASの

記載はしてもしなくても良いのでと強制はしていません。「自由にしてくださ
い。使っても使わなくても良いですよ」と言っています。中には、ヨーガ療
法実習全体の効果を感じて、例えば痛みなどの変化を書いてくださる人も
います。

質：ヴェーダ瞑想の導入や、テーマ選定はどのようにしていますか？

療：ヴェーダ瞑想は、ヨーガ療法指導の初回時から取り入れています。最初は
大きな紙にテーマを書いて、それを見せながら瞑想の仕方の説明をしまし
た。途中からは、個々の参加者に直接渡すプリントの中に書くようにしまし
た。テーマ選定に関してですが、最初の頃は肉体次元のテーマを選んでい
ます。例えばリラックスについてでは、「リラックスをした経験は？」とか「緊
張している自分に気づいて良かった事」とかです。リラックスできないとか、
リラックスしてはいけないと思い込んでいる執着／誤認知があるとアセスメ
ントしましたので、こうしたテーマを選びました。また、テーマ選定は、肉体
次元から始めて、次第に精神面にシフトするようにして、例えばヨーガ療法
で良く言われる『心のスピードがどうか』というようなテーマを入れたりして
います。その内に、全体のシェアリング時に、色々な発言がありますので、そ
の内容も次回以降のテーマとして採用して入れています。例えば「自律神
経」といったキーワードについてなどです。ある発言をした人に向けて、ヨー
ガの智慧を伝えるにはどのヴェーダ瞑想テーマが良いかと考えて決めるよ
うにもしています。しかし、その発言した人には響かなくても、他の人の心に
響く場合もあるので、ともかく毎回のヨーガ療法指導時にこのヴェーダ瞑想
指導は行っています。

　私の施設では、最初にヴェーダ瞑想の指導をしたときに、「人間馬車説」
の説明をしました。人は肉体だけではなくて、呼吸もコントロールできるし、心
もコントロールできる構造論と機能論があるという説明です。その上でまず
は、自分の呼吸を意識する事からヴェーダ瞑想指導を始めました。それでも
自分の呼吸に意識を集中できない人もいますし、テーマを出してもそれに集

中できない人もいます。しかし、呼吸に意識をとどめておくことは案外にできるようになり、そうすると呼吸という一点に集中しますので、ざわついた心が収まってきますから、その為の練習になればと行っています。あるいはテーマとしては、「感謝したこと」に繋がるようなテーマなども良く使います。ネガティブなテーマより、ポジティブなテーマを選ぶようにしています。人に認めてもらっていないと感じる人は勿論なのですが自己肯定感が少ない人が多いように感じています。自分自身を責めたり、迷惑をかけていると感じている人が多いので、自分を認めてあげられるような瞑想をなるべくしています。

　私の場合は、ヨーガの智慧を伝えたいと専門用語で説明するよりも、わかりやすい身近なことをテーマにした方が良いと実感しています。参加者の皆さんが取り組みやすいテーマを選ぶということです。中には、瞑想の時間が睡眠の時間になっている人もいますが、それはそれで良いと思っています。

質：瞑想の後の開示の時にコメントはどのようにされていますか？

療：例えばAA（アルコホーリクス・アノニマスAlcoholics Anonymous：無名のアルコール依存症者たち）の集いの時同様に、基本対応として参加者のヴェーダ瞑想実習後の発言に対して肯定も批判もしないように心がけています。その理由は、参加者が良いことを言わないといけないと思うと、良くないことは開示できないといった理解になるからです。しかし、良いことを言うとうっかり「良かったですね」と言ってしまうこともありますので、気をつけています。

質：個人実習メニューをどのようにされていますか？

療：自宅では「どうしてするのか忘れた」といった開示があったので、グループで実習を行ったら、個人実習メニューに入っている技法もあるので、しっかり覚えるように促しています。しかし、忘れる人もいるので、自宅実習はまだ習慣になっていないと思います。また初参加の人が入ると説明に時間がかかったりします。しかし、感染症の蔓延で参加者が少なくなっているので、自宅でしっかりできるように指導しないといけないと感じています。

質：指導内容の時間配分はそれぞれどうでしょうか。

療1：インフォームド・コンセント／合意（IC）とヴェーダ瞑想テーマの説明など
で、約30分かかります。それからアーサナ・呼吸法・DRT合わせて45分。
アーサナ後半に個人実習メニューの説明と実習で30分。瞑想とその言
語化シェアが15分位です。参加人数によっては少し長く取っていますが、
全部で2時間ですね。

療2：私の施設では、最初の体調・要望などの聞き取りで、30分から40分。
アーサナ指導を30分、ディープ・リラクゼーション・テクニック（DRT）も入
れます。呼吸法は2～3種類、ヴェーダ瞑想は3分、最後の言語化のシェ
アに10分から15分です。

質：今日は有り難うございました。

〈解説〉

このヨーガ療法専門家による情報交換では、同じ疾患を持つクライアントたち
に、ヨーガ療法をどのように指導しているかということが話し合われている。ひ
とくくりに医療機関と言っても、それぞれの施設ではヨーガ療法指導の環境が
異なるし、また、入院患者だけを指導する場合と、デイケアのセクションでヨー
ガ療法を指導する場合も異なってくる。ヨーガ療法士はこのように他職の専
門家たちとの共同作業を行うことも多いのである。そうした場合、ヨーガ療法
指導が果たして健康促進効果をもたらしているのかどうかが問われるわけで
ある。一般のヨーガ・クラスの場合は、参加費を生徒さんが自分で払って、自
分の意志で参加して来るわけであるから、その実習効果についても“気持ち良
かった”“リラックスできた”等、実習効果があったことを開示してもおかしくはな
い。参加費を支払った分、その元を取ろうとしてしっかり実習するのは当然な
人間心理だからである。しかし、こと医療施設や福祉施設の場合は、施設側
から言われてヨーガ療法実習に参加しているわけである。実習者側の実習にか
ける動機が全く異なるのである。こうした指導環境下では、まず他職の専門家

にヨーガ療法指導の有効性、危険でないことを示さなくてはならない。有効性に関しては本書の前半に記したので、読者の皆さんもお読み頂いていると思うが、実習者の皆さんがヨーガ療法実習をどう感じているかも一つのエビデンス／証拠として施設側に知ってもらう必要がある。そこで参加者にお願いして、上記のようなVASに記入してもらうこともあるわけである。ヨーガ療法士はこうして種々の条件を良く理解して、他職との連携の仕方も良く理解して所謂"ヨーガ"を療法として伝える術を持っているのである。こうした他職との連携の為の教育も受けていないと、ヨーガ療法を種々の医療・福祉施設で指導するわけには行かないのである。

7. 理智教育（理想的行為基準に準拠）としてのヴェーダ瞑想テーマ選定

Step4の解説の最後に再度、ヴェーダ瞑想テーマ選定に関して補足する

（1）カルマの理想型に近づける

① ヨーガ療法士はカルマの理想型を見立て基準として生徒／クライアントの不健康な行動（アダルマ）をアセスメントする

② アダルマ修正時に生徒／クライアントを非難してはならない。採用する全てのカルマの正解もヨーガ療法士は言ってはならない

③ カルマ・ヨーガが教える物語を活用する。伝統的ヨーガには例えば、ヴェーダ聖典を編纂した聖者ヴェーダ・ヴィヤーサ師の子息スッカ少年の自制に関する逸話やタマリンドという大木の葉の数だけの再生を喜んだ行者等の話が伝わっている。また、インドには、有名なパンチャタントラという寓話もある。こうした逸話や寓話を活用して伝統的ヨーガの智慧を平易に生徒／クライアントに説明して実習目標の一致を見るようにする。

④ ヴェーダ瞑想実習後には必ずヨーガ療法士も瞑想後の気づきを語り、その

上で生徒／クライアントの感想を聞き取る。

(2) Step⑤ ヴェーダ瞑想（マナナ）後の聞き取りをして ニディディヤーサナに導く

　ヴェーダ瞑想実習は毎回のヨーガ・クラス時だけの実習では不十分である。生徒／クライアントの日々の心の働かせ方の中にインド五千年の智慧を根付かさねばならない。その為には日常生活の中でもヴェーダ瞑想実習が行われていなければならない。

　そこで以下のような工夫が必要である。しかし、これらはヨーガ療法士の専門分野の学びになるので、（一社）日本ヨーガ療法学会主催のヨーガ療法士養成講座の中で正式に学んで頂きたい。国家試験を通過していない医師が医療行為をすれば医事法違反となるのと同じと思って頂きたい。

① ヴェーダ瞑想後には必ず自宅実習できるヴェーダ瞑想テーマを提案して、合意を得て個人実習メニューを手渡す。

② 次回ヨーガ療法指導時の瞑想実習時に自宅実習の感想を聞き取り、新たなヴェーダ瞑想テーマを提案する。

(3) ヨーガ療法士による症例報告実例

　それでは以下に、（一社）日本ヨーガ療法学会の毎年1回の研究総会時にヨーガ療法士によって発表されている症例報告を例記して、ヨーガ療法士の活動を知る一助とさせてもらいたい。

① 足の痺れに対するヨーガ療法指導報告

　【実習者】　60歳代　女性　主婦

　【主　訴】　右臀部から右太ももの痺れ

　【診断名】　なし

　【現病歴】　X−3年（58歳）、時折臀部から太ももの痺れを感じ、痺れを強

く感じたり感じなかったりを繰り返していた。対処法としてストレッチをしていたが改善までには到らなかった。X年（59歳）知人の紹介でヨーガ療法実習を開始した。

【ヨーガ療法歴／主訴・症状変化】　初回インテーク面接において主訴の下肢の痺れの開示があり、主訴改善・目標一致のインフォームド・コンセント合意（IC）を得た。X年（59歳）sVYASA健康自己判定表（sVYASAGHQ）A肉体の健やか度16/21点、B感情の健やか度12/21点、C対社会の健やか度8/21点、D自己存在の健やか度21/21点、合計57/84点で良好。YG性格検査の性格類型D型。数年介護に追われ慢性疲労に気づかず過ごすが、両親の他界を機に疲労を感じたとの言からヨーガ・スートラ乱心ヨーガ療法アセスメント半構造化面接の手引き（SSIM-YSSMA）①病気5/5点、②無気力4/5点、③疑い3/5点、④不注意4/5点、⑤怠慢3/5点、⑥渇望3/5点、⑦妄想3/5点、⑧新たな境地を見出せぬ事4/5点、⑨心の不安定さ5/5点。これにより心の乱れを理智鞘と歓喜鞘不全、呼吸の浅さを生気鞘不全、失体感を意思鞘不全、下肢の痺れを食物鞘不全とヨーガ療法アセスメント（YTA）した。ヨーガ療法インストラクション（YTI）としてプラーナーヤーマ実習に腹式呼吸、完全呼吸。アーサナ実習に緊張と弛緩の意識化のアイソメトリック技法と、ゆっくりとした動作のスークシュマ・ヴィヤヤーマを指導した。瞑想法はヴェーダ瞑想（生きがいは何かをテーマ）として、週1回実習日、自宅で週2回実習。12週間後の症状変化CCCとして、sVYASA健康自己判定表（sVYASAGHQ）A肉体の健やか度16→19/21点、B感情の健やか度12→20/21点、C対社会の健やか度8→14/21点、D自己存在の健やか度21→21/21点、合計57→74/84点。YG性格検査、類型判定D→D型で、D抑うつ性0→0/20点、C回帰性傾向3→0/20点、I劣等感の強いこと1→0/20点、N神経質3→4/20点、O客観的でないこ

と3→2/20点、Co協調的でないこと0→2/20点、Ag愛想の悪いこと10→5/20点、G一般的活動16→14/20点、Rのんきさ7→2/20点、T思考的外向15→14/20点、A支配性16→14/20点、S社会的外向8→8/20点。以上を踏まえてヨーガ・スートラ乱心ヨーガ療法アセスメント半構造化面接の手引き（SSIM-YSSMA）①病気5→1/5点、②無気力4→1/5点、③疑い3→1/5点、④不注意4→3/5点、⑤怠慢3→2/5点、⑥渇望3→1/5点、⑦妄想3→1/5点、⑧新たな境地を見出せぬ事4→1/5点、⑨心の不安定さ5→1/5点とYTAした。

【本人に基づく現状報告】　副甲状腺機能低下症の影響で骨粗鬆症となった為、アイソメトリック・アーサナで骨や筋肉を強化することと、瞑想や呼吸法の時間が自分の癒しの時間になる事を実感したので、今後もヨーガ療法実習を継続したいと思います。

〈解説〉||||||||||||||||||||||||||||||||||||||||||||||||||||||||||||||||||||||||||||||||||

　この症例の女性の場合"数年介護に追われ慢性疲労に気づかず過ごすが、両親の他界を機に疲労を感じた"とあるように、自分の心身状態をかえりみる余裕がないご両親への介護生活を送った後での不調ということであった。しかし、各種心理テストや半構造化面接得点変化に見られるように、ゆっくりとした動作のスークシュマ・ヴィヤヤーマや、生きがいは何かをテーマとしたヴェーダ瞑想指導によって、sVYASAGHQのC：対社会の健やか度8→14/21点も促進されて健やか度を増した分、Ag愛想の悪いこと10→5/20点と減点し、ヨーガ療法士側からの半構造化面接得点もSSIM-YSSMAの⑧新たな境地を見出せぬ事4→1/5点、⑨心の不安定さ5→1/5点と減点したとアセスメントされている。ヨーガ療法のエクササイズとヴェーダ瞑想指導の効果がしっかり出ている症例だと言える。

② 中学生のメンタルトレーニングとしてのヨーガ療法指導

【実習者】 15歳　男子　身長168cm　体重58kg　職業　中学3年生

【主　訴】 動揺しない強い心の育成・部活動からくる肉体の痛み

【診断名】 なし

【既往歴】 （0歳）A小児科B医師により乳製品アレルギーと診断

【家族歴】 父（46歳）鼻炎　母（43歳）アトピー性皮膚炎

【生育・生活歴】 一人っ子。X－15年（0歳）誕生後間もなくして粉ミルクでアレルギー反応が出たため乳製品を排除する食生活を送るがX－9年（6歳）で完治。X－9年（6歳）より剣道を始め幼少期から各地の大会へ出場。中学からは剣道部へ入り、毎日稽古と大会出場の日々。学校生活では学級会長を務めクラスのリーダー的存在である。父（46歳）母（43歳）との3人暮らし

【現病歴】 X－2年（13歳）部活動でレギュラーとなりプレッシャーや緊張の毎日。肉体を酷使した稽古から手首痛や筋肉の疲労あり、母親がヨーガ療法士の勉強を始めた為ヨーガ療法実習を開始する。

【ヨーガ療法歴／主訴・症状変化】 X年6月（15歳）より週1回約30分の指導。ヨーガ療法開始時に部活での肉体の痛み（筋肉や手首）心の疲れの開示があった。初回時sVYASA健康自己判定表（sVYASAGQH）では、A肉体の健やか度14/21点、B感情の健やか度16/21点。POMS2のT得点は、AH怒り53点、TA緊張不安60点。FI疲労無気力50点、CB混乱当惑64点であった。YG性格検査での性格類型はB型であった。ヨーガ療法ダルシャナより、心の疲れとは部活の顧問に対しての不満、指導方法に納得がいかないことなどから、バガヴァッド・ギーター行為力ヨーガ療法アセスメント半構造化面接の手引き（SSIM-BGAK）より、A二極対立平等感2/5点、B感覚器官の制御力2/5点、C集中力4/5点、D有限無限の識別力3/5点とアセスメント（YTA）した。これらのストレスから自信喪失や

心の動揺に繋がり自分の力が発揮出来ていないものと見立てた。ヨーガ療法を実習することで周囲に翻弄されない強い心造りを目指すこと、試合での集中力アップ、体の痛みを和らげていくことで実習目標一致のインフォームド・コンセント／合意（IC）を取り、ヨーガ療法インストラクション（YTI）としてはブリージング・エクササイズ、スークシュマ・ヴィヤヤーマを指導。自分自身の肉体に集中できるよう指導した。メンタルトレーニングとしてはヴェーダ瞑想法を取り入れ、今までの試合内容を振り返る瞑想、自分の心を内観する瞑想、失敗しても怖くないと思う心を作る瞑想、自分はどんな人たちに支えられ今生きているかを考える等、さまざまなテーマで瞑想を指導。実習前後のsVYASA健康自己判定表（sVYASAGQH）では、A肉体の健やか度14→20/21点、B感情の健やか度16→21/21点と上がり、POMS2では、AH怒り53→42点、TA緊張不安60→56点、FI疲労無気力50→38点、CB混乱当惑64→50点と点数が下がっていた。実習前後のYG性格検査の性格類型ではB型からD'型（不安定型から安定型）へ変化した。以上をふまえて実習前後のSSIM-BGAKでは、A二極対立平等感2→4/5点、B感覚器官の制御力2→4/5点、C集中力4→5/5点、D有限無限の識別力3→4/5点と点数が上がったとヨーガ療法アセスメント（YTA）した。症状変化（CCC）としてヨーガ療法実習中のX年6月から9月の部活引退までに出場した大会では、団体準優勝2回、3位入賞、全道ベスト8位（全国大会出場権獲得）1回、個人3位入賞2回、昇段試験二段合格等、大変好成績を収めることができた。

【本人の語りに基づく現状報告】　ヨーガ療法実習中は眠気がすごく力が抜けてリラックス出来ました。瞑想法では試合時間と同じ3分間瞑想をした中で自分の得意技がよく見れて自信にあふれている様子を瞑想することができました。最後は自分自身との戦いなのだと思いました。

③ 体幹を鍛え運動能力を向上させたいサッカー少年への
ヨーガ療法指導報告

【実習者】　13歳　男子

【主　訴】　体幹の筋肉が弱い。体が硬い

【生育・生活歴】　父母、姉、祖母の5人家族。父は小学生のサッカーチームのコーチ。本人はサッカー部に所属し厳しい練習に励んでいる。

【現病歴】　小学校1年からサッカーを始めた。中学生になり、3年生との間に歴然とした差を感じ、憧れのサッカー選手の著書から影響を受け、体幹を鍛え、柔軟性を高めることが、自身を補強する方法だと思い知人の紹介でヨーガ療法実習を開始した。

【ヨーガ療法歴/主訴・症状変化】　X年3月（小学6年）から6ヶ月間、2ヶ月に1回約60分、自宅で指導。初回の療法実習におけるインテーク面接で、サッカー上達のため、体幹の筋肉を鍛え、柔軟性も向上させたいとの強い希望があり、主訴改善目標一致のインフォームド・コンセント/合意（IC）を得た。了承を得て、生理的データと心理テストを初回と3目目に実施した。ヨーガ療法ダルシャナ（YTD）では、休まず体幹トレーニングをしているが、焦りがあると判断。理智鞘の誤認知があると推測し、バガヴァッド・ギーター行為力ヨーガ療法アセスメント半構造化面接の手引き（SSIM―BGAK）のA二極対立平等感得点が、1/5点。決めたことに対し、何か言われるとイライラするとの言動から、ヨーガ・スートラ乱心ヨーガ療法アセスメント半構造化面接の手引き（SSIM―YSSMA）⑥渇望4/5点、⑧新たな境地を見いだせぬ事4/5点と、その言質をヨーガ療法アセスメント（YTA）した。ヨーガ療法インストラクション（YTI）として、リラックスすることと下肢の柔軟性を高めることを目的に、有音のブリージング・エクササイズを指導した。体幹強化法として更に負荷がけが強いアイソメトリック・スロー・アーサナ・ブリージング・エクササイズを腹筋の意識化のために腹部を触りながら実習するよう指

導し、肉体を客観的に観察する時間を作った。インスタント・リラクゼーション・テクニック（I・R・T）を指導し落差の大きい緊張と弛緩を体感。ヴェーダ瞑想で「今の自身が既に十分に持っているもの」をテーマに指導した。2回目のヨーガ療法実習時X年6月（中学1年）も7月に迫ったサッカーの大会に向けて集中していて、SSIM-YSSMA⑥ 4→4/5点、SSIM-BGAK A1→1/5点、変わりなしとYTAした。初回実施のアーサナを週に5日実習したとの言を得、アイソメトリック・スロー・アーサナ・ブリージング・エクササイズでは、腰背部を鍛錬する内容を指導、その後インスタントリラクゼーション・テクニックを指導。集団行動できない友達を面倒に思うとの言質から、SSIM-YSSMA⑧4→4/5点とYTAしたので、ヴェーダ瞑想「この人生は、自分独自のものだ。大切に生きよう」をテーマに指導した所、今の努力が、人生に役に立つと思う、と前向きな言葉が聞けた（症状変化CCC）。3回目ヨーガ療法実習X年8月は部活後にヨーガ療法ダルシャナ（YTD）から始めた。先輩に当たり負けすることは少ない、国外開催サッカーキャンプの招待選手に選ばれた、と自信にあふれた言質があった。皆のおかげだと話し、貪りの思いから感謝の思いへ変化があり、SSIM-YSSMA⑥4→2/5点とYTAした。YTIとして前回と同じ内容で指導したあと、スカ・プラーナーヤーマ呼吸法を指導した。他人の指摘にイライラするとの言質から、ヴェーダ瞑想では、「理不尽なことに対し、愚痴を言わずに乗り越えた経験」を指導した。コーチから指摘を受けても、集中するだけだ、と話したことからSSIM-BGAKのA1→3/5点、生理データでも、呼吸数20→12回/分、心拍数71→60回/分、止息時間16→24秒、収縮期血圧117→103mmHg、拡張期血圧61→56mmHg。止息時間、呼吸数、血圧数値から、気持ちの高ぶりも収まったと考察した。上記から主訴は改善され瞑想により精神的成長も促せたと見立てた。

【本人の語りに基づく現状報告】 体幹については、かなり当たり負けしなくなり強くなりました。どの筋肉を使っているのか分かるようになりました。太腿は柔らかくなったと思います。

〈解説〉||||||||||||||||||||||||||||||||||||||||||||||||||||||||||||||||||||||||||||||||||||||||||||

　中学生のスポーツ少年のケースであるが、"体幹トレーニングをしているが、焦りがあると判断"とヨーガ療法士はアセスメントしている。そこでアイソメトリック・スロー・アーサナ・ブリージング・エクササイズで腰背部の体幹を鍛錬する内容と、ヴェーダ瞑想では「今の自身が既に十分に持っているもの」をテーマで自信に結びつけるダルシャナ指導をし、更には「理不尽なことに対し、愚痴を言わずに乗り越えた経験」を指導している。その結果、5ヶ月後には"先輩に当たり負けすることは少ない、国外開催サッカーキャンプの招待選手に選ばれた、と自信にあふれた言質があった。皆のおかげだと話し、貪りの思いから感謝の思いへ変化があった"とヨーガ療法士はアセスメントできている。本人の語りもその見立てを裏付けており、ヨーガ療法の体幹鍛錬とヴェーダ瞑想による心のストレス・タフ訓練が奏功した症例報告と言える。

④ 憂うつ・倦怠感と自己肯定感の低さに対するヨーガ療法指導報告

【実習者】　55歳　女性

【主　訴】　憂うつ・倦怠感・自己肯定感の低さ

【診断名】　なし

【生育・生活歴】　2歳で両親が離婚。父方の祖母、叔母、4歳上の姉と4人で暮らす。7歳で父が再婚。父は赴任地で継母と暮らし、それ以後父とは別居のまま。11歳異母弟誕生。22歳大卒後就職。25歳結婚。42歳近所のヨーガ療法をベースとするヨーガ教室に通い始める。47歳長女大学進学のため家を離れる。53歳長女大卒後就職。X年現在は夫（55歳）と2人で暮らす。

【現病歴】　長男・長女が不登校であった頃は憂うつ・不安感が強く自己肯定感も低かったが、長男の死亡後憂うつ・不安感なし。長女が家を離れる頃より憂うつ・倦怠感再燃。子育てが終わり、55歳でヨーガ教師となる勉強の開始とともにヨーガ療法実習開始。

【ヨーガ療法歴／主訴・症状変化】　X年4月（55歳）ヨーガ療法実習開始。初回インテーク面接で主訴、生育・生活歴の開示があり、心理的ストレス軽減の実習目標一致のインフォームド・コンセント／合意（IC）と同意も得た上、sVYASA健康自己判定表（sVYASAGHQ）、POMS、STAI心理検査実施。sVYASAGHQの健康度総得点61/84点、POMS（T得点）V活力51点、STAI特性不安（TA）37点、状態不安（SA）40点でともにⅢ段階：普通であった。長女が家を出た頃憂うつが再燃していることから、注力していた子育ての終了に伴う燃え尽きの状態をストレスと思うとの言を踏まえてヨーガ・スートラ誤認知ヨーガ療法アセスメント半構造化面接の手引き（SSIM-YSAM）A有限・無限の誤認知5/5点、D非我・真我の誤認知4/5点、ヨーガ・スートラ乱心ヨーガ療法アセスメント半構造化面接の手引き（SSIM-YSSMA）②無気力4/5点、更に不登校の子を信じられなかったことからスピリチュアリティー・ヨーガ療法アセスメント半構造化面接の手引き（SSIM-AS）D他人への疑念制御力2/5点と理智鞘の不全が主訴発現の要因とヨーガ療法アセスメント（YTA）した。ヨーガ療法インストラクション（YTI）としてX年4月〜7月に月1回計4回のサイクリック瞑想指導、X年12月〜X＋1年3月（56歳）に計3回のオーム瞑想指導を実施。その後、歓喜鞘にある記憶を認知する理智鞘に問題ありとみてX＋1年11月（56歳）に7日間の集中内観体験。症状変化（CCC）ではサイクリック瞑想前と内観瞑想後の心理テストの結果で顕著な変化が見られた。sVYASAGHQの健康度総得点61→81/84点、POMS・POMS2（T得点）V51→83点と健康度、活力、ストレス対処能力が増加し、STAIではTA37→22

点（Ⅲ段階：普通→Ⅰ段階：非常に低い）SA40→21点（Ⅲ段階→Ⅰ段階）であり特性不安、状態不安ともに減少があった。特に変化しにくいと言われる特性不安に２段階の減少が見られた。更に本人の言質もありSSIM-YSAMのA5→2/5点、D4→1/5点、SSIM-YSSMAの　②4→2/5点、SSIM-ASのD2→5/5点と評価し、全ての主訴は改善された。

【本人の語りに基づく現状報告】　育った環境の影響もあり自分に自信が持てず、ヨーガの智慧について学んでも自分の中に真我という核があるとは実感できませんでした。息子の存在を丸ごと認め、受け止められる母であったらとの思いがずっとあり、ヴェーダ瞑想で過去の記憶に囚われている自分に気付き、内観を体験しました。集中内観では今まで多くの人に支えられ、愛情を受けてきた事に気付き、自分の中は空虚ではなく沢山の愛に満たされていたのだとの思いが湧きました。今までとは全く違って、自分自身が根を張っていて揺るがない気持になり、私だけでなく全ての人が感謝と喜びに満ちた存在である、と思えるようになりました。不安だらけだったのに、安心して全く違う世界にいるようです。今までの全てがあって今の私があるのだと思います。迷いもなくなり、とても清々しく穏やかな気持ちです。

〈解説〉||||||||||||||||||||||||||||||||||||||||||||||||||||||||||||||||||||||||||||||||||||||||

　この女性の場合、幼少時の両親離婚、異母兄弟の中での成長、結婚後の我が子の不登校や逝去など多難な人生を歩んできた割には、心の不安傾向を調べるSTAI検査では、特性不安（TA）37点、状態不安（SA）40点でともにⅢ段階：普通であった。しかし、長女が家を出た頃憂うつが再燃していることから、注力していた子育ての終了に伴う燃え尽きの状態をストレスと思うとの言をヨーガ療法士は聞き取っている。そこで１週間の"内観瞑想"の中で、親をはじめ周囲の人たちから"して頂いたこと"を集中的に調べてもらった。それが奏功して、幼少時からの孤立感・不安感が一気に解消されて「今まで多くの人

に支えられ、愛情を受けてきた事に気付き、自分の中は空虚ではなく沢山の愛に満たされていたのだとの思いが湧きました。今までとは全く違って、自分自身が根を張っていて揺るがない気持になり、私だけでなく全ての人が感謝と喜びに満ちた存在である、と思えるようになりました。不安だらけだったのに、安心して全く違う世界にいるようです」との言を得ている。ヴェーダ瞑想的テーマを持った内観瞑想の奏功例と言える。

⑤ 高血圧症に対するヨーガ療法指導報告

【実習者】　67歳　女性　152cm　49kg　心理相談業務

【主　訴】　手足の冷え、不安感

【生育・生活歴】　4人兄弟の長女として誕生。子供の頃の性格は明るく、元気で、サッカー、バスケットボール、バレーボールなどさまざまなスポーツが好きだった。その後、結婚し、2人の子供を出産する。X年現在、2人の子供は独立し、夫と2人暮らし。

【現病歴】　X−2年（65歳）頃より血圧が上昇し、加齢とともに徐々に上昇していた。X−1年（66歳）血中LDLコレステロールの数値が1年間で倍に上昇した。大腸ガンの再発防止のため、体の健康維持と免疫力強化を目的として、X年（67歳）知人の紹介でヨーガ療法実習を開始する。

【ヨーガ療法歴/主訴・症状変化】　X年3月（67歳）からX年7月、月1回ペースで約45分（全4回）のヨーガ療法を指導した。初回インテーク面接で主訴の開示があり、主訴改善実習目標一致のインフォームド・コンセント/合意（IC）を得た。初回時の健康事自己判定結果（sVYASAGHQ）総合計は良好の75/84点（A肉体の健康度20/21点・B感情の健康度20/21点・C対社会の健康度15/21点・D自己存在の健康度20/21点）であった。STAIでは、特性不安（TA）32点（低いII段階）、状態不安（SA）31点（普通III段階）であった。ま

た、実習当初のヨーガ療法ダルシャナ（YTD）において、仕事や趣味で毎日が多忙であり、また仕事では頼まれると断れないとの発言があった。以上を踏まえて、ヨーガ・スートラ乱心ヨーガ療法アセスメント半構造化面接の手引き（SSIM-YSSMA）では⑥渇望得点が4/5点、ヨーガ・スートラ誤認知ヨーガ療法アセスメント半構造化面接の手引き（SSIM-YSAM）でD非我・真我の誤認知得点が5/5点と高く、人から頼まれると断れない性格特徴から理智鞘の乱れが生じ、慢性的に交感神経優位の状態となって、体の緊張状態が続いたことが主訴発現の原因の一つになっているとヨーガ療法アセスメント（YTA）した。ヨーガ療法インストラクション（YTI）としては、アイソメトリック・スークシュマ・ヴィヤーヤーマ、サイクリック・メディテーションおよびヴェーダ瞑想（テーマとして「忙しい状況でも落ち着いて行動したことでうまくいった体験」）を指導した。初回実習前の血圧は収縮期血圧163/拡張期血圧90mmHgであり、実習後でも165/88mmHgとほとんど変化が見られなかったものの、実習後はリラックスを感じ、体と心が落ち着いているとの発言があった。X年（67歳）4回の実習が終了した時点での症状変化（CCC）として、実習前134/75mmHg→実習後142/82mmHgとなり、実習後に上昇がみられたものの、初回実習時と比較して血圧の低下が見られた。また、sVYASAGHQの結果、総合計点は、良好の75→80/84点（A20→20/21点、B20→21/21点、C15→18/21点、D20→21/21点）で実習後に5点増加した。STAIではTAが32→24点（低いⅡ段階）、SAが31→24点（低いⅡ段階）と低下した。ヴェーダ瞑想では、「自分の行動について振り返ってみると、いつも忙しくしており、何かを決める時もゆっくり考えることが少ないことに気が付いた」との言を得た。また、普段の生活の中で自分自身の緊張とリラックスを感じることができるようになってきたとの実習者の言から、SSIM-YSSAMでは⑥4→3/5点に低下し、SSIM-YSAMでD5→3/5点

と低下したとYTAした。主訴に関しては、手足の冷えはまだ解消され
ていない。一方、特に朝晩の血圧が低下し、安定してきているという本
実習者の発言から、不安感はまだ少しあるものの、解消されつつあると
YTAした。

【本人の語りに基づく現状報告】　ヨーガ療法を行うことで血圧が安定して
きました。特に朝晩の血圧が低下し、落ち着くようになりました。また、
普段の生活の中で、自分自身が緊張やリラックスを感じていることを客
観視できるようになってきました。自宅でも実習を行っていますが、実習
をすることにより、気持ちが落ち着くのを実感できています。

〈解説〉||||||||||||||||||||||||||||||||||||||||||||||||||||||||||||||||||||||||||||||||||

本症例は極めて誠実に心理相談の職務を遂行しているのが原因か、実習当
初のヨーガ療法ダルシャナ（YTD）において、"仕事や趣味で毎日が多忙であ
り、また仕事では頼まれると断れないとの発言があった"とのことである。初回
実習前の血圧は収縮期血圧163/拡張期血圧90mmHgであり、実習後でも
165/88mmHgとほとんど変化が見られなかったとヨーガ療法士は報告して
いる。こうした中でヨーガ療法士は、ヴェーダ瞑想テーマとして"忙しい状況で
も落ち着いて行動したことでうまくいった体験"を調べる指導をしている。その
後、普段の生活の中で自分自身の緊張とリラックスを感じることができるように
なってきたとの実習者の言を得て、ヴェーダ瞑想でも「自分の行動について振り
返ってみると、いつも忙しくしており、何かを決める時もゆっくり考えることが少な
いことに気が付いた」との言も得ている。

【本人の語りに基づく現状報告】でも「ヨーガ療法を行うことで血圧が安定し
てきました。特に朝晩の血圧が低下し、落ち着くようになりました。また、普段
の生活の中で、自分自身が緊張やリラックスを感じていることを客観視できるよ
うになってきました」と実習者が言うように、朝晩の血圧が低下し、安定してき
ているとのことであった。血圧という心身相関が顕著に表れる生理指標が、心

の安定感を生徒／クライアントが自分の努力で造り出すことができた症例と言えると思う。

⑥ 尿漏れ・頻尿に対するヨーガ指導報告

【実習者】　70歳　女性　身長162cm　体重60kg　職業　製菓業パート

【主　訴】　尿漏れ、頻尿

【診断名】　なし

【既往歴】　X−18年（48歳）子宮体癌

【家族歴】　父：胃癌がん死去　母：65歳心臓麻痺死去

【生育・生活歴】　父母、弟の4人家族で育った。中・高とスポーツに打ち込んだ。23歳で結婚し、夫の実家の自営業を夫婦で手伝った。38歳の時に、独立したが、その20年後に不況のため廃業し、パートとして働き始めた。

【現病歴】　X−7年（59歳）にパートとして働き始めた。今まで自営業で、人に気を遣うことなく過ごしてきたので、分からないことを質問するときも不慣れな状態で、緊張感が続いた。上司とのやり取りでも腹が立つことが多くなり、尿漏れや頻尿が気になりだした。友人の紹介でヨーガ療法実習を始めることにした。

【ヨーガ療法歴／主訴・症状変化】　X年5月よりX年11月まで月2〜3回。約60分。初回時のインテーク面接にて主訴の開示があり、怒りを覚える環境も主訴の原因となっていると考えられた。そこで、アーサナと呼吸法で自律神経のバランスを整えながら主訴改善を図る実習目標一致／合意（IC）を得た。最初のヨーガ療法アセスメント（YTA）として行ったsVYASA健康自己判定（sVYASAGHQ）では、A肉体の健やか度18/21点、B感情の健やか度18/21点、C社会の健やか度15/21点、D自己存在の健やか度21/21点。合計点72/81点で良好。SOCは、CD（把握可能感）49/77点、MA（処理可能感）

56/70点、ME（有意味感）45/56点、合計149/203点でストレス耐性があるとアセスメントできた。POMS2のT得点AH怒り52点、CB混乱42点、DD抗うつ46点、FI疲労46点、TA不安46点、F友好51点、VA活力48点。怒りの感情が他の得点と比べて高かった。本実習生からの聞き取りより、これは上司とのトラブルがトラウマになり出てくる怒りと思われたのでヨーガ・スートラ乱心ヨーガ療法アセスメント半構造化面接の手引き（SSIM-YSSAM）での③疑い4/5点とYTAした。また、ヨーガ・スートラ誤認知ヨーガ療法アセスメント半構造化面接の手引き（SSIM-YSAM）B浄・不浄4/5点とYTAした。そこで理智鞘の不全が主訴発現の要因と見立てた。ヨーガ療法インストラクション（YTI）として、立位、座位、仰臥での腹式呼吸指導、スークシュマ・ヴィヤーヤーマ／アイソメトック・スークシュマ・ヴィヤーヤーマを指導した。X年8月、ヴェーダ瞑想で過去にトラブルになった上司との場面を取り上げ「今の自分がその時の自分に何をアドバイスするか」とYTIした。X年12月には sVYSAGHQがA18→20/21点、B18→18/21点、C14→15/21点、D21→21/21点、合計72→73/84点と良好を維持している。SOCについてCD49→56/77点、MA56→59/70点、ME45→48/56点、合計149→163/203点とストレス耐性の伸びが見られた。POMS2ではAH52→48点、D42→41点、DD46→41点、FI46→41点、TA46→36点、F51→61点、VA48→61点とネガティブ要素が減少し他者に対してポジティブ感情が増した。以上の結果と職場での様子の聞き取りより、緊張と怒りの感情をコントロールができるようになり、職場で余裕ができてきたことからSSIM-YSSMAの③4→1/5点、SSIM-YSAMのB4→2/5点とYTAした。アーサナ実習により筋力が付いた。特に骨盤底筋の活性化が図られ本実習者の気になる尿漏れはほぼゼロになった。頻尿については本実習者が自律神経のコントロールを認識し余裕ができたことで職場での緊張による頻

尿は改善された。

【本人の語りに基づく現状報告】　声を出しながらのポーズや呼吸法で尿漏れが改善されるかと思っていましたが、今はくしゃみをしても尿漏れはしません。呼吸法を意識して職場で腹が立った時やっています。家でもポーズや呼吸法を5分くらいと気軽にやっていたら30分は経つことがあります。

〈解説〉||||||||||||||||||||||||||||||||||||||||||||||||||||||||||||||||||||||||||||||||

　本症例は自営という一国一城の主から、他人に使われる身になっての心理的葛藤が肉体の不調を産み出したのかもしれない。ストレス度を測る首尾一貫感覚（Sense Of Coherence／SOC）検査では、CD（把握可能感）49/77点、MA（処理可能感）56/70点、ME（有意味感）45/56点、合計149/203点と普通並のストレス耐性であったが、気分状態を検査する（Profile of Mood States 2nd Edition. POMS2）のT得点では特にネガティブ要素である、緊張と怒りの感情コントロールに問題があったが、7ヶ月間の実習後には"ネガティブ要素が減少し他者に対してポジティブ感情が増し、緊張と怒りの感情をコントロールができるようになり、職場で余裕ができてきたとヨーガ療法士はアセスメントしている。アーサナ実習により筋力が付き、特に骨盤底筋の活性化が図られ本実習者の気になる主訴である尿漏れはほぼゼロになり、頻尿については本実習者が自律神経のコントロールを認識し余裕ができたことで、職場での緊張による頻尿は改善された"とヨーガ療法士はアセスメントしている。種々のライフイベントで私たちの生き方は変化を余儀なくされるわけであるが、しかし、ヨーガ療法実習はそうした生活の変化をサポートできる、極めて有効な手段だと言える症例報告であった。

⑦ 〈総合解説〉

　ここでは6例の症例報告を紹介した。いずれも初回インテーク面接でインフォームド・コンセント／合意（IC）をとり、合意の上でまず肉体次元から

の実習目標の一致の元に、瞑想的エクササイズを指導している。この瞑想的エクササイズの健康促進効果は既に国の研究調査費をもらっての調査研究で実証済みであることは既述している。その上で、各症例ともフォローアップ面接を経ながらヴェーダ瞑想実習へとヨーガ療法指導を進めている。ヨーガ療法インストラクションは、この様に伝統的ヨーガでは弟子に、またヨーガ療法では生徒／クライアントといった指導対象の心身状態に合わせて人間五蔵の状態をアセスメントしつつ進められる、極めてシステマティックで有効なサイコセラピーなのである。

　それでは以下に、日本ヨーガ・ニケタンが実施しているヨーガ療法ダルシャナ・レベル2の、生徒／クライアントの行動変容を促すヴェーダ瞑想指導訓練の概要を紹介する。世間には臨床心理の専門家がいるが、私たちのインド五千年のサイコセラピーも人間教育の手段として永年の智慧を蓄積してきている。そのインド五千年のサイコセラピー技法を身につけさせる第一歩の訓練法の概要である。

8. ダルシャナ・レベル2-5Stepsからなる 行動の変容を促すヴェーダ瞑想指導-

〈ワークショップ〉

　このダルシャナ・レベル2 5Stepsからなる行動の変容を促すヴェーダ瞑想指導は、生徒／クライアントへのインテーク面接とインフォームド・コンセント／合意（IC）を取った後で、実習目標の一致を得てからその行動変容を助けるレベル2段階である。このヨーガ療法ダルシャナ・レベル2練習時は、以下の時間配分に従って行う。

初回のインテーク面接（II）とインフォームド・コンセント／合意（IC）から数週間経た後に、再度のフォローアップ面接を実施し、主訴改善のICに関してその症状変化（CCC）を聞かせてもらい、いつからどのような症状変化があったか、あるいはなかったかと聞かせてもらう。

Step**❷**：〈理智を見立てる〉（5分）

主訴に関係する出来事（いつ・どこで・なにが・どうした）を聞かせてもらい困り事に対する生徒／クライアントの理智の働かせ方をアセスメント／見立てる。

① 最近の主訴／問題に関する出来事を再度その時の状況を詳しく聴かせてもらう。

② その時の五蔵の相関状態を聞かせてもらう（食物・生気・意思鞘・理智鞘〈煩悩を見立てるヨーガ・スートラ第2章3節 無智、自我意識、愛着、憎悪、生命欲が煩悩。ヨーガ・スートラ第2章5節 有無限／浄不浄／苦楽／非真我4種の誤認知〉）但し、この時点では誤認知を伝えてはならない。

何かの忘却記憶が主訴に関係しているのかを見立てる。但し、過去の記憶を問いただしてはいけない。

③ 何かの忘却記憶が主訴に関係しているのかを見立てる。但し、過去の記憶を問いただしてはいけない。

Step**❸**：〈再度のフォローアップ面接をしてヴェーダ瞑想実習のICを取る〉（5分）

更なる主訴改善の為のインフォームド・コンセント／合意（IC）を取り、再度インド五千年の智慧で"理智"に教育をしつつ、次なる課題を説明し、理解してもらい、以下のヴェーダ瞑想技法の実習法と効果を解説して、実習目標の一致を得てから指導の合意（IC）を得るようにする。

Step ④：最適のヴェーダ瞑想テーマをヨーガ療法士は選んで指導する（ヴェーダ瞑想のシュラヴァナとマナナ）（5分）

① ヴェーダ瞑想テーマは生徒／クライアントが更なる自己改革に向かう動機を強化する内容を初級・中級・上級のテーマ選定を考慮して行う

② ヴェーダ瞑想は生徒／クライアントの行動の変容を理想型に近づける実習法とさせるので、上質な行動変容を自分でなし得た体験を追体験してもらう瞑想がまず勧められる

③ ヨーガ療法士はバガヴァッド・ギーターの神的カルマ／チャラカ本集の善性優位のカルマ分類（既述参照）を頭に入れて指導すること

Step ⑤：ヴェーダ瞑想後の聞き取りをしてニディディヤーサナに導く（5分）

① ヴェーダ瞑想のマナナ終了後には生徒／クライアントに質問がないかを聞き、最初に、指導者自身の瞑想での気づきを手短に語り、その後に、生徒／クライアントの瞑想テーマに関する感想を聞く／健やかな気づきを評価する

② 自宅でもこのテーマに沿って行動できるようにニディディヤーサナに導き、ヨーガ療法ダルシャナを終了させる

〈まとめ〉

　専門職としてのヨーガ療法士としてこのヨーガ療法ダルシャナ・レベル２の
"行動の変容を促すヴェーダ瞑想指導"ができるヨーガ療法士になれるよう、
ヨーガ療法士養成講座を受講して頂きたい

Step**❶**：〈主訴の症状変化を共有〉（３分）

Step**❷**：〈理智を見立てる〉（５分）

Step**❸**：〈再度のフォローアップ面接をして最適なヴェーダ瞑想テーマを選定
　　　して、実習のICを取る〉（５分）

Step**❹**：〈選定テーマでヴェーダ瞑想を指導する（シュラヴァナとマナナ）〉（５
　　　分）

Step**❺**：〈マナナの瞑想後の聞き取りをしてニディディヤーサナ（日常の瞑想）
　　　に導く〉（５分）

〈ヨーガ療法ダルシャナ練習後のシェアリング７分〉

　　　　　　　　　　　　　（23分＋シェリング７分で１組合計30分）

　シェアリングでは、ヨーガ療法士役A2分、生徒／クライアント役B3分、時計
係C2分がダルシャナ指導感想をシェアリングする。

　まずヨーガ療法士が誤認知の見立てを言語化して解説し、ヴェーダ瞑想テー
マ選定の理由を説明する。次いで生徒／クライアントがヨーガ療法士の誤認
知見立てと更にヴェーダ瞑想テーマ選択が有効であったかどうか感想を言い、
最後に時計係が全体の感想を言う。

第6章

ダルシャナ・レベル3

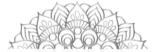

6Stepsからなる誤認知の修正と
ヨーガ療法ダルシャナ

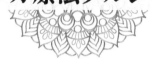

1. ヨーガ療法ダルシャナ・レベル3

**6Stepsからなる誤認知の修正とヨーガ療法ダルシャナは
以下の各Stepから成り立っている。**

Step①:主訴の症状変化を共有（各種心理検査／半構造化面接得点＋言語
ダルシャナ）

Step②:理智を見立てる（無智と誤認知の見立ては伝えない）

Step③:再度のフォローアップ面接をしてヴェーダ瞑想実習のICを取る

Step④:最適のヴェーダ瞑想テーマ選定（シュラヴァナとマナナ）（誤認知の
外堀を埋める）

Step⑤:ヴェーダ瞑想（マナナ）後の聞き取りをしてStep6に導く

Step⑥:誤認知と執着の分析（各種心理検査／半構造化面接得点＋言語ダ
ルシャナ）瞑想後の気づきを聞き取り誤認知と執着の分析を自分でさせて
ニディディヤーサナに導く

　つまり、Step1からStep5までは既述のレベル2であるが、このレベル3で
はその後にStep6が入ってくるのである。つまり、Step6執着／誤認知の修
正がこのレベル3の主要な指導目標となる。生徒／クライアント側からは実習
目標となると言える。その為にはこのStep6に先立つStep5までが、先のレベ
ル2の解説にあるように理想的に実施されてこなくてはならない。ヨーガ療法

士が勝手にこのレベル3に歩みを進めてはならないのである。伝統的ヨーガに新参する者ならばその動機はしっかりしていると概ね言えるが、それとても思い違いして伝統的ヨーガのヨーガ修道院の門を叩く者もいなくはない。そうした場合、私の師匠を見ていると「もう一度家に帰って出直してきなさい」と修道院への滞在も許していなかった。早朝暗い内からの伝統的ヨーガ修行を終えて修道院の受付事務所前を私たちが通る時には、世界中から参集してくる人々が何人も待っている時もあった。そんな時に私たちはどの新参者は滞在を許されるけれども、どの人は師匠から断られるかと推測しあったこともあった。伝統的ヨーガの修道院でも誰かれかまわずに受け入れていた訳ではないのである。町のヨーガ・クラスとは全く違うのである。また、滞在がその日許されたとしても、夕方の瞑想修行時に1時間不動の姿勢で座り抜けなければ、翌日には出て行かされるのであった。伝統的ヨーガにおいても初回のインテーク面接と同じようなことは実施されており、ヨーガ療法のヨーガ・クラスとは異なって厳しく修行の動機と心身の準備状況が見立てられていたのである。ということは伝統的にヨーガの導師は新参者の心の中までも見立てる術を持っていたと言えるのである。この術を分かり易く採用しているのがヨーガ療法であり、ヨーガ療法ダルシャナ・レベル1から2と3へと解説を進めて来ているわけである。ヨーガ療法は伝統的ヨーガ・インド五千年のサイコセラピーの伝統を踏まえてのセラピーだと言えるのである。

　それでは以下に、伝統的ヨーガに見る認知機能修正に関する記述を見ておきたい。

2. ウパニシャッド聖典にみる 認知機能の修正の大切さ

(1) カタ・ウパニシャッド 第4章11節

> 「斯くの如く諸感覚器官の働きをしっかりと制御することが、ヨーガである
> と言われている。この時行者は注意深くあらねばならない。それという
> のもヨーガは（この世を）生じさせ、あるいは消滅させるからである」
>
> （カタ・ウパニシャッド 第4章11節）

〈解説〉||||||||||||||||||||||||||||||||||||||||||||||||||||||||||||||||||||||||||||||||

　最古のウパニシャッド聖典の一つであるカタ・ウパニシャッドには既に記した
ように、ヨーガ行者は自分の心のあり方で世界を造り上げると教えている。こ
れは現代に生きる私たちにあっても"この世は、自分の心の合わせ鏡"であるこ
とを忘れてはならない。私たちは自分の心のフィルターを通して見ているので
あり、その世間や他人の有様が真実の有様であるとは限らないのである。従っ
て、生徒／クライアントの主張するその人が持つ執着／誤認知を通しての事情
に対してヨーガ療法士は注意してその事情を聞かせてもらわねばならない。ま
してやヨーガ療法士自身のバイアス（偏り、先入観）を重ねてしまっては、二重
に真実の有様を隠蔽してしまいかねないのである。生徒／クライアントからの
聞き取りはよほど注意せねばならないし、執着／誤認知をアセスメントする際は
特に細心の注意と深い洞察力を養うヨーガの聖典の智慧が要求されると言え
るのである。こうしたインド五千年のサイコセラピーで活用されてきた智慧の
数々を使いこなさなければ、そこに下されるセラピスト側からのアセスメントは単
なる主観に陥ってしまう。この点において、インド五千年のサイコセラピーが積
み重ねてきた智慧の数々を活用できるヨーガ療法ダルシャナ技法の尊さが強調
されるわけなのである。医学分野でもそうであるが、只単に"だれそれが言っ

た"だけではエビデンスの質は最下位となるが、そのエビデンスが数千年の時を経ても活用され続けてきたことわざや格言同様に、このインド五千年の智慧の有効性が明言できるわけなのである。

　更にこの古ウパニシャッド聖典に属するブリハド・アーラニァカ・ウパニシャドの教えも再度記すことにする。

(2) ブリハド・アーラニァカ・ウパニシャッド
第2篇4章1〜5節

「マイットレーイーよ！」とヤージナヴァルキァ師は言った。「私は今の生活から離れて出家しようと思う。第一夫人のカーティヤーヤニと汝とも別れて暮らそうと考えている」と言った。
(1節)

マイットレーイーが答えて「ご主人様、もしも財宝に満たされたこの全大地が私のものであるならば、その財宝によって私は不死になるのでしょうか？」と言った。ヤージナヴァルキァ師は「そうはならない」と言い「そなたの生活は裕福な人々のようなものになるであろうが、不死にはならない」と答えた。
(2節)

次にマイットレーイーは「それでは、私を不死にさせないものに対して私はどう対処したらよいのでしょうか？　ご主人様、あなたがご存じの不死の境地になる唯一無二の方法をお教え下さい」と言った。
(3節)

ヤージナヴァルキァ師は言った。「そなたは私にとって前から愛しかった。そしてまた、そなたは私の思いに沿った愛しいことを語るではないか。ここに来て座りなさい。教えてあげよう。私の教えを聞いて、その意味について瞑想を施しなさい」
(4節)

ヤージナヴァルキァ師は語った。「考えてご覧。夫が愛されるが故に、夫が愛しい存在なのではない。アートマンが愛しいが故に、夫が愛しいのである。妻が愛される故に、妻が愛しい存在なのではない。アートマンが愛しい故に、妻が愛しいのである。息子たちが愛されるが故に、息子たちが愛しい存在なのではない。アートマンが愛しいが故に、息子たちが愛しいのである。財産が愛されるが故に、財産が愛しい存在なのではない。アートマンが愛しいが故に、財産が愛しいのである。バラモンが愛されるが故に、バラモンが愛しい存在なのではない。アートマンが愛しいが故に、バラモンが愛しいのである。クシャトリヤが愛されるが故に、クシャトリヤが愛しい存在なのではない。アートマンが愛しいが故に、クシャトリヤが愛しいのである。諸世界が愛されるが故に、諸世界が愛しい存在なのではない。アートマンが愛しいが故に、諸世界が愛しいのである。神々が愛されるが故に、神々が愛しい存在なのではない。アートマンが愛しいが故に、神々が愛しいのである。生類が愛されるが故に、生類が愛しい存在なのではない。アートマンが愛しいが故に、生類が愛しいのである。万有が愛されるが故に、万有が愛しい存在なのではない。アートマンが愛しいが故に、万有が愛しいのである。マイットレーイーよ、アートマンこそ悟られねばならない。聞かれねばならないし、考えられねばならないし、瞑想されねばならない。聞くことにより、考えることにより、瞑想することにより、この万有は悟られるのである、マイットレーイーよ」

(5節)

〈解説〉||||||||||||||||||||||||||||||||||||||||||||||||||||||||||||||||||||||||||||||||||

　本章節も既述してあるが、夫婦が別れる時において、財産を置いて行くと言う夫に対して、それをもらって女房としてこの女は幸せになるのでしょうか？　と第二婦人マイットレーイーは夫のヤージナヴァルキァに言うのである。この二人は夫婦とはいえ、一般の夫婦とは異なり、智慧の論争の勝ち負けによって夫

婦になっただけの関係であるから、離縁においてもこうして智慧の論争が再燃されているのである。そして真の幸せの源は"愛しい真我（アートマン）"と合一することだけである。それをシュラバナ（聴聞）し、マナナ（熟考）し、ニディディヤーサナ（日常の深い瞑想）することが、最終の歓喜（最高の至福）であるギヤーナ（絶対の智慧）の意識状態に行き着くのであると夫のヤージナヴァルキャ師はその妻マイットレーイーに告げるのである。こうした意識変革を現代社会において生徒／クライアントに施すのがヨーガ療法であり、真実在と非実在を識別する智慧を涵養する必要がこのヨーガ療法指導の中にも教えのエッセンスとして入れられていなければならない。このエッセンスがなければ、"塩の利いていない料理""砂糖の入っていない甘菓子"にヨーガ療法指導は成り下がってしまう。このヨーガ療法ダルシャナ・レベル３がまさに、真の料理・真の甘菓子の分かれ目になる執着／誤認知の気づきと修正なのである。しかし、このレベルにおいても、そこに生徒／クライアント側からの要請・ニーズがなければ決してこの次元に生徒／クライアントを引きずり込んではならない。婦人服店で客からその要請が出ていないのに、高級なスーツを売りつける店員さんのような存在にヨーガ療法士はなってしまうからである。そうではなく、このレベル３に至るまでに、生徒／クライアントの思いがより深い智慧を求める所までの意識状態に達するように導いておければ、それは問題ない。学業における生徒の関心内容を徐々に育てて行ける優秀な教師の如くに振る舞うのが人間教育家としてのヨーガ療法士なのである。そしていずれはレベル４の伝統的ヨーガ修行の領域へといざなえるヨーガ療法士にもなっていなくてはならないのである。そのレベル４の伝統的ヨーガ修行の領域にこそ真の至福が待ち受けているからである。インド五千年のサイコセラピーはアーユルヴェーダ医学の内科学が説くように最高の健康状態、最高の俗世からの離脱状態、最高の健康実現を生徒／クライアントに約束してくれる智慧の集大成なのである。ヨーガ療法士はしっかりと抜かりなくこの深遠なる智慧を我がものとして頂きたい。

　更に次は２千年前に聖師パタンジャリ大師によって文字化された聖典ヨー

ガ・スートラの事象客観視の技法を紹介したい。

3. 心身次元の客観視の技法

(1) ヨーガ・スートラにみる"心の不浄さ消滅"

ヨーガの諸（八）部門を修行してゆくにつれて、心の不浄さが次第に消え
て行き、それにつれてやがて、識別智（ヴィヴェカ・キャーティ）を生じさせ
る智慧の光が輝き出す　　　　　　　　　　（ヨーガ・スートラ 第2章28節）

〈解説〉||||||||||||||||||||||||||||||||||||||||||||||||||||||||||||||||||||||||||||||||||||||||||

　本節も既述してあるが、伝統的ヨーガの八支則を順次修行して行くにつれ
て、真実を見通す識別智が生じて来ると言っている。これは迷妄と真実、変化
するものと不変なるものとの識別である。観照者と被観照者との識別とも言
われている。ヨーガ療法士はこうして伝統的ヨーガの智慧も深めておかねばな
らないのである。

　更にヨーガ・スートラは以下のように記している。

(2) ヴェーダ瞑想テーマ・認知の修正法として使える 心素の浄化

　ヨーガ・スートラにおいては、上記の識別智を得る為の条件として、心の最
深部に位置する記憶倉庫たる"心素／チッタ"の透明性／バイアスのなさ、を
ヨーガ行者は獲得しておかねばならないとして、以下のようにその修行の仕方
を列記している。

ヨーガ・スートラ 第1章33 ～ 40節

他人の幸福（スッカ）、不幸（ドゥッカ）、善行（プンヤ）悪行（アプンヤ）
に対するそれぞれの慈（マイットゥリ）、悲（カルナー）、喜（ムディタ）、捨

（ウペクシャ）の態度を養うことは、心素（チッタ）を清浄にさせる（プラサーダナ）。　　　　　　　　　　　　　　　　　　　　　　　　　　（33節）

あるいは息を吐き（プラッチャルダナ）、息を止める（ヴィダーラナ）ことで、心素を清浄にさせる。　　　　　　　　　　　　　　　　　　　　（34節）

あるいは、超感覚的な作用が生じてくれば、意思（マナス）はそれに結びついて動かなくなる。　　　　　　　　　　　　　　　　　　　　　（35節）

あるいは悲しみ（ヴィショカ）がなく穏やかとなり、光の輝きを内心で体験することで、意思は動かなくなる。　　　　　　　　　　　　　　（36節）

あるいは愛着（ラーガ）を克服した人物を思念の対象としても、心素（チッタ）が動かなくなる。　　　　　　　　　　　　　　　　　　　（37節）

あるいは夢眠状態（スヴァプナ）や熟眠状態（ニドラー）から生ずる智慧（ジュナーナ）によっても、心素が動かなくなる。　　　　　　　　（38節）

あるいは自分に適した静慮（ディヤーナ／禅那）によっても、心素は動かなくなる。　　　　　　　　　　　　　　　　　　　　　　　　（39節）

内的心理器官の働きを不動にしたヨーガ行者は、極小のもの（パラマ・アヌ）から極大のもの（パラマ・マハットゥヴァ）までを支配する。
　　　　　　　　　　　　　　　　　　　　　　　　　　　　　　（40節）

〈解説〉

　このヨーガ・スートラ第1章33節から40節は“チッタ・プラサーダナ／心素の浄化”法として有名な修行法となっている。勿論、その主要な行法は専門のヨーガ行者たちへの教えになっているので、生徒／クライアントにヨーガ療法を指導するヨーガ療法士が指導に使えない実習方法ではあるが、しかし、例えば33、34、37、39節はヨーガ療法としてアレンジできる技法である。これらの節

の活用法に関しては、本書でも適宜、解説してはいるが、こうした伝統的ヨーガの学びもヨーガ療法士にとっては重要になるのである。

更に、この聖典ヨーガ・スートラの第2章でも聖師パタンジャリ大師は以下のように記述している、この引用句は既述しているので、その項を参照頂きたい。

(3) ヨーガ・スートラ第2章にみる誤認知と煩悩

① ヨーガ・スートラ 第2章3〜5節

無智、自我意識、愛着、憎悪、生命欲とが煩悩である。無智（アヴィドゥヤー）とは、その他の煩悩の本源（クシェートゥラ）であり、…無智とは有限、不浄、苦、非我のものを、無限、浄、楽、真我であると思うことである。

② ヨーガ・スートラ 第2章10〜11節

これらの微細な諸煩悩は、行者の意識がそれらの原因へ帰滅することによって除去することができる。それら諸煩悩の活動は、静慮（禅那／瞑想／ディヤーナ）によって除かれねばならない

〈解説〉||||||||||||||||||||||||||||||||||||||||||||||||||||||||||||||||||||||||||||

更にパタンジャリ大師は以下の教えも第2章17〜28節にかけて、"識別智"というキーワードで認知の有り様を解説している。この"識別智"に関しては、既述の項があるので、それらを再度参照頂きたいが、特に本項では"諸煩悩の活動は、静慮（禅那／瞑想／ディヤーナ）によって除かれねば"という教えである。ヒマラヤ山中のヨーガ行者でも、諸煩悩を持っており、以下に示す諸々の執着／誤認知から出てくる煩悩は"静慮（禅那／瞑想／ディヤーナ）"によって除去される、つまり克服できると教えているのである。以下に、更にそれを詳しく見てみたい。

（4）ヨーガ・スートラ第２章にみる誤認知

除去されるべき苦悩の原因は、観照者（ドラシユトゥリ）と被観照者（ドリシャ）との結合である。 　　　　　　　　　　　　　　　　　　　　（17節）

観照者と被観照者との結びつきは、観照者が自己の本性を悟ることと、観照・被観照　両者に宿る力を展開する為である。 　　　　　　（23節）

この結びつきの原因は、無智（アヴィドゥヤー）である。 　　　　（24節）

無智がなくなれば、両者の結びつきもなくなる。これが捨て去ること（ハーナ）であり、観照者の独存（カイヴァルヤ）である。 　　　（25節）

不断の識別智（ヴィヴェーカ・キャーティ）が、捨て去るための手段である。
　　　　　　　　　　　　　　　　　　　　　　　　　　　　　　　（26節）

ヨーガの諸部門を修行してゆくにつれて、心の不浄さが次第に消えて行き、それにつれてやがて、識別智（ヴィヴェーカ・キャーティ）を生じさせる智慧の光が輝き出す。 　　　　　　　　　　　　　　　　　　　（28節）

〈解説〉||||||||||||||||||||||||||||||||||||||||||||||||||||||||||||||||||||

　これらの節でのキーワードは“観照者／被観照者”である。執着／誤認知に引きずり込まれて多くの煩悩にさいなまれている人たちは、この、観照者（生命そのものとして変化しないで存在し続ける真我）と被観照者（この俗世の中に創造されてきて変化し続ける諸物）を同一のものとして合一させている。即ち、変化して止まない諸物を自己存在と同一化してしまう過ちを犯し続けるのである。例えば、親兄弟・友人知人との人間関係という、変化し続けるものに自分の存在を重ねてしまい、巣立った子どもたちの後に残された母が患う“空の巣症候群”とか、いくらお金を儲けても満足できない人や、毎日浴びるほどお酒を飲んでも満足できない人などである。それはお酒だけでなく、衣食住全てが

この観照者／被観照者合一の過ちの対象になる。ヨーガ・クラスに参加して来る生徒／クライアントたちが病んでいる生活習慣病／ストレス関連疾患／心身症の根本原因はここにあり、だからこそヨーガ療法士たちは医療・福祉の専門家たちと組んで健康促進に努力しているのである。

　更に、上記の煩悩発現の執着／誤認知に関する聖典バガヴァッド・ギーターの記述を再度記しておく。上記の視点で聖典の記述を再読して頂きたい。

(5) バガヴァッド・ギーター第2章にみる誤認知

人が感覚器官の対象物を思う時、それらに対する執着（sangha）が生ずる。この執着から情欲（カーマ）が生じ、情欲から怒り（クロダ）が生ずるのだ。　　　　　　　　　　　　　　　　　　　　　　　　　　（62節）

怒りから迷妄が生じ、迷妄から記憶の混乱が生ずる。記憶の混乱から理智の働きが喪失し、理智の働きの喪失から人は破滅するのだ。
　　　　　　　　　　　　　　　　　　　　　　　　　　　　　（63節）

感覚器官の対象物への愛憎を離れ、諸々の感覚器官の働きを制御し自己を制した人物は、感覚器官の対象物の中にあっても平安の境地に達するのだ。　　　　　　　　　　　　　　　　　　　　　　　　　　（64節）

平安なる境地においてその者のすべての苦悩は消滅する。というのも、平安なる境地にある者の理智（ブッディー）は直ちに不動となるからである。　　　　　　　　　　　　　　　　　　　　　　　　　　（65節）

制感し得ない者は信仰についての理解力がなく、静慮（バーヴァナー）を施す能力がない。静慮を施し得ない者には寂静（シャンティ）はない。心が寂静でない者にどうして幸福（スカ）があろうか。　　　（66節）

諸々の感覚器官は、本来その対象物に向かって働くのである。これら諸々の感覚器官の働きのいずれに対しても意思がつき従うと、丁度、風が水上の舟をさらうように、それら感覚器官の働きは智慧（プラジナ）を奪い去ってゆくのだ。
(67節)

それ故に勇士アルジュナよ。すべての感覚器官がその対象物へと向かう働きを制御し得た時、その人物の智慧は不動のものとなるのだ。
(68節)

無智なる万物に夜が訪れている時でも、自己の意識を制する聖者は目覚めていると言える。無智なる万物が五感によって知覚される生活の中で目覚めている時は、解脱に至った聖者にとってそれは夜なのである。
(69節)

《解説》 ‖‖‖

　ここに引用した最後の69節では、生きる目的を見失ってしまった将軍アルジュナに向かって、戦車の御者であるクリシュナは“自己の意識を制する聖者は目覚めている”のだとアルジュナに伝えて、だからこそ目覚め、立ち上がり、再度、自分に課せられた義務を行えとこの聖典バガヴァッド・ギーターの最後にアルジュナを励ましている。生きる目的を見失うのも生徒／クライアントであり、再び立ち上がるのも生徒／クライアント自身なのである。ヨーガ療法士クリシュナはあくまでも将軍アルジュナが落ち込んでしまった執着／誤認知から這い上がれるように励ますファシリテーター／援助者なのである。こうした気づき・悟りまで導ける伝統的ヨーガの技法がヨーガ療法ダルシャナ技法なのである。本書を通じてその一端を理解し、更に学びたければ（一社）日本ヨーガ療法学会主催のヨーガ療法士養成講座の門を叩いて頂きたい。

　更に、既に記してあるアーユルヴェーダからの智慧も記しておく。

（6）アーユルヴェーダの内科学 ―チャラカ本集―

① 3種類の療法（トリヴィダム・アウシャダム）

「3種類の療法（トリヴィダム・アウシャダム）」とは、信仰療法、合理的療法、心理療法の3種類である。

信仰療法（運命に基づくもの／ダイヴァ・ヴィヤパーシュラヤ）とは、マントラ／真言を唱えること、薬草や宝石を身に付けること、吉祥なる祭式、供養、供物、護摩、宗教的戒律の順守、贖罪、断食、安寧祈願、跪拝（跪いて礼拝する）、巡礼などである。

合理的療法（道理に基づくもの／ユクティ・ヴィヤパーシュラヤ）とは、食事や薬を合理的に処方することである。

心理療法（精神の解放／サットヴァ・アヴァジャヤ）とは、有害な物事から精神を解き放つことである」 　　（チャラカ本集 第1篇11章54節）

② チャラカ本集 第4篇1章にみる誤認知

（真我と合一する）ヨーガとモクシャ（解脱）の境地にあっては全ての感覚は働かなくなる。ヨーガがその境地に導いてくれるが、解脱の境地では感覚の止滅が完全になる。 　　　　　　　　　　　　　　　　（137節）

幸不幸は真我が、諸感覚器官と意思と感覚の諸対象物と結びつくことで生じて来るが、しかし意思が不断に真我と結びついていれば、その人物が感覚対象物と結びつかず、超意識状態が生じて来るので、幸不幸は存在しなくなる。聖仙たちはこの意識状態を"ヨーガ"と呼んでいる。

　　　　　　　　　　　　　　　　　　　　　　　（138 ～ 139節）

モクシャ（解脱）は動性・暗性が劣位になることで可能になり、それは過去の諸業の力を越えることであり、あらゆる執着（の諸原因）からの

解放にもなる。これはまた、転生からの解放とも言われている。

（142節）

〈解説〉||||||||||||||||||||||||||||||||||||||||||||||||||||||||||||||||||||

　心身相関を治病の根本に置くアーユルヴェーダ医学は上記の如くにヨーガを無智からの解放の為に活用せよと教えている。つまり、ヨーガは只のエクササイズではなく、人々に諸煩悩から抜け出す方法を伝えるという"療法セラピー"だと言っている。この教えを現代のストレス社会の中にあって自分で自分の体を痛めつけている生活習慣病／ストレス関連疾患／心身症の生徒／クライアントに伝えているのが、ヨーガ療法士のお仕事なのである。

　更に、ここまでに何回か記している聖師シャンカラ大師がヨーガ・スートラの解説書の中で教えている、私たち人間の生きる意味を再読して頂きたい。

(7) ヨーガ・スートラ／ヴィヤーサ註解書／シャンカラ解明
第1章1節にみる誤認知

まず、ヨーガの目的である。医学を例にとって分かりやすく解説を試みたい。伝統的な医学書では四つの項目を挙げて医学を説明している。即ち、

① 病気の診断　② 病気の原因　③ 完全な健康な状態　④ 治療法

ヨーガに関して先の医学の分類と同様に四組の説明をするとすれば、以下のようになる。

① 克服すべき事（病気）とは、苦悩に満ちた輪廻転生（サムサーラ）である

② その原因とは、無智（アヴィドゥヤー）に起因する「観るもの」と「観られるもの」との混同である

③ その苦悩からの解放とは、それら両者が別のものであると知る不動（アヴィプラヴァ）の絶対的な智慧である

④ その識別智（ヴィヴェカ・キャーティ）が現れると、無智が消え去る
そして無智が消え去れば、そこで観るものと観られるものとの混同が完全
になくなり、これが独存位（カイヴァルヤ）と呼ばれる解脱の境地なので
ある。
この独存位（カイヴァルヤ）とは医学における完全な健康な状態に対応
するものであり、これがヨーガの目的たる解脱なのである。

（ヨーガ・スートラ／ヴィヤーサ註解書・シャンカラ解明 第１章１節）

〈解説〉||||||||||||||||||||||||||||||||||||||||||||||||||||||||||||||||||||||||||||||||||||||||||

　斯くして、それがヨーガの聖典であろうと、インド医学アーユルヴェーダの記
述であろうと、健康促進のキーワードは"識別智（ヴィヴェカ・キャーティ）"な
のである。この智慧を分かりやすく生徒／クライアントに伝えるのが現代に生
きる伝統的ヨーガの智慧を伝える導師"ヨーガ療法士／ヨーガ・セラピスト／
YT"なのである。

4. 理智機能修正のプロセス

　ここまで私たちは種々の聖典の記述を基にして、この人生における執着／誤
認知から生じる煩悩を見てきたが、これらの教えを基にして生徒／クライアント
に執着／誤認知からの脱出法を説くギヤーナ・ヨーガの思考法を紹介したい。

(1) 幸せはどこに？

　人がこの人生を生きる時に、幼少時は学業に励み、社会に出てからは収入
のよい職業に就いて老後の人生も不安のない余生を送って生きて行きたいと
願って努力する。また、私たちの肉体中の生理学反応も、肉体は疲労が溜まれ
ば就寝など休息を要求し、エネルギーが不足すれば空腹感として食事を通し
てエネルギー源の獲得を要求してくる。以上のように生理学次元においても、

また社会生活次元においても、快適に生きられる条件、即ち"幸せ／不快感から逃れた快感を感じる条件"を求めて生きているのである。それではこの"幸せ"に生きる条件をどのように獲得したらよいのであろうか？

(2) "幸せ"獲得の条件

　上記したように、高学歴で高収入、それによる快適な衣食住条件の入手。これで高い生活条件を手に入れられるからとして、多くの人々は学業に励み、効率的な経済活動に励んでいる。こうした努力は決して無駄なことではない。その努力は必ず報われることは、学業に励めば成績も上がることを私たちは子どもの頃から自覚しているからである。しかし、高収入という条件が本当に"幸せ"を必ずもたらしてくれると言えるだろうか。この"幸せ"獲得条件を造ろうとして、実は多くの人々が執着／誤認知の煩悩条件下に陥ってしまっている。それは、高水準な衣食住条件を常時整えようとすることは非常に困難を極めるからである。少し考えてみればわかるが、常時人が羨むような衣服、装身具でこの身を飾りたい。常時人が羨むような美味しい高級料理を味わいたい。常時人が羨むような高級住宅の中に住まいしたい。これは誰もが思うことかもしれないが、同時にその条件を満たすことの困難さも賢い人ならば分かるのである。例えば、身にまとう服には流行もあるだろうし、着ていれば古くもなる。美食にしても食べ続ければ飽きて来るので、更なる美食を求めるようになり、満足することはできない。高級住宅の中で高級調度品に囲まれて生活していてもやがて飽きてくる。調度品も古くさくなってくる。こうした変化して止まない条件を満たそうとして、人生の大半のエネルギーをピカピカの衣食住を得ようとする所に使い続ける人たちも沢山いることを私たちは知っている。"ピカピカの衣食住条件"を維持するために高収入を得ようとして努力し、人とのつながりもこの高収入を得る為の手段となり続けることもある。しかし、この努力は常にこれで良いという満足をもたらすことはない。どこかで、もうこれで十分という心の切り替えが必要になってくる。美食でなくてもご飯と味噌汁があれば良い。き

れいに洗われた服ならばそれで良い。雨露が防げる家ならばそれで良い。と
いった生活のシンプルさの中での“幸せ”を理解する心もある。ということにな
ると、常に満たされない衣食住の条件を追い求めるのではなく、むしろ衣食住と
いう物質に支えられた“幸せ”の条件を求めない生き方もそこに見えて来るの
である。こうした生き方を古来、インド五千年のサイコセラピーは人々に教示し
続けて来ている。仏教の開祖ゴータマもシャカ族の王子として庶民が羨むよう
な豪華な生活を送っていたはずである。言い伝えによれば、皇太子ゴータマの
親は、息子の眼に触れないようにしたことがあったという。それは葬列を見せ
ない、老人を見せない、病人を見せないということだったと言われている。こう
して生活条件の中で皇太子ゴータマは豪華な衣食住の条件下で若い元気な
人たちとだけの生活を送っていたのだと思う。しかし、親の思惑に反して、彼は
城壁の外に泣きながら遺体を運ぶ葬列も見るし、年老いて自由に歩けなくなっ
ている老人たちや病に苦しむ人々の姿も見るわけである。決して年を取らない
キャラクターが若者たちに囲まれて楽しく踊る遊興施設はただの見世物に過ぎ
ないことを悟って、ゴータマはやがて王となって子孫ができた暁には王宮を出
て、ヨーガ行者たちの中に入り、苦行して人生の真の意義を悟ったとされてい
る。しかも、その後、ゴータマ・ブッダ存命中にその子孫たちは全員殺されて彼
の出身母体であるシャカ族も滅んでしまったことは前に記した。“仏の顔も三度
まで”であったわけである。

　俗世における物質次元の諸条件はこのように常に生まれては消えて行くとし
たならば、インド五千年のサイコセラピーではどのように人々の心を導いてきた
のであろうか。本書においてここに至るまでこうした“幸せ”の条件造りを説い
た聖典を繰り返し引用して来ている。ヨーガ療法士たちがこれら多くの聖典が
説く経説を生徒／クライアントに分かりやすく説く“幸せ”の三条件を以下に記
しておく。しかし、これらの三条件を単純に生徒／クライアントに教えればそれ
でヨーガ療法ダルシャナは済むというものではない。サイコセラピーの主体は
生徒／クライアントであり、ヨーガ療法士が“幸せ”の条件を理解してそれを教

えるのではなく、生徒／クライアント自身が以下に示す諸条件を自分の努力で見つけ出せるように、ファシリテート／支援するのがヨーガ療法士のダルシャナなのである。

(3) "幸せ"の三条件

①内心に良い集中状態を造り出す

　私たちは読書をしたり、興味あるテレビ番組を見ていたりすると時間が経つのも忘れている時がある。絵画の制作や作陶、音楽の演奏などでもそうである。これを至福の時間と称する時もある。心に"幸せ"を造るには良い集中状態を造り出すことなのである。

② 内心にゆっくりした心理状態を造り出す

　上記の①良い集中状態の意識でも、例えばカーレースとか、レスリングとか、対象物が激しい動きをしている場合には、その後の心の疲労感が違う。高揚した心にはなるが、深いリラックス状態は造り出せない。そこで、ゆっくりとした動きがある対象に良い集中状態を造るのが"幸せ"意識を容易に造り出すことができるのである。野原に仰向けに寝転んでのゆっくりした雲の動きに集中とか。ガンジス河のとうとうと流れる水流に集中とかである。

③ 内心を"変化しない真理"に向かわせる

　上記①と②とは、変化する対象物への集中であるが、最終的には変化しない対象物への集中は永続して集中が可能である。この俗世にあって変化しないものは存在しないが、唯一存在する不変なるものは、"命そのもの"としても私たちの内心に存在する"真我（アートマン）"である。ヨーガ行者はこの数千年の間、この真我（アートマン）に向けての瞑想こそが俗世の煩悩を超えることができる最高の技法としてきている。その為には観照者／被観照者の識別が上手にできる意識状態に達しておくようにと、アーユル

ヴェーダ医学が教えていることは既に記している。ヨーガ療法士も究極的には生徒／クライアントをこの境地にまで達する支援ができるのを理想としてヨーガ療法ダルシャナをしているのである。

(4) 聖地ティルバンナラマライに行った
　　イギリス人ジャーナリストのポール・ブラントン

　ポール・ブラントン（1898-1981）は真の賢者を求めてインドを旅してラーマナ・マハリシを見出したイギリス人である。聖者ラーマナ・マハリシは次のように言ったという。彼の著書「秘められたインド―賢者たちとの出会いの記録」の中でブラントンは以下のようなマハリシの言葉を紹介している。

　"「私は誰か？」という探求を冷酷なまでに遂行せよ。自分の全人格を分析せよ。私なる意識がどこから始まるのか、見い出すよう努めよ。瞑想をつづけよ。絶えず注意を内に向けよ。ある日、思考の車輪が回転をゆるめ、直観が神秘的な形で生じてくるだろう。その直感に従え。思考をとめよ。それがついにゴールに導いていくだろう"内心の不変なる存在に行きつくことだけが、人の意識を永遠の寂静状態に導くというのである。

(5) 酒飲みのギリシバブへの聖者ラーマクリシュナの導き

　聖者ラーマクリシュナ（1836年2月18日〜1886年8月16日）はベンガル地方の貧しいバラモンの家に生まれ、幼時からさまざまな神秘体験をした。後に当時のインドの首都コルカタに出て、ダクシネーシュワルの寺院の役僧となった。その後、神秘的交感のうちにヒンドゥー教の諸神との合一を達したと言われている。この聖者がいつものように寺院で神秘的恍惚境に入っていると、一人の酔っぱらいがラーマクリシュナに声をかけたという。「気持ち良く座っているあんたはどんな酒を飲んでいるの？」この男ギリシバブは酒の中に幸せが入っていると思っているからであった。ビールよりもウィスキーの中に、それよりも高級ブランデーの中に沢山の幸せが入っていると執着／誤認知していたの

である。しかし、そんなギリシバブへのラーマクリシュナからの答えは意外なものであった。「お前もこの酒を飲みたいか？　それならそこにお座り！」そして翌日もこのダルシャナが繰り返された後に、ギリシバブはどこに"幸せ"があるかを悟って行くのである。古来、インド五千年のサイコセラピーは不要な問答は無用なのである。セラピストとしての導師が弟子の心を上手にファシリテートするだけなのである。ヨーガ療法士もこうしたヨーガ療法ダルシャナを目指しているのである。

(6) マハーバーラタ"猟師の詩ヴィヤーダ・ギータ"の　ダルシャナ

　インドの大叙事詩マハーバーラタには"猟師の詩"と呼ばれる話が書かれてある。若いヨーガ行者がヒマラヤ山中で修行し、飛ぶ鳥をも焼落とす霊力を身につけた後に、里にあって乞食すると、彼が霊力を自慢する前に一介の家庭の主婦がそれを言い当てる体験をした。その主婦に言われて彼はジャーナカ王が治めるミティラという町に住む猟をして得た獲物の肉を売る猟師に会いに行ったのであるが、その猟師の口から語られる多くの尊い教えに返って行者としての自分を恥じて猟師からの教えを乞うたという話である。家庭の主婦も猟師も自分に与えられた定めたるカルマ／義務を淡々と果たして行くうちに、深遠な智慧をその心に見出すことができたことをその若い行者に告げるのである。生徒／クライアントは自らの義務／カルマを果たし通すことで自らが深い智慧の悟りを得るのである。ヨーガ療法士はその過程をファシリテートするに過ぎないのである。

（7）ウィーンの女性と内観体験…
執着／誤認知の修正と内観法

　この内観瞑想については既述しているが、この瞑想法も親をはじめ周囲の人々との間で"していただいた事・してお返し出来たこと・迷惑をかけたこと"の3種のヴェーダ瞑想テーマについて実習者の人生の時間を区切って、学生時代、社会に出てから、例えば40歳までというように3種のヴェーダ瞑想テーマに関する気づき／悟りを調べ上げて行く瞑想法である。この内観瞑想を指導する内観研修所は日本だけでなく海外にもあるが、あるときオーストリアの首都ウィーンにある内観研修所に一人の女性が1週間の内観瞑想を実習しにやってきた。彼女はウィーンから遠く離れた田舎の出身でウィーンでは事務職に就いて生活していたが、これまで何人かの男性との付き合いの中でいつも同じ様な"生活破綻者"のような男性となぜか付き合っては、疲れ果て体を壊してしまっていた。友人の勧めで改めて自分の心にある認知の有り様を調べたくての研修所参加であったという。彼女の実家は家畜を飼う農家であったので、末っ子の彼女はいつも母親の背中しか見たことなく、上の姉妹から世話してもらうだけの寂しい子ども時代であったことをもう一度ヴェーダ瞑想テーマで調べ直すのであるが、しかし、そこには親からのあふれるほどの愛情があったことを改めて気づくのである。斯くして1週間のヴェーダ瞑想の後に寂しかった子ども時代ではなく、しっかり愛情を持って育ててもらったという認知の修正ができて、自宅に戻ったのであるが、こうした意識の健全化がなされた彼女と当時付き合っていた"生活破綻者"のような男は、なぜか居心地が悪くなったのか、彼女との同居の部屋を出て行った。その後、彼女は田舎の母親を介護する機会にも恵まれ、これまで願っても叶わなかった母親との濃密な時間を過ごせたという。認知の修正が人生そのものも大きく変えるという人生の法則通りになったのである。

　更に以下にはヨーガ療法士によるヨーガ療法ダルシャナ・執着／誤認知の修正例を紹介する。

(8) 執着／誤認知から解放の為のカルマ・ヨーガ療法
　　実行例

　不安が強い女性に対するヨーガ療法ダルシャナ指導例である。その女性は「不安で毎日同じことをとりとめなく考え過ぎて前に進めない、不安が何かわからない」と言い、その語りから気持ちが未来に向いていることから、ヨーガ・スートラ乱心ヨーガ療法アセスメント半構造化面接の手引きの妄想と、新たな境地を見いだせぬ事の誤認知があると見立てた。そこでヴェーダ瞑想テーマとして「先を考えずに行動したことでうまくいった経験をお調べください」を選んで繰り返しヴェーダ瞑想を実習して頂いた。やがて「ネガティブに考えようとするともう一人の自分がまた考えているという声がして考えるのをやめています。以前はひとつのことにこだわって何日もそのことばかりを考え続けていたのですが、最近は考えていてもある程度になると、まあ良いかと考えるようになり、考えても仕方がないと思い、考えることをやめています」と語るようになり、今この時点を生きられるようになったことから、ヨーガ・スートラ乱心の妄想、新たな境地を見いだせぬ事の誤認知が修正されたとアセスメントした。やがてこの女性は医師から処方されていた抗不安薬も減薬となり、今は不安を訴えることも少なくなっている。

(9) てんかんの病気を持った男性

　てんかんの病気を持った男性がヨーガ・クラスに参加して来た。父親が6年前に亡くなり母親も半年前に亡くなったうえに、てんかんの発作がコントロールできず、主治医から治療のしようがないと言われ、生きて行くのに迷い、たばこの本数が増え、家で仕事をしているので生活も乱れて「父が亡くなってから忙しくて自分の時間がなくて、仕事も集中できなくて」と語っていた。この言を受けてカルマ・ヨーガの智慧を基にしてあるバガヴァッド・ギーター行為力ヨーガ療法アセスメント半構造化面接の手引き（SSIM-BGAK）の二極の対立平等、有限、無限の識別力の誤認知があると見立て「お父さんが亡くなって何が忙し

くなったのか具体的にお調べください」というテーマのヴェーダ瞑想指導を開始した。こうしたヴェーダ瞑想指導を続けるうちに「必死に生きて来た、必死にならないといけない、必死に生きないといけない、というこだわりを持っていた。努力をすると必ず良い答えが出る、それまで続けないといけないと思っていた。父が亡くなってから母と二人で暮らすようになりました。母が、耳が遠い上に認知症であるのに、僕は母に冷たいことを言っていた。でも母が亡くなり、今までずっと母が負担だったのですが、考えると母は僕のことが心配でいたと思います。お互い様ですね。こんな考え方があるんだと知ることができました。そして今自分が思っていた形とは違いますが、母が亡くなったことで時間ができ自分を見つめる時間ができました。これは自分を見つめるようにと神様に言われているような気がします」と母親の死と自分の病気とを受け入れる言を得ることができた。こうしてヴェーダ瞑想実習で自分のカルマ／定めを受容し、SSIM-BGAKの二極の対立平等、有限・無限の識別力の誤認知が修正されたとアセスメントできた。この男性の場合、その後主治医に依存するのでなく積極的に治療に参加し始め、今は発作が非常に減り落ち着いてきている。

　以上、数あるヨーガ療法ダルシャナ・ヴェーダ瞑想指導による執着／誤認知の修正例を紹介させて頂いた。

　それでは以下に、あらためてこのレベル３の概要を再度紹介する。

5. ヨーガ療法ダルシャナ・レベル3　6Stepsからなる誤認知の修正とヨーガ療法ダルシャナ

(1) ダルシャナ・レベル2-5Stepsからなる　行動の変容を促すヴェーダ瞑想-指導後

　生徒／クライアントへのIIとICを取った後で、ダルシャナ・レベル3, 6Stepsからなる誤認知の修正とヨーガ療法ダルシャナへと進む。このダルシャナ・レベル3練習時も以下の時間配分に従って行う。

Step❶：〈主訴の症状変化を共有〉（各種心理／半構造化面接得点+言語ダルシャナ）（3分）

　　初回のインテーク面接IIとインフォームド・コンセント／合意ICから数週間経た後に、再度のフォローアップ面接を実施し、主訴改善のICに関してその症状変化（CCC）を聞かせてもらい、いつからどのような症状変化があったか、あるいはなかったかと聞かせてもらう

Step❷：〈理智を見立てる〉（5分）主訴に関係する出来事（いつ・どこで・なにが・どうした）を聞かせてもらい困り事に対する生徒／クライアントの理智の働かせ方をアセスメント／見立てる。但し、無智と誤認知の見立ては伝えない

① 最近の主訴／問題に関する出来事を再度その時の状況を詳しく聞かせてもらう

② その時の五蔵の相関状態を聞かせてもらう（食物・生気・意思鞘・理智鞘〈煩悩を見立てる**ヨーガ・スートラ第2章3節** 無智、自我意識、愛着、憎悪、生命欲が煩悩。**ヨーガ・スートラ第2章5節** 有無限／浄不浄／苦楽／非真我4種の誤認知〉）

③ どんな忘却記憶が主訴に関係しているのかを見立てる。但し、過去の

記憶を問いただしてはいけない

Step❸：〈再度のフォローアップ面接（FI）をしてヴェーダ瞑想実習のICを取る〉（5分）

　　更なる主訴改善の為のインフォームド・コンセント／合意（IC）を取り、再度インド五千年の智慧で"理智"に教育をしつつ、問題点を説明し、理解してもらい、以下のヴェーダ瞑想技法の実習法と効果を解説して、指導の合意（IC）を得るようにする

Step❹：最適のヴェーダ瞑想テーマを選ぶ（シュラヴァナとマナナ）誤認知の外堀を埋める（5分）

① ヴェーダ瞑想テーマは生徒／クライアントが自己の誤認知に気づける内容を選定する

② ヴェーダ瞑想は生徒／クライアントの行動の変容を理想型に近づける実習法とさせるので、上質な気づきを自分で得たという体験を得られる瞑想が勧められる

③ ヨーガ療法士はバガヴァッド・ギーターの神的カルマ／チャラカ本集の善性優位のカルマ分類（既述参照）を頭に入れて指導すること

Step❺：ヴェーダ瞑想（マナナ）後の聞き取りをしてStep6に導く（5分）

　　ヴェーダ瞑想終了後には生徒／クライアントに質問がないかを聞き、最初に、指導者自身の瞑想での気づきを手短に語り、その後に、生徒／クライアントの瞑想テーマに関する感想を聞く／ヨーガ療法ダルシャナをする

Step❻：誤認知と執着の分析（各種心理／半構造化面接得点＋言語ダルシャナ）

　　瞑想後の気づきを聞き取り、誤認知と執着の分析を自分でさせて、家でもこの誤認知修正と執着修正テーマに沿って行動できるようにニディディヤーサナに導き、ヨーガ療法ダルシャナを終了させる。

本レベル3解説の最後に実習禁忌について記したい。

6. ヨーガ療法ダルシャナの禁忌

① 生徒／クライアントの治療履歴の聞き取り、精神疾患を患い不安や恐怖の感情が強い場合にはレベル1だけのヨーガ療法ダルシャナに留め置くこと

② 統合失調症を患う人の場合もレベル1だけが望ましい。

③ うつ病・双極性障害疾患の生徒／クライアントには、医療施設でのヨーガ療法指導が望ましい。その上で専門医との共同作業となるようにする。

④ 知的障害や認知に疾患がある生徒／クライアントにもレベル1だけでもよい。

⑤ 種々のトラウマを抱えているのではと見立てられる生徒／クライアントにもレベル1だけの指導が望ましい。しかし、トラウマの有無は初回インテーク面接時からでも不明であるが、その後のフォローアップ面接の中で生徒／クライアントの忘却記憶の中にトラウマ存在の疑いが出てきた時点で、それ以上のレベルをあげる指導は止めておいた方がよい。

　できれば専門家に治療を委ねるべきであるが、それでも生徒／クライアントがヨーガ・クラスに参加してくる場合には指導はレベル1だけに留めるが、生徒自身がそれ以上深いダルシャナを求めてきたら、ヨーガ療法士として全責任をとる覚悟で共に、癒やしの道を歩まねばならない。

⑥ ヨーガ療法士側からの生徒／クライアントが持つ理智機能に対する勝手なアセスメントの押しつけ、例えば「あなたは○○に執着／誤認知してます！」という種類の断定的見立ての宣告は禁句とする。西洋心理学の検査結果を見てのラベリングやカテゴライズも禁止である。これら検査結果を告げる時には「その時たまたまそうであったが、何か気になることでもありましたか？」等、生徒／クライアントの事情を聞き取る姿勢を持たねばならない。ヨーガ療法士の一方的な思い込みでヨーガ療法技法という"商品"を勧めてはならない。殿様商売では商売は上手く行かない。こうしたまずいダルシャナを回避する為には、生徒／クライアントの感情表現や思考方法をしっ

かり情報収集して、理智機能のあり方を理解する必要がある。この時に、問題解決6Pの原理と対人支援7BPの原則を考慮することが大切となる。5W1Hで開かれた質問形式を採用して、生徒／クライアントの事情、ニーズを聞かせてもらうことが大切である。

伝統的ヨーガのダルシャナにおいても、以下のように師弟間でダルシャナが上手く行かなかった例も報告されている。しかし、伝統的ヨーガの場合、ヨーガ療法と異なり、弟子の自己変革にかける熱情故に、全体としてダルシャナは上手く人間教育となっているのである。

7. 感情の理解

(1) チャーンドーギヤ・ウパニシャッド 第4篇10章1～5節

まことに、カーマラーの息子ウパコーサラはサティヤカーマ師のもとにバラモンの学僧として住み込んでいた。12年間ウパコーサラは導師の護摩供養祭に参列していた。導師サティヤカーマ師は、他の学生たちの場合は（聖なる智慧を得た後に）自宅に戻ることを許していたのに、ウパコーサラにはそうしていなかった。 (1節)

導師サティヤカーマ師の女房が師に言った。「この学僧は苦行を続け、護摩供養祭にも良く参列しています。祭火があなたを非難しないようにさせてください。彼に絶対者ブラフマンの智慧を授けたらどうですか」しかし、導師サティヤカーマ師はそうせずに旅に出てしまった。 (2節)

学僧ウパコーサラは悲しみのあまり、食べることを止めてしまった。導師の妻は「バラモンの学僧よ。食べなさい。どうして食べないのですか？」と尋ねた。するとウパコーサラが言った。「この人間の内にはさまざまな危険を宿す種々の欲望があります。私は悲しみに満たされています。ですから食べないのです」 (3節)

その時、祭火たちは次のようにお互いに話し合った。「このバラモンの学僧はしっかりと苦行を続け、護摩供養祭にも良く参列した。だから、この学僧に教えてあげよう」こうして祭火たちは以下のようにウパコーサラに告げた。「生気／プラーナが絶対者ブラフマンである。歓喜／力が、絶対者ブラフマンである。虚空／クハが、絶対者ブラフマンである」

(4節)

するとウパコーサラが言った。「生気が絶対者ブラフマンであることは理解できます。しかし、歓喜と虚空が絶対者ブラフマンであることは理解できません」すると祭火たちが言った。「まさに歓喜は虚空と同じである。虚空はまさに、歓喜と同じものである」斯くして祭火たちはウパコーサラに生気と虚空について次のように教えた。

(5節)

〈解説〉||||||||||||||||||||||||||||||||||||||||||||||||||

　伝統的ヨーガにおいても、弟子を育てる導師サティヤカーマ師の指導に対して弟子のウパコーサラは感情をあらわにして泣いている。最後の智慧を授けてもらえないからである。この場合の思い／執着は究極の智慧の獲得である。ヨーガ行者の修行においても決して執着がないわけではない。むしろこの俗世にあって最高の執着心を持って最高に尊い"智慧"の獲得という執着を持っているのである。まかり間違えばバガヴァッド・ギーターが言う、以下の様にもなりかねないのである。以下に、これも何回も既述してきている章節を再度記す。

(2) バガヴァッド・ギーター　第2章62節

人が感覚器官の対象物を思う時、それらに対する執着(sangha)が生ずる。この執着から情欲(カーマ)が生じ、情欲から怒り(クロダ)が生ずるのだ。

(バガヴァッド・ギーター　第2章62節)

まず、カタ・ウパニシャッド由来の"人間馬車説"を思い出していただきたい。10頭の馬たちは、前を向いて、外の世界に意識を向けながら馬車（一人の人間）を前進させている。この時に馬車の御者である理智（ブッディー）に何らかの思いが生じるとそれが執着となることがある。酒屋さんやケーキ屋さんの店の前は何事もなく通り過ぎられないとかである。視覚器官たる一頭の馬が、それらのお店を認めると、どうしても店に入って一杯飲みたいとか、ケーキを食べたいと思う欲が生じる。そして入店するか、あるいは誰かに言われて入店できなかったとする。入店したが期待したほど美味しいお酒やケーキに出合えなかったとすれば、期待外れでそこに怒りが生じる。または後ろ髪引かれる思いで通り過ぎざるを得なかった場合も、何らかの怒りが生じる。しかし、お酒もケーキにも特別な思いを抱かない人物の場合は、何ら心を乱すこともない。そこに執着というものがないからである。カルマ・ヨーガという人間の行為に関係するヨーガの場合も、極めて心理作用のあり方を問題にしている。インド五千年のサイコセラピーなのである。

(3) バガヴァッド・ギーター　第2章63節

> 怒りから迷妄が生じ、迷妄から記憶の混乱が生ずる。記憶の混乱から
> 理智の働きが喪失し、理智の働きの喪失から人は破滅するのだ。
>
> （バガヴァッド・ギーター　第2章63節）

更に将軍アルジュナに対してクリシュナ神が説く。怒りの心を持つと、そこに眼前の状況を正確に、そして冷静に客観視できなくなり、自分の怒りの思いに着色された認知で事態を理解するから、そこに迷った思いである迷妄が生じて来る。この迷妄からは客観的事実が理智にもたらされる訳ではないので、それまでその人物が子どもの頃から親に教えられ、聖者や賢者から学んだことで蓄

積してきた沢山の智慧が入った記憶を上手に使いこなせなくなり、本節で言う記憶の混乱が発生する。そうなると私たちの知的作業を司る理智は正確な心理作用を教えてくれる記憶が使えなくなるので、理智の健全な働きが喪失してしまい、ひいてはその人物に不健全な指令を理智が発するので、極めて破壊的な行為をするようになって、人生を棒に振るような結末が待っていると、このバガヴァッド・ギーターというインド五千年のサイコセラピー教本は言うのである。そんな人間の生きざまは新聞やテレビやインターネットなどに種々の情報が日々報道されているところである。人の心理と行動の相関関係は古代でも現代でも変わらないのである。だからこそ、本書が説くヨーガ療法のヨーガ療法ダルシャナ技法は数千年の時を経ても現代で活用できる智慧となっているのである。ヨーガ療法士はこうしたインド五千年のサイコセラピーが教える内容をしっかり理解して生徒／クライアントの心理の有り様をアセスメントし、生徒／クライアントの理解程度に合わせて実習目標の一致が取れるようにインフォームド・コンセント／合意（IC）を取得して、徐々に精神の高みへと導くようにする必要があるのである。

(4) バガヴァッド・ギーター　第2章64節

> 感覚器官の対象物（viṣayān）への愛憎を離れ（raga-dveśa-vimuktaiḥ）、諸々の感覚器官の働きを制御し自己を制した人物は、感覚器官の対象物の中にあっても平安の境地（prasādam）に達するのだ。
> （バガヴァッド・ギータ 第2章64節）

〈解説〉

解脱とは自制の極みの果てにくる意識状態なのである。自制なくして上記64節が説く"平安の境地（prasādam）"は約束されないのである。古くは既に記したチャーンドーギヤ・ウパニシャッド第八篇 真我の世界 7～8章にある、優秀な息子神が導師であるプラジャーパティからの"ダ"なる次の修行目標を

"ダマナ／自制"ですね、と答えていることからも言えることである。ヨーガ療法の専門家たるヨーガ療法士も常に自制してインド五千年のサイコセラピーを学び続け、その姿を鏡とさせて生徒／クライアントにもみてもらい、執着／誤認知の修正を自らできるようにファシリテートして行かねばならないのである。インド民衆に伝えられている格言にも以下のような教えがあるほどである。

　"心が変われば　態度が変わる。態度が変われば　行動が変わる。行動が変われば　習慣が変わる。習慣が変われば　人格が変わる。人格が変われば　運命が変わる。運命が変われば　人生が変わる"ヨーガ療法士の仕事とはこの格言にあるように、生徒／クライアントの心の中の執着／誤認知が変わるように支援し、ひいては人生全体が変わるように支え続けるものなのである。ヨーガ療法士には自制し精進し続けて頂きたい。

8.　SOC質問票　①把握可能感　②処理可能感　③有意味感の三要素

　ヨーガ・クラスに参加して来る生徒／クライアントは皆、このストレス社会の中にあって必死に生きて来た人々である。しかし、その人生途上でストレス過多状態を自分の認知で造り出して心身症／ストレス関連疾患という内科疾患や精神科疾患を造り出し、あるいはそうしたストレス状態のままに生きて生活習慣病を発症してきている人々と言える。本書の前半でも紹介した私たちの全国調査でもヨーガ・クラス参加者の80％が上記の疾患群を抱えての参加であったことが確認されている。これは我が国日本だけでなく、全世界で起きている現象である。ストレスによって心が乱れ、自律神経の働きが阻害され、これに連動して免疫系と内分泌系の働きが阻害される訳であるから、医学的には100種類を超える心身相関疾患が発症してきてもおかしくない生理学的不調を体内に引き起こしている人たちが、ヨーガ・クラスに参加してきているのである。この事実を良く理解しておかねばならないことは、これまでのヨーガ療法ダルシャナ・レ

ベル1からこの3までに繰り返し説明してきた。そこでこのレベル3の執着／誤認知の修正の項を終える前に、そうした修正はどこに向けて修正すれば良いのかを再度考察して、この項を終えて、最終章であるレベル4へと歩みを進めていきたい。

　ヨーガ療法士が使う心理検査の中に首尾一貫感覚SOC質問票（Sense of Coherence SOC）があることは既述している。このSOC質問票では、生徒／クライアントがストレス下でどれほどのストレスに対するコーピング能力が発揮できるかを見立てることができる。即ち、①把握可能感　②処理可能感　③有意味感の三要素である。簡単に言えば①把握可能感とは、大変な状況下でもその状況を的確に理解して対応できると思う感覚。②処理可能感とは、大変な状況でも何とかなるさと楽観視できる感覚。③有意味感とは、どんな事態に対してもそれが持つ健やかな意味を見出せる感覚である。この質問票の作者アーロン・アントノフスキーは、ユダヤ系アメリカ人でイスラエルのベングリオン大学社会学部において、1970年代の後半に、1914年から1923年に中欧で生まれイスラエルに移住してきたユダヤ人女性のライフヒストリー研究に着手していた。この世代の女性たちは、1939年（ナチスによるユダヤ人強制収容がはじまった頃）の当時16歳から25歳であり、調査当初から予想されたように、この強制収容所の生還者たちは、対照群にくらべて、明らかに（1％の有意水準）で情緒的健康度が低かった。また、情緒的に健康な女性の割合は対照群では51％であったのに対して、生存者たちのその比率は29％であった。ここでアントノフスキーがこれら29％の人たちがナチス支配下の過酷な強制収容所生活の中で、なぜ情緒的健康度を維持出来ていたのかを調査する質問票として造ったのが、このSOC質問票なのである。ここでは詳しい解説はしないが、しかし、ヨーガ療法のフィジカル系・エクササイズとヨーガ療法ダルシャナ技法実習によって、SOCの三要素である①把握可能感　②処理可能感　③有意味感の三要素がほぼ例外なく向上していることが確認されている。また、先に解説した熊本大地震の際に見られたPTG効果も合わせて、ヨーガ療

法技法が確実に健康促進に作用していることがわかるのである。特にヨーガ療法のフィジカル系・エクササイズによって、客観視能力を向上させると上記の二要素、①把握可能感　②処理可能感が促進されるのではないかと推測される。そして残る③有意味感について少し考察してみたい。

9. 執着／誤認知の対象物を替える試み SOC③有意味感

　これは生きる意味／意義を感じる感覚である。先のアントノフスキーは米国育ち故にナチスの強制収容所体験はない。しかし、この体験を元にして故郷オーストリアのウィーン大学医学部精神科教授となったヴィクトール・フランクルとは交流を深めていたと言われている。このフランクルも収容所の中で、生きる意味／意義の有無によって生死が分かれたと彼の著書（「夜と霧 新版」みすず書房）の中で明らかにしている。以下にその節を引用する。

　　"ここで必要なのは、生きる意味についての問いを180度方向転換することだ。わたしたちが生きることからなにを期待するかではなく、むしろひたすら、生きることがわたしたちからなにを期待しているのかが問題なのだ、ということを学び、絶望している人間に伝えねばならない。哲学用語を使えば、コペルニクス的転回が必要なのであり、もういいかげん、生きることの意味を問うことをやめ、わたしたち自身が問いの前に立っていることを思い知るべきなのだ。生きることは日々、そして時々刻々、問いかけてくる。わたしたちはその問いに答えを迫られている。考えこんだり言辞を弄することによってではなく、ひとえに行動によって、適切な態度によって、正しい答えは出される。生きるとはつまり、生きることの問いに正しく応える義務、生きることが各人に課す課題を果たす義務、時々刻々の要請を充たす義務を引き受けることにほかならない"

（フランクル／池田香代子（2002）, pp.129～130.)

　このフランクルの記述は、既述したインド大叙事詩"マハーバーラタ・猟師の詩"に登場してくる家庭の主婦と猟師が若いヨーガ行者に伝えているカルマ・ヨーガの教えと酷似している。自分が生きる意味／意義を見つけるのではなくて、"生きることの問いに正しく応える義務、生きることが各人に課す課題を果たす義務、時々刻々の要請を充たす義務を引き受けることにほかならない"というフランクルの解説は、女として生まれ主婦として他家で暮らしてその中で自分の義務を果たし、片や猟師の家に生まれ父の後を継いで動物を狩りをして殺し、その肉を売る義務を果たすことの意義を理解している。これらの男女はヒマラヤ山中で修行するヨーガ行者よりも深く高い豊かな智慧を持っていると大叙事詩マハーバーラタは伝えている。ヨーガ療法士も生徒／クライアントが自分に課せられた義務／カルマを見出し、それを果たして生きて行くことに人生の価値を見いだせるようなヨーガ療法ダルシャナ・ファシリテートができるように、理智の気づきを促すヨーガ療法インストラクションを出せる能力向上に努めねばならないのである。これは心身医学的は"治療的自我の向上"と言われているが、その詳細は(一社)日本ヨーガ療法学会主催のヨーガ療法士養成講座で学んで頂きたい。

　それでは以下に、このヨーガ療法ダルシャナ・レベル3の練習法を紹介して本項を終える。

10. ヨーガ療法ダルシャナ・レベル3 6Stepsからなる誤認知の修正とヨーガ療法ダルシャナまとめ

〈ヴェーダ瞑想指導と誤認知と執着の修正　ワークショップ〉

Step①：〈主訴の症状変化を共有〉（各種心理／半構造化面接得点＋言語ダルシャナ）（3分）

Step②：〈理智を見立てる〉無智と誤認知の見立ては伝えない。（5分）

Step③：〈再度のフォローアップ面接をしてヴェーダ瞑想実習のICを取る〉（5分）

Step④：最適のテーマを選ぶ（シュラヴァナとマナナ）ヴェーダ瞑想テーマは生徒／クライアントが自己の誤認知に気づける内容を選定する誤認知の外堀を埋める（5分）

Step⑤：ヴェーダ瞑想（マナナ）後の聞き取りをしてStep6に導く（5分）

Step⑥：誤認知と執着の分析（各種心理／半構造化面接得点＋言語ダルシャナ）瞑想後の気づきを聞き取り誤認知と執着の分析を自分でさせてニディディヤーサナに導く（5分）

〈ヨーガ療法ダルシャナ練習後のシェアリング7分〉

（以上28分＋シェアリング3分で1組合計30分）

　シェアリングでは、ヨーガ療法士役A 1分、生徒／クライアント役B 1分、時計係C 1分がヨーガ療法ダルシャナ指導感想をシェアリングする。

〈シェアリング〉

　まずヨーガ療法士が誤認知の見立てを言語化して解説し、ヴェーダ瞑想テーマ選定の理由を説明する。次いで生徒／クライアントがヨーガ療法士の誤認知見立てと更にヴェーダ瞑想テーマ選択が有効であったかどうか感想を言い、最後に時計係が全体の感想を言う。

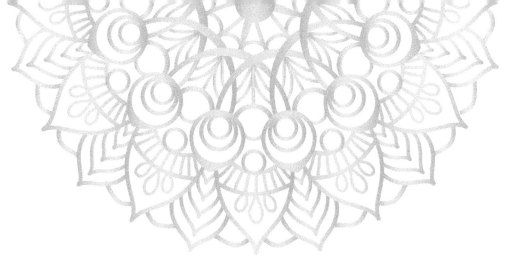

第7章

ダルシャナ・レベル4

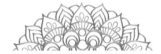

7Stepsからなるラージャ・ヨーガによる 誤認知と執着の修正とヨーガ療法

　このレベル4からは伝統的ヨーガの世界に生徒／クライアントを誘うことになる。ヨーガ療法ダルシャナは単なるセラピーではなく、伝統的ヨーガでいう解脱の境地まで導いて初めて、完結する人間修行の体系なのである。だからこそヨーガ療法ダルシャナはインド五千年のサイコセラピーと言えるのである。本章最後にも初代シャンカラ大師のヨーガ・スートラ解明を引用しておくが、この引用も本書では既に何回もしてきている。それというのも、ヨーガ療法ダルシャナは伝統的ヨーガの修行と切り離すことができない、専門分野だからである。そこで本項の冒頭に私の導師、スワミ・ヨーゲシヴァラナンダ大師様の伝統的ヨーガに対する教えを紹介したい。これは師匠の著された『魂の科学』冒頭にある文章の紹介である。

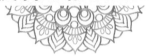

1. 解脱への3年間　スワミ・ヨーゲシヴァラナンダ大師『魂の科学』より

　その昔、世の人々は年をとり社会における義務を果し終えた後では、山に籠り、隠遁生活に入って瞑想の修行に励んだものでした。また、終生独身を守り通して修行に励む偉大な人々（Brahmachāri）も悟りの境地に達し、世のために尽くさんとして、山中に隠遁する生活を送ったものでした。

しかも、これらの人たちは、自分自身の修行を続けるかたわら、その豊かな心を持って青少年の教育にもあたり、高い精神文化を子々孫々へと伝えて下さいました。ですから、一般の人々は勿論、王侯貴族に到るまで、これら隠遁行者を厚く信頼し、そのもとに子弟を送り教育を受けさせたのです。それというのも、これらの行者は精神的な智慧とともに、社会一般の知識にも明るかったからです。

　これらの行者は、その時々の感情に左右されて心を乱すということもなく、また、道徳的にも非の打ちどころがなく、自分自身の何たるかをよくわきまえており、万物に対して、憐れみを持って接することのできる人たちでもありました。

　そしてまた、解脱の境地に達し、真智を得ていましたので、私たちの身体を創りあげている五つの鞘（Pancha Kosha）に関する知識にも明るく、常に絶対者ブラフマンと共にあって、あらゆるヨーガ行法にも通暁しており、禁欲の戒律（Brahmacharya）を守る生活を送っていました。ですから、熱心に修行に励む弟子たちにも、神秘のベールに包まれた"真我"に関する智慧（Dahar Vidyā）を分かり易く教えることもできたのです。

　諺にも、「実るほど、頭をたれる稲穂かな」とあるように、これらの行者は、常人ではとても達することもできないような精神の高みに立っていながらも、決してその事を自慢することがなく、かえって腰も低く、気取らぬ態度を身につけていました。こうした聖者（Mahātmā）でありましたから、そのもとには、アーリア人の子弟は勿論、人種の区別なく、若者も老人も、貧者も富者も、男女の別なく数多くの人々が弟子入りしていましたし、王とか皇帝と呼ばれる人たちでさえも弟子となっていました。こうして弟子入りした者は、そのすべてが精神の渇きを癒され、高い悟りの境地にまで達することができたのです。

　当時のインドの人々は、非常に高い精神性を誇っておりました。ですから、俗世間にあって善き業（Samskāra）を持って生まれ合わせたサティカーマとかナチケターといった少年たちでさえも、真理を会得することができました。博識を持って鳴らす学者と言えども、世間での栄耀栄華を求めて止まぬというのに、これらの少年たちは、何とかして大宇宙の根源たる絶対者ブラフマンの智慧を

得たいと思い続けていたからです。ですから、現代においても真理を会得せん
とする者は、これら先人たちの生き方に習い、導師（Guru）を尊び、謙虚にして
正直、高潔にして善行を積み、学誦に励み、心をよく制して何事があっても堪え
忍び、何事に対しても感謝し満足しうる人間にならねばなりません。もしも私た
ちが、不道徳にして悪癖にふけり、粗野な振舞をしているようでは、“魂の科学”
（Ātma Vijnāna）と呼ばれるような最高の智慧など到底得る事はできないの
です。

　当時、師（Āchārya 阿闍梨）は、謙虚で心清く、言葉優しく、気立ての良い者
のみを弟子として受け入れていました。弟子入りを許された者は、まずヴェー
ダ（Veda）聖典の学習を初め精神的な知識を学ぶとともに、世間一般の知
識をも併せて学びました。また、こうした学習以外にも、弟子たちは聖音オー
ムとか、ガーヤトリー真言（Gāyatrī Mantra）を繰り返し唱えるといった修行
（Anuṣṭhāna）もせねばなりませんでした。そして弟子の誰もが、禁欲の戒律
を守らねばなりませんでした。非常に年老いた者もよく弟子入りして来ました
が、こうした老人であっても、この禁欲の戒律を守り通さねばなりませんでした
し、導師（Guru）と同じ屋根の下に寝起きして、その指導を受けねばなりません
でした。

　ところで導師はこうした弟子に対して、8段階からなるヨーガ修行をさせた
のですが、その8段階とは、禁戒（Yama）、勧戒（Niyama）、座法（Āsana）、
調気法（Prāṇāyāma）、制感（Pratyāhāra）、精神集中（Dhāraṇā）、禅那
（Dhyāna）そして三昧（Samādhi）の各行法のことをいいます。こうして聖
音や真言を繰り返して詠唱（Japa）し、禁欲の戒律を守り、聖典を学び続ける
という生活環境の中でヨーガの修行が毎日行われていったのでした。これら
ヨーガ行法の中でも特に、座法と調気法を修することで身体が浄化（Sharīra
Shuddhi）され、精神集中と瞑想の行法によって内的心理器官が清浄化
（Antaḥkarṇa Shuddhi）されてゆきます。

　奥義書（Upanishad）の中には、導師のもとで修行を積むことで、絶対者ブ

ラフマンの知識（Brahma Vidya）が授けられるという話がよく出てきます。つまり、当時、求道者は導師と共に寝起きし、師に奉仕するという苦行（Tapa）によって心を浄化し、それによって初めて絶対者ブラフマンの智慧を教えてもらえたものです。ですから弟子たちは、師のために托鉢し、あるいは炊事に使う薪を作り、牛の世話をするというように、自分自身の身心と財力とをもって師に仕えることを無上の喜びとしていました。

このようにして求道者の心が清浄化され、穏やかなものに変り、その奉仕が師を喜ばしうるようになって初めて、絶対者ブラフマンの智慧を教えてもらえるようになれたのです。こうして、母牛が子牛に乳を欽ませるようにして、師も自分自身が三昧境の中で経験し得た解脱の科学と呼ばれる絶対者ブラフマンの智慧を、虚心に仕える弟子たちの心の中へと注ぎ込んでくれたのでした。

神よ。こうした素晴しい時代が今再び我がインドに巡って来るでしょうか？もしも人々の積み得た善業がその効果を現わし、母なる神の慈愛を受けることができれば、必ずやそうした時代が再びやって来る、と私は信じています。そしてその時こそ、インドは再び光り輝く太陽のように、その持てる智慧の光で全世界を照し出すことができるはずです。私たちの誰もが、その日が必ず実現されるものと固く信じ続けねばならない、と私は思っています。

もちろん、現在でも神のそうした恵みを受けるに価する求道者がいないわけではありません。現在でも、禁戒、勧戒の戒行を守り、聖典を学び、聖人と交わって世俗の快楽に心を奪われることがない人々もいます。これらの者は真理の探求に燃える人々ですから、世事から身を引き、終日、座法、調気法、制感といった修行（Sādhanā）に励み、冷静な心、自制心、忍耐心、離欲の心、信仰心といった、立派な心を養うよう努力しているのです。こうして、男性であろうと女性であろうと、その一生を通じて精神修行に励もうとする人々は、導師の身近に仕えてその恵みを受け、また神の慈愛を受けることで真我（Ātman）の智慧を得て絶対者ブラフマンと共にある歓喜を味わえるようになります。

もしもあなたが哲学的知識を持ち合わせ、同時に禁戒、勧戒、座法、調気法

の各行法を修行して精神の向上に努めているならば、本書に書かれてある行法をさらに行ずることで、多大な成果が得られるはずです。これらの行法は、もちろん世俗の生活を送っていてもできうるものばかりですが、ただ、制感や精神集中、禅那、三昧の各行法を修行する際には、やはり、少なからぬ困難を感じるでしょう。また、精神集中、禅那、三昧といった一連の行法（Samyama 綜制）によって、微細体や原因体についてのさまざまな智慧を得る際にも、少なからぬ困難があると思います。

　そうした障害に出合った時には、あるいはどうしてよいか分からず、何年もの間先の段階に進めずにしまうかもしれません。そして、たとえ非常な困難を乗り越えてある智慧が得られたとしても、それが不完全なものであるならば、決してその智慧に満足することはできぬはずです。

　こうした解脱への行法は、愛と奉仕に生きる修行法（Bhakti Mārga）と比べれば、決して単純で簡単な修行法であるとは言えません。しかし、もしもあなたの心が常に冷静で全く邪心がなく、学誦に励み、しかも熱く燃える探求心を持っているならば、次に私が述べる順序に従って修行を積んでゆくことで、3年間という短かい期間の内に必ず解脱の境地に達し得るはずです。

（1）第1年目

　1年目には、少くとも2時間は身体を全く動かすことなく座り続けることができるようにならねばなりませんし、調気法も完全に修得せねばなりません。その後は、次の各行法を順次修行してゆきます。

① 制感行法（Pratyāhāra Sādhanā）

　この行法では、外界にある事物によって感覚が左右されることのないように感覚器官の働きを抑制し、さらに心の中に起る思考（Samkalpa）と想像（Vikalpa）の働きを抑制できるようにしてゆきます。こうして、たゆまぬ努力を積み重ねて行くことで、認識しようとする対象物に心がひきずられて揺

れ動いてしまうこともなくなり、心を常に一つの対象にのみ集中できるように
なれるのです。

② 精神集中行法(Dhāraṇā Sādhanā)

　この行法では、身体内の内的心理器官や外界の一つの事物にのみ精神
を集中し続けられるようにします。つまりこの行法は、次の瞑想法に移る準
備段階と言えるわけです。

③ 瞑想行法(Dhyāna Sādhanā)

　この行法によって、まず身体の粗雑な部分である食物鞘（Annamaya
Kosha）に入ってゆきます。このように、ある一つの対象物の粗雑な部分に
向かって瞑想をほどこすということは、有尋三昧（Savitarka Samādhi）の
境地の中で行われるのですが、この境地はその対象物を認識するための一
つの段階になっています。

④ クンダリニー(Kundalinī)の覚醒

　次なる行法では、身体内に潜在している神秘なる力、クンダリニーを覚醒
させ、それによって、背骨の中を通っている精妙な導管(Sushumnā)上に
ある六つのチャクラ(Chakra)の中に入ってゆきます。すなわち、有尋三昧
境の中で、さらに身体内の精妙な知識を得てゆくのです。

⑤ 生気鞘に関する知識(Prāṇamaya Kosha Vijñāna)

　次は生気に関する知識を得る行法です。有尋三昧の境地の中で、食物
と生気の両鞘(Kosha)を区別できるようになってくるわけですが、この段階
では生気(Prana)に関するあらゆる知識を直覚しうるようにならなければな
りません。

(2) 第2年目

① 頭頂部の空間にて

　頭頂部の空間ブラフマランドラに入る（Brahmarandhra Pravesh）行法瞑想をさらに深め、有想三昧（Samprajñāta Samādhi）の境地に入ると、ブラフマランドラ内部にある意思鞘（Manomaya Kosha）と理智鞘（Vijñānamaya Kosha）を霊視できるようになると共に、両鞘の関係をも霊視できるようになります。ブラフマランドラでは、さらに次のようなことを霊視してゆかねばなりません。

② 意思鞘内にて

　ここでは、有想三昧の境地にあって、内的心理器官の一つである意思を霊視し、さらに知覚器官と運動器官とそれらの機能、また、それら感覚器官との間で情報の授受を行う意思の機能といった事をも霊視せねばなりません。

③ 理智鞘内にて

　ここでは、有伺三昧（Savichāra Samādhi）の境地に入り、意思（Manas）と理智（Buddhi）が互いにどのように働き合うかを霊視せねばなりません。それと同時に、粗雑元素（Bhūta）と微細元素（Tanmātrā）とはどういうものであるか、ということも霊視せねばなりません。

④ 微細体（Sūkshma Sharīra）に関する智慧の獲得

　微細体は意思鞘、理智鞘、それに5種の微細元素から成る球体とから形造られており、頭頂部にあるブラフマランドラに納まっています。ここでは、この微細体とその機能、それにこれらの機能をいかに制御するか、また、その制御の結果どういったことが生じてくるか、という事を霊視してゆきます。

⑤ 粗雑次元の世界の霊視と微細次元の世界の霊視

　次の段階では、粗雑次元の世界とそれより精妙な微細次元の世界とを霊視すると共に、こうした世界の智慧をどのように得たらよいのか、また、微細体を通して微細次元の世界をどのように知りうるのか、といった事を霊視してゆきます。

(3) 第3年目

　最後の3年目になると、原因体と歓喜鞘 (Āndamaya Kosha) についての智慧を得ることができるのですが、この智慧の中には、真我とその居処についての智慧も含まれています。また、真我を悟るという事は、すなわち、絶対者ブラフマンを悟ることにもなるのですが、それでは次にこの時行う行法について説明致します。

① 心臓内部へ入る

　ここではまず、有伺三昧（Savichāra Samādhi）と無伺三昧（Nirvichāra Samādhi）の境地に入り、そこで原因体、すなわち歓喜鞘を霊視せねばなりません。この歓喜鞘は、微細生気（Sūkshma-Prāṇa）、我執（Ahamkāra）、心素（Chitta）、真我（Jīva）、根本自性（Prakuṛti）、絶対者ブラフマン（Brahman）といった6種の構成要素によて創りあげられています。

② 原因体を創りあげている6種の構成要素の相互関係

　真我と絶対者ブラフマンとは、この原因体を介して霊視することができますので、ここではこれら両者も原因体の構成要素としています。肉体の手足の場合は肉体の一部となって肉体全体を創りあげていると言えるわけですが、これら真我と絶対者ブラフマンの場合には、原因体を創りあげている真の構成要素であるとは言えません。しかし残りの四つの要素の場合は、肉体の手足のように原因体を創りあげていると言えるのです。そして、この真我および絶対者ブラフマンと原因体との関係は、内側に包み込

んでいるものと、内側に包み込まれているものとの関係（Ādhār Ādheya Sambandha）とでも言いうるものです。

③ 無想三昧

　この無想三昧（Asamprajñāta Samādhi）に入れば、「業」（Samskāra）の活動を弱めて働くことができぬようにさせる事ができます。

④ 完全なる離欲（Para Vairāgya）の境地に入る

　この境地では、善性（Sattwa）、動性（Rajas）、暗性（Tamas）という三つの徳性（Guṇa）からの影響を受けなくなります。そして、これら3種の徳性の影響を超越するまでは、真我はこの世の諸々の出来事に縛り付けられたままになっていると言えます。

⑤ 絶対者ブラフマンに合一（Brahma Sthiti）し、 自己本来の性質（Swarūpa）に安住する

　以上、3年間にわたる修行の過程を説明してきましたが、これは非常に優秀な求道者の場合であって、中程度の資質を持つ者の場合は、一つの鞘の智慧を得るのに1年はかかるでしょうから、最後の段階に達するまで5年はかかるわけです。それ以下の者の場合は、修行が成就するのに何年かかるか明言することは不可能です。

　以上説明してきました行法の指導は、次に示す私の道場（Āshrama）で行われています。

ヨーガ・ニケタン
① ムニ・キ・レティ（リシケシ）
② ウッタルカシ
③ ガンゴトリ
ヴィヤス・デヴァ（現スワミ・ヨーゲシュヴァラナンダ・サラスワティ）

　上記の記述でもおわかりのように、本書ヨーガ療法ダルシャナ・レベル1から
3の各章で著して来た内容が聖師スワミ・ヨーゲシヴァラナンダ大師によって、
伝統的ヨーガの言葉で明快に解説されている。即ち、ヨーガ療法ダルシャナと
は伝統的ヨーガ修行であり、他職の専門家を寄せ付けない独自の歴史をもって
ヒマラヤ山中に伝承されてきた智慧なのである。であるから、本書冒頭におい
て記したように、ヨーガ・クラスに参加して来る生徒／クライアントは患者さんで
はなく、サーダカ（修行者）なのであり、このレベル4にまで達してはじめて、ヨー
ガの真髄に触れる世界の門口に立つことができるのである。ヨーガ療法士も
このヨーガ療法ダルシャナの真意をよく理解して、ヨーガ療法ダルシャナ指導に
励まねばならないのである。

　それでは以下に、このレベル4の概略を記す。

2. ダルシャナ・レベル4 7Stepsからなるラージャ・ヨーガとヨーガ療法ダルシャナ

Step**❶**：〈主訴の症状変化を共有〉

Step**❷**：〈理智を見立てる〉 無智と誤認知の見立ては必要に応じて伝えてよい

Step**❸**：〈再度のフォローアップ面接をしてヴェーダ瞑想実習のICを取る〉

Step**❹**：〈最適のヴェーダ瞑想テーマを選ぶ（シュラヴァナとマナナ） 誤認知の外堀を埋める〉

Step**❺**：〈ヴェーダ瞑想（マナナ）後の聞き取りをしてStep6に導く〉

Step**❻**：〈誤認知と執着の分析（各種心理／半構造化面接得点＋言語ダルシャナ） 瞑想後の聞き取りから誤認知と執着の分析を自分でさせてニディ

ディヤーサナに導く〉

Step❼：〈ラージャ・ヨーガ修行（人生四大目標／ダルマ・アルタ・カーマ・モク
シャ分析）瞑想後の気づきを聞き取り四大目標との合致を自己分析させて
ニディディヤーサナに導く〉

　Step7に至る**Step6**まではレベル3で既に解説して、最後**Step7**のラー
ジャ・ヨーガ修行については、私の師匠の解説を抜粋した。私の師匠スワミ・
ヨーゲシヴァラナンダ大師様は生前10歳代で出家し、50歳代で古代インドか
ら伝承されている二つの大きな智慧である“アートマ・ヴィギヤーナ”と“ブラ
フマ・ヴィギヤーナ”の智慧をチベットの聖山カイラス山塊の聖地ティルタプリ
に住まいしていた聖仙アートマナンダ大師から授けられている。その際に、こ
の聖仙アートマナンダ大師が私の師匠に要求した約束とは以下のような“こ
れらの智慧をお前に伝えるが、その前にお前がこの智慧を得てから3年3ヶ月
の間人に一切会わずに悟った智慧を自分のものにすること。またその後里に
下りてこれらの智慧を一般人にも教えること。以上が約束できるならば智慧を
伝授しよう”というものであったという。私の師匠はこれらの智慧を求めて何
十年も修行してきたわけであるから、その約束をしてその後24時間にわたっ
て入った三昧の境地の中で、これらの智慧を悟れたという。その後師匠は約
束通り3年3ヶ月の間独居して智慧を自分のものとしてから、リシケシ・ガンゴー
トリ・ウッタルカシ・パハルガムと次々にヨーガ修道院を設けて、これら貴重な
智慧の数々を教え、私たち外国からの修行者にも分け隔てなく、智慧を伝授し
てくださったのである。かく言う私も師匠に“ラージャ・ヨーガを伝えろ”と言
われ、今日に至っているが、いまやそれだけでなく、本書に著したようなヨーガ
療法やその一技法であるヨーガ療法ダルシャナも伝えるようになっている。こ
うした智慧の伝承がこのレベル4になっている。古来インドにはこうした智慧
の伝承が連綿と続けられてきているのである。その智慧の伝承を伝えるウパ
ニシャッド聖典の記述があるので、以下に紹介する。

3. チャーンドーギヤ・ウパニシャッド
第8篇 真我の世界

（1）チャーンドーギヤ・ウパニシャッド 第8篇7章1〜4節

「悪を滅し、老いることなく、死ぬことなく、悲しむことなく、飢えることなく、渇くことなく、その欲望が真実であり、その意図が真実である真我─それを、人は探求すべきである。それを認識することを人は欲するべきである。この真我を見い出し、そして認識する人、彼は、すべての世界、および、すべての欲望を達成する」と、このようにプラジャーパティは言った。

（1節）

神々と鬼神たちの双方は、これを聞き知った。彼らは言った。─さあ、われわれは、この真我を探求しよう。この真我を探求して、われわれのすべての世界、および、すべての欲望を達成する」と。神々の中からはまさにインドラが、鬼神たちの中からはヴィローチャナが進み出た。申し合わせをすることなく、薪を手にして、彼ら二人はプラジャーパティの目の前にやって来た。

（2節）

ヴェーダを学ぶために彼らは三十二年間［プラジャーパティのもとに］住んできた。二人に対してプラジャーパティは言った。「何を求めて、お前たち二人はここに住んでいたのか？」と。彼らは言った。「"悪を滅ぼし、老いることなく、死ぬことなく、悲しむことなく、飢えることなく、渇くことなく、その欲望が真実であり、その意図が真実である自己を、人は探求すべきである。それを認識することを人は欲すべきである。この真我を見い出し、そして認識する人、彼は、すべての世界およびすべての欲望を達成する"という、尊敬すべきあなたの言葉を人々は伝える」「これを求めて、お前たち二人はここに住んで来たのだ」

（3節）

プラジャーパティは二人に対して［更に］言った。「目の中に見られるこの人間、これが真我である」と。そして、彼は言った。「これが不死であるものである。これが恐れを知らないものである。これが絶対者ブラフマンである」と。「しかし、尊敬すべきものよ！　水の中に認められるこのもの、および鏡の中に見られるこのもの、このものは誰なのか？」「まさに、これ［真我］が［水と鏡の］すべての内部において見られる」と、このように彼は言った。

(4節)

(2) チャーンドーギヤ・ウパニシャッド　第8篇8章1～5節

「水盤において自己自身（アートマン）を眺め、お前たち二人が、自己自身について認識しないこと、そのことを、わたしに語れ！」と。二人は水盤において［自己自身を］眺めた。彼らに対してプラジャーパティは言った。「お前たち二人は何を見るのか？」と。両人は言った。「尊敬すべきお方よ！　われら両人は、ここにおいて、われわれの全身を体毛に至るまで、爪に至るまで、そっくり似ているものを見る」と。

(1節)

そこで、プラジャーパティは両人に対して言った。「お前たちは美しく飾り、美しい服を着て、身なりを整え、水盤の中を見るべきである」と。二人は美しく飾り、美しい服を着て、身なりを整え、水盤の中を眺めた。彼らに対してプラジャーパティは言った。「お前たち二人は何を見るのか？」と。

(2節)

彼らは言った。「尊敬すべきお方よ！　われわれがここで美しく飾り、美しい服を着て、身なりを整えているように、尊敬すべき人よ！　まさにこのように、これらは美しく飾り、美しい服を着て、身なりを整えている」と。「これが真我である」と彼は言った。「これが不死なるものである。これが恐れを知らぬものである。これが絶対者ブラフマンである」と。二人は平静な心を以て立ち去った。

(3節)

二人を見送りながら、ブラジャーパティは言った。「真我を把握することなく、真我を見い出すことなく、二人は行く。神々であれ、あるいは鬼神たちであれ、これをウパニシャッドとして所有する二つのうちのいずれかが破滅するであろう」彼の心は完全に平静になり、ヴィローチャナは鬼神たちのもとに戻って来た。彼は、彼らにこのウパニシャッドを告げた。「この世において称讃されるべきは、まさに、真我（atman ／肉体）である。大切にされるべきは真我（atman ／肉体）である。この世において、人がまさに自己を称讃し、自己を大切にする時に、人はこの世とあの世という二つの世界を獲得する」 (4節)

それゆえに、何も与えず、何も信ぜず、祭祀を行わない人について、人々は今日でさえ、ここで言う。"ああ、鬼神のような奴!"と。なぜなら、これは、鬼神たちのウパニシャッドであるからである。彼らは、衣服および飾りという、乞食によって得られた施し物を以て死者の身体を飾る。なぜなら、このようにして自分たちはあの世を勝ち取ることが出来る、と彼らは考えるからである。 (5節)

(3) チャーンドーギヤ・ウパニシャッド 第8篇9章1～3節

しかしインドラは神々のもとに到着する前にさえ、この不安を見てとった。「確かに、この肉体が美しく飾られている時に、これが美しく飾られるようになり、美しい服を着ている時に美しい服を着るようになり、身なりを整えている時に身なりを整えるようになるように、まさにこのようにこの身体が盲目である時に、これは盲目になり、［手足などが］麻痺する時に、［それらは］麻痺し、［それらが］切断される時にこれは切断される。まさに、この身体の消滅後に、これ［真我］は消滅する。この中に、わたしは利点を見ない」 (1節)

薪を手にして、彼はふたたび戻って来た。彼に対してプラジャーパティは言った。「マガヴアンよ！　平静になった心を以て、お前はヴィローチャナと共に立ち去った。何を求めて、お前は戻って来たのか？」と。彼は言った。「尊敬すべきお方よ！　確かに、この肉体が美しく飾られている時にこれは美しく飾られるようになり、美しい服を着ている時に美しい服を着るようになり、身なりを整えている時に身なりを整えるようになるように、まさにこのように、この肉体が盲目になる時に、これは盲目になり、［手足などが］麻痺する時に、これは麻痺し、［それらが］切断される時に、これは切断される。まさにこの肉体の消滅後に、これ［真我］は消滅する。この中に、わたくしは利点を見ない」　　　　　　　　　　　　（2節）

「マガヴアンよ！　これは、その通りである」とプラジャーパティは言った。「しかし、このことを、わたしは更にお前に説明しよう。更に三十二年間、［わたしのもとに］住め！」と。更に三十二年間、インドラは［彼のもとに］住んだ。彼に対してプラジャーパティは言った。　　　　　　　　（3節）

(4) チャーンドーギヤ・ウパニシャッド　第8篇10章1～4節

「夢において楽しげに、あちこち、さまようもの。これが真我である」と彼は言った。「これが不死なるものである、これが恐れを知らぬものである、これがブラフマンである」心が平静になって、彼は立ち去った。しかし、まだ神々のもとに到着する前に、彼はこの不安を見てとった。「たとえ、この体が盲目になっても、それ［真我］は盲目にならない。［手足などが］麻痺しても、それは麻痺しない。これは体の欠陥によって損傷されない。

（1節）

肉体の殺害によって、それは殺害されない。それの麻痺によって、それは麻痺しない。しかし、人々は、何らかの方法で、これを殺害する。人々

は、何らかの方法で、これを狩り立てる。それは、何らかの方法で不快なものを経験する。それは、何らかの方法で号泣さえする。この中に、わたしは利点を見ない」 (2節)

薪を手にして、彼はふたたび戻って来た。彼に対してプラジャーパティは言った。「マガヴァンよ！ 平静になった心を以て、お前はヴィローチャナと共に立ち去った。何を求めて、お前は戻って来たのか？」と。彼は言った。「尊敬すべきお方よ！ たとえ、この肉体が盲目になる時でさえも、それは盲目にならない。［手足などが］麻痺する時に、それは麻痺しない。これは肉体の欠陥によって損傷されない。 (3節)

肉体の殺害によって、それは殺害されない。それの麻痺によって、それは麻痺しない。しかし、人々は、何らかの方法で、これを殺害する。人々は、何らかの方法で、不快なものを経験する。それは、何らかの方法で号泣さえする。この中に、わたしは利点を見ない」「マガヴァンよ！ これは、その通りである」とプラジャーパティは言った。「しかし、このことを、わたしはお前に更に説明しよう。更に三十二年間、［わたしのもとに］住め！」と。更に三十二年間、インドラは［彼のもとに］住んだ。彼に対してプラジャーパティは言った。 (4節)

(5) チャーンドーギヤ・ウパニシャッド　第8篇11章1～3節

「人が眠り、完全に静穏になり、夢を見ない時に、これが真我である」と、彼は言った。「これが不死なるものである、これが恐れを知らぬものである、これが絶対者ブラフマンである」と。心が平静になって、インドラは立ち去った。しかし、まだ神々のもとに到着する前に、彼はこの不安を見てとった。「よく知られているように、この真我は、"わたしはこれである"と、このように正しく真我を知らない。それは、これらの生きものさ

えをも知らない。それは、完全に消滅してしまった。この中に、わたしは利点を見ない」 (1節)

薪を手にして、彼はふたたび戻って来た。彼に対してプラジャーパティは言った。「マガヴァンよ！　心が平静になって、お前は立ち去った。何を求めて、お前は戻って来たのか？」と。彼は言った。「尊敬すべき人よ！よく知られているように、この真我は“わたしはこれである”と、このように正しく真我を知らない。それは、これらの生きものを知らない。それは完全に消滅してしまった。この中に、わたしは利点を見ない」 (2節)

「マガヴァンよ！　これは、その通りである」と、プラジャーパティは言った。「しかし、これを、わたしは、お前にさらに説明しよう。しかし、次の条件でなくてはならない。更に5年間、［わたしのもとに］住め！」と。更に5年間、彼は［彼のもとに］住んだ。これらは101年に達した。このことに関連して人々は言う。「まことに、101年間、マガヴァン［インドラ］はヴェーダを学ぶためにプラジャーパティのもとに住んでいた」と。プラジャーパティは彼に言った。 (3節)

(6) チャーンドーギヤ・ウパニシャッド　第8篇12章1～6節

「マガヴァンよ！　まことに、この肉体は死すべきものであり、死によって捉えられている。それは、あの不死の、肉体を有しない真我の住まいである。まことに、肉体を有するものは、快適なもの、および快適でないものによって捉えられている。まことに、人が肉体を有する時に、快適なもの、および快適でないものの除去は存在しない。確かに、肉体を有していないものに、快適なもの、および快適でないものは触れない。 (1節)

風は肉体を有しない。雨雲、電光、雷鳴。これらは肉体を有していない。これらのものが、あの虚空から起き上がって最高の公明に達し、みず

からの形態によって現れるように。 （2節）

まさにこのように、この静穏なものは、この肉体から起き上がって最高の光明に達し、みずからの形態によって現われる。それが最高の人間である。女、車、あるいは親戚と共に笑いながら、戯れながら、楽しみながら、自分の付属物であるこの肉体を思い出すことなく、それ［真我］はそこを歩き回る。車を引く動物が車に繋がれているように、まさにこのように、この息は、この体に繋がれている。 （3節）

さて、視覚が虚空の中に入って行くところはどこでも、それは、見ている人間である。視覚は見るためにある。それから"わたしは、これを嗅ごう"と知っているもの、それが真我である。嗅覚は嗅ぐためにある。それから"わたしは、これを語ろう"と知っているもの、それが真我である。言語は、語るためにある。それから"わたしは、これを聞こう"と知っているもの、それが真我である。聴覚は、聞くためにある。 （4節）

それから"わたしは、これを考えよう"と知るもの、それが真我である。思考は、彼の神的な視覚である。まことに、これ［真我］は、この神的な視覚、すなわち、思考によって、これらの欲望、絶対者ブラフマンの世界における、これらの欲望を見ながら楽しむ。 （5節）

まことに、神々は、この真我を瞑想する。それゆえに、彼らによって、すべての世界および欲望は得られた」と、このようにプラジャーパティは言った。プラジャーパティは言った。 （6節）

(7) チャーンドーギヤ・ウパニシャッド　第8篇13章1節

わたしは黒いものから斑であるものの中へ行く。わたしは斑であるものから黒いものの中へ行く。馬がその髪の毛を振り落とすように、悪を振り落

としながら月がラーフの口から解放されるように身体を振るい落としながら、真我の完成されたわたしは、作られていない絶対者ブラフマンの世界の中へ入って行く。入って行く。

(チャーンドーギヤ・ウパニシャッド 第8篇13章1節)

(8) チャーンドーギヤ・ウパニシャッド　第8篇14章1節

まことに、虚空と呼ばれるものは、名称と形態を生じさせるものである。それらの内部にあるもの、それが絶対者ブラフマンである、それが真我である。わたしはプラジャーパティの集会所、住まいの中に入る。わたしはバラモンの栄光である、わたしはクシャトリヤの栄光である、わたしはヴァイシャの栄光である。わたしは栄光を得た。わたしは栄光の中の栄光である。白髪の、歯の欠けた、よだれを垂らす状態に、わたしは達しないように！　よだれを垂らす状態に、わたしは達しないように！

(チャーンドーギヤ・ウパニシャッド 第8篇14章1節)

(9) チャーンドーギヤ・ウパニシャッド　第8篇15章1節

これをブラフマー［梵天］はプラジャーパティに言った。プラジャーパティはマヌ［人類の始祖］に、マヌは彼の子孫に言った。師匠のための仕事の際に残されていた時間において規定通りにヴェーダを学んだあとで、師匠の家から帰宅して、自分の家の清浄な場所においてみずからの学習を行い、義務に忠実な人々を育成し、すべての感覚器官を自己に固定させ、神聖な場所［祭祀の場所］以外で、すべての生きものを傷つけない人。そのような人間は、よく知られているように、行動する時に、寿命のある限り、絶対者ブラフマンの世界に到達する。そして彼は、再び帰って来ない。彼は、再び帰って来ない。

(チャーンドーギヤ・ウパニシャッド 第8篇15章1節)

以上、如何だったでしょうか。私の師匠は最短3年と言われているが、このウパニシャッドでは101年かかっている。しかし、年数は問題ではない。何年でも真理を求めて修行し続けることが大切であり、こうした悟りへの修行自体を自分の生活にさせていることが重要なのである。ヨーガ療法士も、そして生徒／クライアントも修行者なのである。共に自分自身を成長させ、進化させる日々を生きて初めて、真の健康、真の俗世からの解放、解脱（モクシャ）の境地に入っていられるのである。こうした生き方の中で、この Step7 として記した"人生四大目標／ダルマ・アルタ・カーマ・モクシャ"の智慧を活用して生きて行くことなのである。ここで人生四大目標の理解とは以下のようになる。

① ダルマとはこの世界に普遍的に適用される自然界と人間社会における理（ことわり）法
② アルタとは社会における金銭の処理法
③ カーマとは社会における人間関係の処理法
④ モクシャとは俗世に囚われずに解放された心の処理法

以上、全ての人間が実現するように課せられた四大目標なのである。

それでは以下に、ヨーガ療法士が主導するべきレベル4のワークショップを記す。

4. ヨーガ療法ダルシャナ・レベル4

（1）7Steps からなる
ラージャ・ヨーガとヨーガ療法ダルシャナのまとめ

〈ワークショップ…時間制限なし〉

Step❶：〈主訴の症状変化を共有〉

Step❷：〈理智を見立てる〉無智と誤認知の見立ては必要に応じて伝えてよい

Step③：〈再度のフォローアップ面接をしてヴェーダ瞑想実習のICを取る〉

Step④：〈最適のヴェーダ瞑想テーマを選ぶ（シュラヴァナとマナナ）〉誤認知の外堀を埋める

Step⑤：〈ヴェーダ瞑想（マナナ）後の聞き取りをしてStep6に導く〉

Step⑥：〈誤認知と執着の分析〉（各種心理／半構造化面接得点＋言語ダルシャナ）瞑想後の聞き取りから誤認知と執着の分析を自分でさせてニディディヤーサナに導く

Step⑦：〈ラージャ・ヨーガ修行（人生四大目標／ダルマ・アルタ・カーマ・モクシャ分析）〉瞑想後の気づきを聞き取り四大目標との合致を自己分析させてニディディヤーサナに導く

（解説）||||||||||||||||||||||||||||||||||||||||||||||||||||||||||||||||||||||||||||||||||||||

　ヨーガ療法士は上記ワークショップが主導できるよう、常に以下の能力を更に磨いておく必要がある。

① 聖典（ウパニシャッド・アーユルヴェーダ・バガヴァッド・ギーター記述の理想型）の理想型モデルを理解しておく

② ヴェーダ瞑想指導技法を身につけて、記憶の理解・処理・意義を指導できる"聴聞／熟考／日常の深い瞑想／悟りの指導法"を理解しておく

③ 言語によるダルシャナ技法を身につけて、生徒／クライアントが自分の執着を客観視して理解できるように導く力を身につけておく

④ 執着分析のポイント（ムカ！ カチン！ ガク！）を理解する

⑤ 人生の四大目標／ダルマ・アルタ・カーマ・モクシャの理解を深める

⑥ 執着からの離脱案を見つける（SOC　把握可能感・処理可能感・有意義感の理解）

　以下に再度、現代インドの精神世界の基礎を築いた初代シャンカラ大師のヨーガ・スートラ解説文を引用して、本ヨーガ療法ダルシャナ・レベル4項を終える。

（2）ヨーガ・スートラ／ヴィヤーサ註解書／
　　シャンカラ解明　第1章1節

まず、ヨーガの目的である。医学を例にとって分かりやすく解説を試みたい。伝統的な医学書では四つの項目を挙げて医学を説明している。即ち、

①病気の診断　②病気の原因　③完全な健康な状態　④治療法。

ヨーガに関して先の医学の分類と同様に四組の説明をするとすれば、以下のようになる。

① 克服すべき事（病気）とは、苦悩に満ちた輪廻転生（サムサーラ）である。

② その原因とは、無智（アヴィドゥヤー）に起因する「観るもの」と「観られるもの」との混同である。

③ その苦悩からの解放とは、それら両者が別のものであると知る不動（アヴィプラヴァ）の絶対的な智慧である。

④ その識別智（ヴィヴェカ・キャーティ）が現れると、無智が消え去る。そして無智が消え去れば、そこで観るものと観られるものとの混同が完全になくなり、これが独存位（カイヴァルヤ）と呼ばれる解脱の境地なのである。この独存位（カイヴァルヤ）とは医学における完全な健康な状態に対応するものであり、これがヨーガの目的たる解脱なのである。

（ヨーガ・スートラ／ヴィヤーサ註解書・シャンカラ解明 第1章1節）

　以上、**ヨーガ療法ダルシャナ・レベル 4、7Steps からなるラージャ・ヨーガによる認知修正とヨーガ療法ダルシャナ（YTD）**の解説を終える。本章は伝統的ヨーガの修行であるから、ヨーガ療法士となって活躍を望んでいる者は私

の師匠の著書群をよく読み込んでその概要を理解し、私たちと一緒にその一生を伝統的ヨーガ修行の中で生きて頂きたい。ヨーガ療法士が伝統的ヨーガを修行し続けることで初めて、生徒／クライアントを導けるからである。

まとめ

　以上、ヨーガ療法インストラクション技法の一つであるヨーガ療法ダルシャナ技法を四つのレベルに分けて解説した。こうしたダルシャナを専門とするヨーガ療法士の養成講座を以下に紹介して本書のまとめとしたい。今や世界のヨーガ療法士たちはGlobal Consortium on Yoga Therapy（GCYT）という世界連合を組織して世界的にヨーガ療法技法の情報交換を行っている。また世界各地にはヨーガ療法士たちの組織があり、アジアヨーガ療法士協会は日本・インド・スリランカ・オーストラリア等々、東は日本、西はアラブ諸国までの広範囲でヨーガ療法の情報交換を行っている。また南北アメリカにもヨーガ療法士の組織があり、ヨーロッパでは2019年にヨーガ療法士の組織が立ち上がっている。上記のヨーガ療法世界連合（GCYT）の事務局は私たちが取り仕切っており、毎年1回の総会を世界三地区（アジア・ヨーロッパ・南北アメリカ）を周回して実施している。2019年にはスイス・ジュネーブに本部がある世界保健機関（WHO）がインドのAYUSH（アーユルヴェーダ・ヨーガ・ユナニ医学・シッダ医学・ホメオパチー）省と組んで世界を代表する20名のヨーガ指導者をデリーに招集してヨーガの指導基準を策定している。私も極東アジアを代表してその会議に召集されて世界の仲間たちと3日間ホテルに缶詰になって作業を終えた。WHOがヨーガの指導基準を策定したということは、ヨーガは単なるエクササイズではなくて、世界人類の健康を守り、健康を促進させるヨーガ療法だということである。国連レベルでは、一般のヨーガ指導者はいなくなっており、ヨーガ療法士がヨーガ指導の専門家ということである。この事実をよく理解して本書を再読し続けて頂きたい。その上でヨーガ療法に関心があり、ヨーガ療法士になりたい人は私たちが主宰する3年間のヨーガ療法士養成講座に身を投じて頂きたい。私たちも皆様方をお待ちしたい。（一社）日本ヨーガ療法学会の活動の一端はホームページをご覧頂きたい。

1.3年間32回に渡るヨーガ療法士養成講座

(1) 前期養成講座
(Yoga Instructor Course YIC)

毎月1回終日開催・全10回講座

第1回目講座：YICとヨーガの必要性

第2回目講座：ギヤーナ・ヨーガとは何か？

第3回目講座：ヨーガと健康

第4回目講座：ヨーガ・アーサナ理論

第5回目講座：プラーナーヤーマ理論

第6回目講座：ラージャ・ヨーガとは何か？

第7回目講座：バクティ・ヨーガとは何か？

第8回目講座：カルマ・ヨーガとは何か？

第9回目講座：ヨーガと教育・ヨーガ統一の理論

第10回目講座：卒業試験

(2) 後期養成講座
(Yoga Therapist Instructor Course YTIC)

毎月1回終日開催・全22回講座

第1回目講座：ヨーガ療法概論（YTICガイダンス）倫理規定（一般会員用）
損害賠償保険加入手続き開始

第2回目講座：ストレスとは何か？　サイクリック瞑想計測開始　生理学学習

第3回目講座：健康促進効果のまとめ技法　各種心理検査バイオデーター処
理法学習

第4回目講座：糖尿病とヨーガ療法

第5回目講座：婦人科系疾患とヨーガ療法　ダルシャナ技法学習とサイクリク
瞑想最終計測

第6回目講座：ヨーガ療法ダルシャナ技法レベル1（6P＆7BP）学習

第7回目講座：ぜん息とヨーガ療法　症状別ヨーガ療法指導法実習（3疾患
同時）症状別指導法学習

第8回目講座：高血圧とヨーガ療法と中間発表・試験　アイソメトリック負荷
体験

第9回目講座：倫理規定（研究調査に関する倫理規定）学習　オーム瞑想計
測1回目　ヨーガ療法ダルシャナ（YTD）レベル1　復習実習

第10回目講座：腰痛とヨーガ療法　オーム瞑想実習計測　ヨーガ療法ダル
シャナ（YTD）レベル1　練習

第11回目講座：等尺性運動計測実習　オーム瞑想計測最終回　ヨーガ療法
ダルシャナ・レベル2　学習開始

第12回目講座：関節リウマチとヨーガ療法　ヨーガ療法・レベル2　練習

第13回目講座：消化器系心身症（胃潰瘍）とヨーガ療法　オーム瞑想指導研
究論文提出と結果発表。

第14回目講座：パニック障害・対人恐怖症・強迫性障害とヨーガ療法　ヨー
ガ療法ダルシャナ・レベル2　"行動の変容を促すヴェーダ
瞑想指導"練習

第15回目講座：統合失調症　甲状腺機能亢進症／低下症とヨーガ療法
ヨーガ療法指導事例報告　ヨーガ療法ダルシャナ・レベル2
練習

第16回目講座：アトピー性皮膚炎／円形脱毛症とヨーガ療法　ヨーガ療法
指導報告　ヨーガ療法ダルシャナ・レベル1　再練習

第17回目講座：自己免疫疾患（癌）とヨーガ療法　ヨーガ療法指導事例報告
ヨーガ療法ダルシャナ・レベル1　再練習

第18回目講座：摂食障害／ヨーガとダイエット／顎関節症とヨーガ療法　ヨー
ガ療法指導事例報告　ヨーガ療法ダルシャナ（YTD）・レベ
ル2　再練習

第19回目講座：うつ病／不眠症とヨーガ療法　ヨーガ療法指導事例報告
　　　　　　　ヨーガ療法ダルシャナ・レベル2　再練習
第20回目講座：各種依存症とヨーガ療法　ヨーガ療法ダルシャナ（YTD）レ
　　ベル3　学習
第21回目講座：不登校／幼児虐待等とヨーガ療法　卒論／学会ポスター発
　　　　　　　表練習　ヨーガ療法ダルシャナ（YTD）レベル4　学習
第22回目講座：卒論提出　卒業試験　学会発表練習

　以上、日本ヨーガ療法学会と日本ヨーガ・ニケタンが主宰するヨーガ療法
士前期・後期養成講座を紹介した。また、2019年5月にはアメリカ・ニュー
ヨークの国連本部において"ヨーガの高等教育に関するシンポジウム"が開催
された。これに呼応して、日本においてもはじめての"ヨーガの大学教育"が
2020年9月より開始されている。これはインド最大のヨーガ単科大学である
"SVYASA大学DDE（オンライン）日本語講義"として3年間の学部生を受
け入れることとなったからである。当大学では更に、修士・博士課程も有し、い
ずれも日本語オンライン講義が受講できることになっている。こうしたヨーガ
療法をとりまく世界情勢の中で、読者の皆様が、このインド五千年のサイコセラ
ピー学習に取り組んでくださることを願って止まない。

引用文献

＊ THE PRINCIPAL UPANISADA by S. RADHAKRISHNAN
HarperCollins Publishers2012

＊ ŚANKARA ON THE YOGA SŪTRAS by TREVOR LEGGETT
MOTILAL BANARSIDASS PUBLISHERS・DEHLI 2017

＊ The Science of YOGA by I.K. TAIMNI THE THEOSOPHICAL
PUBLISHNG HOUSE1974

＊ Bhagavad Gita By Sri Swami Sivananda DIVINE LIFE
SOCIETY PUBLICATION2000

＊ Science of Soul by Swami Yogashwaranand Saraswati YOGA
NIKETAN TRUST 1987

＊ Decrease in serum cortisol during yoga exercise is correlated
with alpha wave activation.
Kamei T, Toriumi Y, Kimura H, Ohno S, Kumano H, Kimura
K. Percept Mot Skills. 2000 Jun；90(3 Pt 1)：1027-32.

＊フランクル『夜と霧』における人生の意味のコペルニクス的転回について
森岡正博　応用社会学研究2016 No. 58 119

＊アーロン・アントノフスキーの医療社会学─健康生成論の誕生─池田光穂
The Review of Life Studies Vol.7(December 2016)：1-19

伝統的ヨーガにもとづくヨーガ療法標準テキスト

インド五千年のサイコセラピー
―ヨーガ療法ダルシャナ―

発　　　　行	2020 年 10 月 10 日
第　4　刷	2024 年 9 月 10 日
著　　　　者	木村　慧心
発　行　者	吉田　初音
発　行　所	株式会社 ガイアブックス

〒107-0052 東京都港区赤坂 1-1-16 細川ビル 2F
TEL.03(3585)2214 FAX.03(3585)1090
https://www.gaiajapan.co.jp

Copyright GAIABOOKS INC. JAPAN2024
ISBN978-4-86654-041-2 C3047